热病中药方剂

REBING ZHONGYAO FANGJI

主　编　李建宇　赵敬昌

副主编　孙永强　张　萍　程　娟

编　者　（以姓氏笔画为序）

　　　　许文涛　余思邈　宋雪艾

　　　　张　帆　范　菲　袁　元

　　　　蔡　昱

U0247569

河南科学技术出版社

·郑州·

内容提要

本书简要介绍了中医热病辨治体系，重点介绍了从古代典籍中选择的有代表性和实用价值的热病方剂 400 余首，并且以现代热病名称为纲，详细介绍了针对流行性感冒、肺结核、艾滋病等 41 种传染性和感染性疾病的临床效方 260 余首。本书内容翔实，言简意赅，科学实用，具有较高的学术价值，适合中医及中西医结合临床医务工作者、医学生、患者及其家属阅读。

图书在版编目（CIP）数据

热病中药方剂/李建宇，赵敬昌主编. —郑州：河南科学技术出版社，2019.7

ISBN 978-7-5349-9565-1

Ⅰ.①热… Ⅱ.①李… ②赵… Ⅲ.①外感病－方剂－汇编 Ⅳ.①R289.51

中国版本图书馆 CIP 数据核字（2019）第 099043 号

出版发行： 河南科学技术出版社

北京名医世纪文化传媒有限公司

地址：北京市丰台区万丰路 316 号万开基地 B 座 1-114　邮编：100161

电话：010-63863186　010-63863168

策划编辑： 欣　逸

文字编辑： 宋建良

责任审读： 周晓洲

责任校对： 龚利霞

封面设计： 吴朝洪

版式设计： 崔刚工作室

责任印制： 陈震财

印　　刷： 郑州环发印务有限公司

经　　销： 全国新华书店、医学书店、网店

开　　本： 850 mm×1168 mm　1/32　　**印张：** 12.25　**字数：** 311 千字

版　　次： 2019 年 7 月第 1 版　　　　2019 年 7 月第 1 次印刷

定　　价： 59.00 元

如发现印、装质量问题，影响阅读，请与出版社联系并调换

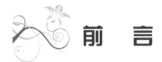 前　言

　　"热病"一词见于《黄帝内经》之《素问·热论》与《灵枢·热病》等篇，是指由外邪引起的，以发病急、传变快、热象明显为特征的一类疾病。

　　人体感受六淫之邪或温热疫毒之气后，导致营卫失和、脏腑阴阳失调，进而出现病理性体温升高，并常伴有恶寒、面赤、烦躁、脉数等证候，是人体对于致病因子的一种全身反应。由于发热是外感病的共同特征和主要症状，因此热病也是外感病的泛称，又叫外感热病。"外感热病"之说首见于《丹溪心法》，因发病季节等不同，又有伤寒、温病、暑病等区别。

　　外感热病始终威胁着人类的健康，因此也一直受到历代医家的关注。外感热病相当于西医学的多种急、慢性感染性和传染性疾病，包括病毒、立克次体、细菌、螺旋体及寄生虫等感染。目前，西医治疗只限于解热镇痛和抗菌、抗病毒等手段，存在疗程较长、不良反应较多等弊端。中医药对外感发热有独特的认识和丰富的临床经验，并取得了较理想的治疗效果。据不完全统计，自《内经》成书后的外感热病专著、专篇达900余部。自古外感热病临床多采用六经、卫气营血及三焦辨证论治。《素问·热论》《伤寒论》《温病条辨》《温热经纬》等都是治疗热病的专著，可见，其理论经验经过了千百年来的临床实践检验，为大众所认可。

　　本书第一章是总论，简明扼要地介绍了中医热病辨治体系从

寒温之辨到寒温统一的演变与发展,从中归纳出当代医者治疗热病辨证处方的基本原则:不论六经,还是三焦、卫气营血辨治体系,都不能赅尽所有热病,对不同的热病都不能死守一种辨证体系,而应该充分分析邪正之势,以及脏腑经络功能在该病的发生发展演变中所起的作用,来确定疾病分期,通过调整脏腑经络功能,达到扶正祛邪之目的。第二章从古代外感热病典籍中精心选择有代表性和实用价值的方剂400余首,并详细介绍每首方剂的组成、功用、主治和方解。方从法出,法从证出,证由症汇,方证相应,方症结合,体现了中医辨证论治特色。古方不能治今病,古方未必不能治今病,关键在于读者从中找出治疗今病的有益线索,所谓"病无常势,方无常法,运用之妙,存乎一心"。

近40多年来,新发传染病和生物恐怖袭击及实验室病原微生物泄漏事件,仍然是当今传染病流行、暴发和威胁人类社会的三大祸源。进入21世纪以来,严重传染性非典型肺炎(SARS)、人感染高致病性禽流感、埃博拉病毒病等突发重大传染病疫情受到了前所未有的重视。本书第三章以现代热病名称为纲,以方为目,针对流行性感冒、禽流感、水痘-带状疱疹、流行性腮腺炎、艾滋病、流行性出血热、流行性乙型脑炎、登革热、狂犬病、麻疹、细菌性痢疾、细菌性食物中毒、伤寒与副伤寒、流行性脑脊髓膜炎、布鲁菌病、风疹、炭疽、百日咳、猩红热、传染性单核细胞增多症、阿米巴痢疾、疟疾、弓形虫病、血吸虫病、蛲虫病、蛔虫病、钩虫病、囊虫病等41种传染性和感染性疾病,收集了近几十年来全国各级医院临床报道的经统计学证明确有疗效的方剂260余首,每首方剂介绍时均包括报道医院、药物组成、用法、方解、所载学术期刊,体现了中医治疗热病的科学性、可靠性。

"它山之石可以攻玉",本书适合中医及中西医结合临床医务工作者、医学生、患者及其家属阅读,为治疗各类热病提供有益的参考。

　　限于作者水平及资料收集范围,书中不妥之处敬请指正。

编　者

目 录

第一章 总 论

外感热病,可统称为伤寒,即《内经》所说的"今夫热病,皆伤寒之类也。"但由于感受邪气的性质不同,又有不同的症状、病理、转归与治疗,故古人有寒温之辨。

一、热病辨治体系发展与演变

综观古今文献对外感热病辨证治疗的描述,大致分为以下几类。

一是东汉末年张仲景《伤寒论》描述的从风寒之邪入侵人体立论的、按三阴三阳六经体系辨证治疗的热病。此后,孙思邈、王叔和、庞安时、朱肱、成无己等医家对伤寒学说有不同角度的阐发。

二是金元医家刘完素发展《内经》伤寒学说,认为热邪为伤寒之本。他指出:"本热非病寒""六经传授,自浅至深,皆是热证,非有阴寒之病"。即三阴三阳是热在表里之别,三阳为表热,三阴为里热。在治疗上,表热可汗而已,里热当下而愈。刘完素在临证之中,以热病论伤寒,以寒凉治伤寒,所以后人有"外感宗仲景,热病用河间"之说。这些观点与张仲景《伤寒论》大相径庭,可以说刘完素开启了伤寒与温病辨治分道扬镳之路。他的用药理论对温病治疗学的发展起到了极大推动作用,为温病学说的形成奠定了基础。

三是针对当时流行的烈性传染病,即疫疠之邪导致的热病,从杂气角度去认识。如吴又可、戴天章、余师愚、杨栗山等,代表作有《温疫论》《广温疫论》《疫疹一得》《伤寒瘟疫条辨》。所谓杂气就是将疫疠之邪视作秽浊杂气,即此类病邪虽以温热为主但常常裹挟间杂风寒暑湿秽浊之邪。治疗时,早期可用去风寒、祛寒湿的药物散其爪牙之邪,接着由于"疫邪分布充斥,无复六经可辨",故从三焦立论以施治,即"上焦升逐,中焦疏逐,下焦决逐",而无不注重解毒。其中对瘟疫治疗的概括,比伤寒六经简单,始终用寒或寒温兼用,明显与伤寒的用温不同。如杨栗山指出:"伤寒治法急以发表为第一义,温病治法急以逐秽为第一义""伤寒以发表为先,温病以清里为主""伤寒自表传里,循序而传,合并病极少,温病自里达表,暴发竞起,合并病极多""伤寒风寒在表,下不嫌迟,温病热郁在里,下不嫌早;伤寒里实方下,温病热盛即下""伤寒后证多补气,温病后证多养血。伤寒法在救阳,温病法在救阴"。此将伤寒与瘟疫对比归纳,清楚而容易理解。古人对比和区别伤寒与瘟疫、温病,是为了在临证中不再以伤寒法治温病,特别是在热病初期不该用麻桂辛温发散药,寒温鉴别的目的最终是落实在临证治疗上。现在我们可以清楚明白伤寒与瘟疫的辨证区别,其实是因为二者临床的疾病背景完全不同,并非是某位医家为了标新立异。如我们见到的传染性非典型肺炎(SARS)就有这种特点,传染性非典型肺炎虽为温热之邪,但北方疾病早期表现常兼挟风寒,南方早期表现多夹杂秽湿。

四是以叶天士、薛生白、王孟英、吴鞠通等为主,从六淫外感化火为温角度用卫气营血辨证与三焦辨证穿插使用辨治的外感热病,代表著作有《温热论》《温病条辨》《湿热病篇》《温热经纬》。清代叶天士首创卫气营血辨证,吴鞠通倡导三焦辨证,二者纵横交织,形成一整套阐明热病证候与病机变化和传变过程的辨证论治体系。卫气营血辨证是标示温病按卫、气、营、血四个阶段由浅入深的发展阶段,可以说是横向的逐步深入。三焦辨证主要是标示病变的部位,能表示温病由浅入深的发展,不能表示在表还是在里。

五是要强调伤寒六经和温病卫气营血、三焦的相通之处,将六经与卫气营血、三焦辨证结合使用治疗一切外感热病。以《通俗伤寒论》《伤寒指掌》《感症宝筏》为代表,后人直接称"通俗伤寒派"。"通俗伤寒派"的出现是由于明清医家的著书立说矫枉过正,为区别热病寒温的异同而另立温病卫气营血、三焦辨证,但遗憾的是其中难以完全理解伤寒六经的根基作用。所以,在临床中必须有一种兼容并包的方法,即从伤寒六经的角度包罗一切。俞根初在《通俗伤寒论》中提出的"以六经钤百病为确定之总诀,以三焦赅疫证为变通之捷诀"。何廉臣则指出:"温热病只究三焦,不讲六经,此属妄言。仲景之六经,百病不出其范围,岂以伤寒之类反与伤寒截然两途乎?""定六经以治百病,乃古来历圣相传之定法;从三焦以治时证,为后贤别开生面之活法。""六经为感证传变之路径,三焦为感证传变之归宿。张长沙治伤寒法,虽分六经,亦不外三焦……病在躯壳,当分六经形层;病入内脏,当辨三焦部分。"这就是说:六经和三焦互补,六经为常,三焦为变,三焦体现了对六经的变通,卫气营血辨证也应如是。六经提示路径,重在疾病阶段性的进展变化,也含有浅深轻重的层次感。但是如果遇到来势凶猛进展迅速的烈性传染病,用上中下三焦的把握更加便捷。三焦症状为内脏功能紊乱所致,治法更简捷一些,或表散,或疏解,或攻泻,实际上还是太阳、少阳和阳明的治法,只是对一件事情强调的角度不同。

二、热病六经辨证体系与卫气营血(三焦)辨证体系的内在联系

如上所述,古人对热病治疗的认识是一个六经辨证与卫气营血(三焦)辨证由分到合的过程,如何廉臣所言"张长沙治伤寒法,虽分六经,亦不外三焦",其实六经辨证也包涵卫气营血辨证。追本溯源,研究《内经》三阴三阳的表述就可以明白地认识这一点。

(一)三阴三阳不以数推,象之谓也

《素问·天元纪大论》指出:"阴阳之气各有多少,故曰三阴三

阳也。"这就是说三阴三阳的区别在于各自阴阳之气多少的差异，但这种差异不容易用具体数字来说明。因此，《素问·五运行大论》指出："夫阴阳者，数之可十，推之可百，数之可千，推之可万。天地阴阳者，不以数推，以象之谓也。"这就是说，要用"取象比类"的方法来理解三阴三阳之异同。

1. 取习弩射箭之象比类三阴三阳　弩是古代冷兵器中最具技术含量的远射兵器。根据文献记载与考古发现，弩机的发明应在战国初期。弩机的结构有瞄准器"望山"，有扳机"关"（"悬刀"），有钩住弓弦的"机"（"牙"或"发机"）等。在预备状态下"机"钩住弓弦，发射时，把"关"一拨，"机"就顺势缩下，被"机"钩住的弓弦随之弹出，从而击射出箭矢。由于"机"在弩这一称雄一时的先进武器中居于关键部位，使得人们对"机"的作用抽象化、哲学化，于是便有了"机关""枢机""机动"等词语。

习弩射箭是古代军中最主要的训练科目之一，弩射技法自战国秦汉以来日趋成熟并形成理论被记载下来。较早言及弩射技法的书是汉人赵晔所著的《吴越春秋》，书中既讲到了弩射射手发力时的身姿、足法、手法之技巧，如射手在张弩时，双足应呈左足纵右足横也，张弩后，身体应挺直而立，左手平托弩臂，右手扣动扳机；也讲到了射击时对射手的心理要求，如在扣动扳机的一刹那，精神要高度集中，心态要尽量平和，也即和其气息，专其意念；同时还要求射手的眼力要精准，按望山、镞头、目标三点成一线进行瞄准射击。按上述要求训练后便可达到射击的最高境界——人弩合一。

《黄帝内经》认为人体也有一套如"人弩合一"一样的快速、高效应对外感疾病的御敌系统——"三阴三阳"六经系统。这主要体现在《黄帝内经》将人体抵御外邪的六经系统的统一协调性用"人弩合一"来譬喻，如《素问·阴阳离合论》说："太阳为关，阳明为合，少阳为枢"，"太阳为关，厥阴为合，少阴为枢"。

据现代临床观察，外感热病的证候及其病理变化都是由病期、病位和病性三大基本要素组成,病期反映的是外感热病疾病过程中各个层次或阶段,其体现出一般外感热病发展过程中的顺序和规律。而三阴三阳六经体系与热病病期相关,反映了外感热病疾病过程中各个层次或阶段。所谓太阳病就是张仲景当年遇到的热病的邪正交争的初期表现,为邪气表浅、正气正盛的疾病阶段;阳明病指热病极期时人体正邪并盛,正邪交争处于白热化的阶段。病在少阳指热病处于正邪交争的相持阶段,正欲衰而邪亦势减,也是疾病可能从急性期进入慢性化的转折期。而三阴病则是疾病进入正弱邪胜的后期表现或慢性化表现:太阴病是指外感热病正虚邪恋阶段;少阴病是指外感热病正衰邪盛阶段;厥阴病是指外感热病正气待复、邪气内陷的阶段。

"三阳"经的"关合枢"相当于战胜敌军的外在武器装备——弩机系统。其中"太阳为关"是指太阳经主表,在热病初期其触邪即应的生理机制如弩机之扳机;"少阳为枢",枢即枢机,这是用扣动扳机后"发机"与弓弦的迅速分离来比喻少阳经"主决断"的生理功能在热病正邪相持阶段的关键作用;"阳明为合"是用弩机瞄准器"望山"的射中目标功能来比喻阳明经在人体正邪交争白热化的阶段,其鼓舞正气以驱逐邪气的生理功能在热病邪正交争极期中的重要意义。

而"三阴"经的"关合枢"相当于战胜敌军的内在军人素质——武将持弩射击的技术要素:太阴为脾经,脾主意,故"太阴为关"是指太阴经的益气作用在外感病正虚邪恋阶段如射弩之"和其气息,专其意念"在射击中的作用一样重要;少阴为肾经,"肾主作强,技巧出焉",故"少阴为枢"是指少阴肾经精气的"以弱胜强"功能在外感病正衰邪盛阶段如射手的身姿、足法、手法的协调在射击中的作用一样重要;厥阴为肝经,肝主目,主藏血,为"将军之官","厥阴为关"是指在外感病正气待复、邪气内陷的阶段,厥阴肝经藏血功能如射手眼要按望山、镞头、目标三点成一线进行瞄准之要诀在以"擒敌先擒王,射人先射马"为目的的扭转战局、反败为胜的奋力一搏的射击中的作用一样重要。

因此，三阴三阳系统在抵御外邪过程中是一个统一协调的过程。正如射弩时无论是弩机还是射手，任何一处的技术指标不标准、不协调都会出现御敌效果的失败一样，人体属表的"三阳系统"和属里的"三阴系统"任何一经功能失调都会导致外邪入侵的连锁反应。这就是《素问·热论》所说："伤寒一日太阳受之，二日阳明受之，三日少阳受之，四日太阴受之，五日少阴受之，六日厥阴受之。"表现出来的病证就是《伤寒论》所说的"太阳病""阳明病""少阳病""太阴病""少阴病""厥阴病"之六经病证。

2. 取古代军阵之象比类三阴三阳 "二战"前后，兴起了一门研究军事斗争的数学分支"对策论"。"对策论"的始祖其实是我国战国时代著名的军事家孙膑。公元前356－320年，田忌和齐威王赛马，比赛开始，齐王出上马，孙膑让田忌先出下马，齐王赢第一场；然后齐王出中马，孙膑让田忌出上马，田忌的马获胜；最后齐王出下马，孙膑让田忌出中马，田忌的马又胜。最终田忌以2:1取胜。这次比赛在策略上成功地应用了数学"对策论"基本原理，体现了知己知彼、避敌锋芒、后发制人、以弱胜强的谋略思想。

《孙子·谋攻篇》指出"上兵伐谋，其次伐交，其次伐兵，其下攻城"，这里的"谋"就是指谋略、对策、策略。"谋"离不开逻辑推理、分析演算，因此《孙子·始计篇》说"多算胜，少算不胜"。而以弱胜强、以少胜多的"谋略"离不开数学中的"对策论"——像田忌赛马那样合理地分配兵力。

合理分配兵力是古代阵法的研究内容，布阵得法就能充分发挥军队的战斗力从而克敌制胜。孙子有"八阵"之法，其阵图著录在《汉书·艺文志》中。据《握奇经》记载，"八阵"是以天、地、风、云四阵为"正"，龙、虎、鸟、蛇四阵为"奇"，而大将居阵中掌握机动兵力（即所谓"余奇"之兵），称为"握奇"。布阵时，先由游军于阵前两端警戒；布阵毕，游军撤至阵后待命。作战时，四正与四奇之兵与敌交锋，游军从阵后出击配合八阵作战，大将居中指挥，并以

"余奇"之兵策应重要作战方向。

《黄帝内经》认为:"肝为将军之官,谋略出焉"。肝为"将军之官",其主"谋略"对应着什么样的人体生理功能呢?《素问·奇病论》指出:"肝者,中之将也",肝为"中之将"首先体现在肝的厥阴经处在人体抵御外感疾病的六经系统的最里端,这个最里端的厥阴经作用就像"八阵"中居"阵中"分配调遣兵力的大将一样,起着调控人体全身气血的作用。所以《素问·六节藏象论》说肝"以生血气",后人将其总结为"肝主疏泄"。

肝为"中之将"还体现在"肝主藏血"的生理功能上,肝藏血的作用就像"八阵"中掌握"余奇"之兵的大将一样可调遣"余奇之兵"起到预备队般的策应作用。《素问·六节藏象论》说"肝者,罢极之本",所谓"罢极"是指抵御外邪的极限力量。当人体突然遭遇暴虐之邪入侵时,人体其他脏腑气血不能及时调动策应,肝及厥阴肝经则可通过其"藏血"功能减少外周组织的气血供应,加强关键脏器的供血,从而起到如大将作战中出动"预备队"一样的作用。此时,由于机体外周组织的血供减少,人体会出现四肢厥冷,甚至晕厥的证候。待邪势减弱,正气恢复,肝及肝经厥阴又会通过其"主疏泄"的功能将气血外输,人体便四肢回暖,神志清醒。这一过程如起死"还魂"一般,因此肝的这一系列生理、病理反应又称作"肝藏魂"。肝的这种藏血"用奇"、疏泄"调兵"一样的作用便是其为"将军之官"的原因。

"肝者,中之将也",这种对肝及肝经功能的表述就是取象比类的方法,即肝及六经中厥阴在人体的生理功能就如同"八阵图"中"握奇"之大将的作用一样。不仅如此,六经三阴三阳系统也可以用八阵图中的阵列来比类取象。

由于膀胱之"膀"有"旁"之义,因此太阳经功能可比类于军阵的侧翼卫力量。"伤寒一日太阳受之",太阳病指热病初期,正邪初触,正气旺盛,邪气未盛之时。这就如两军作战,敌我双方初次接触,我方处在受到小股敌军袭扰侧翼的应战态势。阳明病是热病邪正交争的极期,正邪俱盛。《素问·至真要大论》指出"两阳合明谓之阳明","合"有聚集的意思,可指古代战争中敌我双方的正面决战。故阳明经在人体相当于军阵中迎击敌军的正面防卫力量,如果敌军来攻军阵的正面,那必然是主力的会战。少阳病是指在阳明阶段正邪势均力敌之态已经被打破,正气即将败退,邪气即将入里之时,或邪正相持不下之时。《素问·阴阳类论》指出:"一阳为游部","一阳"即少阳,少阳经在人体防御病邪的作用可比拟为"八阵"中撤至阵后待命的"游军""游骑"。当敌我相缠,战争处于相持不下时,需要"游骑"的加入以决断胜负。故少阳病时少阳为"游部"的作用在邪正盛衰的斗争中也起着关键作用,因此又称"少阳为枢"。

八阵的布阵方法是外实里虚,所谓虚就是内部的兵力少而精,对应六经系统就是三阳实在外,三阴虚在内。其中太阴主气、少阴主精、厥阴主血,三者在正虚之时均发挥着如同战争中以少胜多一样的作用。太阴为脾经,脾为气血生化之源,脾脉和缓主有神。太阴经如同战争中的后勤保障作用,保障充足,可以"以逸待劳",以少数兵力战胜冒进之强敌;少阴肾经藏精气,主"技巧"。如同战争中阵形的灵活机动、随机变化能力在遭遇强敌时的关键作用,这就是"少阴为枢";而厥阴肝经藏血功能在外感病正气待复、邪气内陷的阶段,如大将所握预备队(握奇)在扭转战局、反败为胜的奋力一搏中的作用。

(二)热病辨证体系与《黄帝内经》五脏阴阳理论的关系

作为古代战争攻防体系的"八阵",每一大阵又都是由若干小阵列组成的。以"八阵"的"天阵"为例,它又由"衡""天前冲""天后冲"三小列战阵组成,余阵亦然。如果将太阳经取象比类为一列"战阵"的话,在太阳经这列"战阵"中除膀胱与足太阳经功能外,还有肺与三焦功能的参与。

1. 三焦主气与太阳主表 《黄帝内经》认为人体的水液代谢离不开气的疏导,如《素问·灵兰秘典论》说"三焦者,决渎之官,水道出焉"，人体的水液流通依靠于三焦的"决渎"，但三焦的决渎是依靠气的疏导的，即三焦气化。《灵枢·五癃津液别篇》曰："津液各走其道，故三焦出气，以温肌肉，充皮肤，为其津，其流而不行者为液。"因此《灵枢·经脉篇》指出：手少阳三焦经"主气所生病"。

中医学认为，足太阳膀胱经为"一身之藩篱""六经之藩篱"，是正气抵御外邪的第一道屏障。这是因为太阳主肤表而统营卫，当外邪侵袭时由肤表而入，太阳首当其冲，这在《内经》中称作"三阳主表"，又曰"巨阳主表"。而足太阳经主表的功能也离不开三焦气化，《灵枢·本脏》"肾合三焦膀胱，三焦膀胱者腠理毫毛其应"。足太阳膀胱经感知"天暑或衣厚"后，人体则会出现"腠理发泄，汗出蒸蒸，是谓津"的生理反应，而腠理中津液的发泄与闭藏就是依靠三焦的气化作用，故《金匮要略·脏腑经络先后病脉证第一》说："腠者，是三焦通汇元真之处。"由于足太阳经主表卫外抗邪的功能离不开三焦气化的主持，具体得说是上焦的功能："上焦开发，宣五谷味，熏肤、充身、泽毛，若雾露之溉，是谓气。"因此《评热病论》将三阳主表抗邪功能称作："巨阳主气，故先受邪气。"

另外，水液渗溉脏腑离不开三焦气化，《难经·六十六难》说："三焦者，原气之别使也，主通行三气，经历于五脏六腑。"而其中膀胱腑代谢尿液的功能就是下焦气化的结果，如《灵枢·营卫生会篇》曰："下焦者，别回肠，注于膀胱，而渗入焉。"《素问·灵兰秘典论》则曰："膀胱者州都之官，津液藏焉，气化则能出矣。"

2. 肺主皮毛与太阳主表　三焦"主气所生病"，但三焦之气依赖于肺气的推动。如经言"脏真高于肺，以行荣卫阴阳也"，《灵枢·营卫生会篇》曰"营卫大会于手太阴"。这就是说三焦中的营卫二气的运行离不开肺气的推动。

《灵枢·邪客篇》指出"卫气者，出其悍气之慓疾，而先行于四末、分肉、皮肤之间，而不休者也"，由于肺有"以行荣卫阴阳"的功能，故肺可行卫气于皮肤腠理。《灵枢·营卫生会篇》称"太阴主内"，张介宾注云："内言营气……营气始于手太阴，而复会于太阴，故太阴主内。"这就是说肺可推动营气的运行。《灵枢·邪客第七十一篇》曰"营气者，泌其津液，注之于脉，化以为血，以荣四末。"因此，肺可行营气与津液于四末腠理。

肺不仅可行营卫二气于三焦腠理，而且能输津液于皮毛腠理并藏于太阳，即"肺朝百脉，输精于皮毛"。肺的这两种功能又叫作"肺主皮毛""肺主气"，故足太阳经"天暑衣厚，则为汗"的主表功能及"巨阳主气"的功能必然也有赖于肺的作用。

3. 六经与卫气营血是应对不同疾病的脏腑经络功能之重新整合　如上所述，由于六经中的太阳经功能也有肺和三焦的参与，温病学说认为的"温邪上受，首先犯肺"与"伤寒一日，太阳受之"并不矛盾，因为从六经的角度看，足太阳主表的功能也包括肺气的功能、肺主皮毛的作用。

其他五经也当如此看待，即每一经都相当于一列"战阵"，而该列"战阵"又是不同"阵单元"，即不同脏腑经络功能的组合。如果战场发生了变化，这些"阵单元"可以重新组合，以应对新的变化，这就是热病辨证体系由六经辨证体系发展、演变为卫气营血、三焦辨证体系的缘由。

伤寒六经病证是由于邪正盛衰变化而出现的疾病发生、发展、转归的六个不同阶段的临床表现，而温病学说将当时人们遇到的热病的发生发展转变过程归纳为卫气营血四期及上、中、下三焦三个阶段，其实质也是通过邪正双方盛衰态势的分析，对五脏六腑及全身经脉功能应对病邪机制的一个重新归类与整合。卫分病是温病的初期，气分、营分、血分病都是疾病的邪正交争的极期；上焦病、中焦病为邪盛正未衰阶段相当于三阳病，而下焦病则是正虚邪恋阶段可属三阴病，亦属热病的后期。

4.《伤寒论》六经辨证体系与《黄帝内经》五脏阴阳理论的关系　每一种辨证方法都是针对具有不同发病学特点的疾病而设立的，六经辨证体系的出现是针对伤寒病特殊的发病特点和发展规律而设的。伤寒病是风寒邪气伤人阳气为主的证候,六经辨证就是以疾病过程中阳气的消长变化为主线,以六经所系的脏腑经络、气血津液的生理功能与病理变化为基础,结合人体正气的强弱、病邪的轻重、病位的深浅、病势的进退等因素,对伤寒病发生、发展过程中的各种证候进行分析、综合、归纳,借以判断疾病的病位、病性及病机,并选取一系列配伍精当、疗效确切的方剂以治疗伤寒病所出现的不同证候,从而构建了理法方药兼备的六经辨证论治体系。

《黄帝内经》确立了以五脏阴阳为核心的中医基础理论,五脏系统是中医学认识人体生理功能的基础,也是人体疾病现象产生的基础。六经辨证并不是脱离《黄帝内经》五脏阴阳理论创立的,而是建立在对人体脏腑经络的生理功能和病理变化基础上,对《黄帝内经》五脏阴阳理论的进一步发展,是五脏阴阳理论在伤寒病治疗中的具体体现。六经辨证体系的创立是中医学辨证方法上的一次创新,但是,无论怎样发展创新,六经辨证都没有脱离五脏阴阳这个基本理论核心,卫气营血、三焦辨证也当如是观。

不论六经还是三焦、卫气营血辨证体系都是基于应对不同热病的传变规律与邪正盛衰之势而归纳、总结出来的不同经络、脏腑功能的组合体。六经、三焦、卫气营血体系都不能赅尽所有热病,对不同的热病都不能死守一种辨证体系。而应该充分分析具体热病的邪正之势,以及脏腑经络功能在该病的发生发展演变过程中所承担的角色,来确定疾病分期。通过调整脏腑经络功能,达到扶正祛邪目的,这就是《黄帝内经》所说的"揆度奇恒"与"脏腑五中"的关系。广大读者借鉴古代治疗热病的方剂治疗现在之热病时,应注意这一点。

第二章　热病经典古方

一、张仲景《伤寒论》热病方

《伤寒论》为东汉张仲景所著的中医经典著作,该书集汉代以前医学之大成,并结合自己的临床经验,系统地阐述了外感疾病的辨证论治、理法方药。其突出成就之一是确立了六经辨证体系。运用四诊八纲,对伤寒各阶段的辨脉、审证、论治、立方、用药规律等以条文的形式作了较全面的阐述。另一突出成就是对中医方剂学的重大贡献。书中记载的方剂,大多疗效可靠,切合临床实际,一千多年来经历代医家的反复应用,屡试有效,被后世尊为"经方"。

1. 桂枝汤

〔组成〕　桂枝、白芍、甘草、生姜、大枣。

〔功用〕　解肌发表,调和营卫。

〔主治〕　外感风寒表虚证,汗出恶风,头痛发热,鼻鸣干呕,苔白不渴,脉浮缓或浮弱。

〔方解〕　桂枝味辛甘,辛则能解肌,甘则能实表,《黄帝内经》曰:辛甘发散为阳,故用之以治风;然恐其走泄阴气,故用白芍之酸以收之;佐以甘草、生姜、大枣,此发表而兼和里之意。

2. 桂枝人参汤

〔组成〕　桂枝、甘草、白术、人参、干姜。

〔功用〕　解表温中。

[主治]　治太阳病外证未除而数下之,以致中焦虚寒,下利不止,心下痞硬,表里不解者。

[方解]　桂枝通经而解表热,参、术、姜、甘温补中气,以转升降之机也。太阴之心下结硬,即痞证也。自利益甚,即下利不止也。中气伤败,痞与下利兼见,该方可助中气之推迁,降阳中之浊阴则痞消,升阴中之清阳则利止。

3. 五苓散

[组成]　泽泻、茯苓、猪苓、肉桂、炒白术。

[功用]　温阳化气,利湿行水。

[主治]　中风发热,六七日不解而烦,有表里证,渴欲饮水,水入则吐者;以及阳不化气、水湿内停所致的水肿。症见小便不利、水肿腹胀、呕逆泄泻、渴不思饮。

[方解]　方用白术以培土,土旺而阴水有制也;茯苓以益金,金清而通调水道也;肉桂味辛热,且达下焦,味辛则能化气,性热专主流通,州都温暖,寒水自行;再以泽泻、猪苓之淡渗者佐之,禹功可奏矣。

4. 猪苓汤

[组成]　猪苓、茯苓、阿胶、滑石、泽泻。

[功用]　健脾利水,清热养阴。

[主治]　水热互结证。小便不利,发热,口渴欲饮,或心烦不寐,或兼有咳嗽、呕恶、下利,舌红苔白或微黄,脉细数。又治血淋,小便涩痛,点滴难出,小腹满痛者。

[方解]　猪苓质枯,轻情之象也,能渗上焦之湿;茯苓味甘,中宫之性也,能渗中焦之湿;泽泻味咸,润下之性也,能渗下焦之湿;滑石性寒,清肃之令也,能渗湿中之热;四物皆渗利,则又有下多亡阴之惧,故用阿胶佐之,以存津液于决渎尔。

5. 葛根黄芩黄连汤

〔组成〕 葛根、甘草、黄芩、黄连。

〔功用〕 解表清里。

〔主治〕 外感表证未解,热邪入里,身热,下利臭秽,肛门有灼热感,心下痞,胸脘烦热,喘而汗出,口干而渴,苔黄,脉数。

〔方解〕 用葛根为君,以通阳明之津而散表邪;以黄连为臣,黄芩为佐,以通里气之热,降火清金而下逆气;甘草为使,以缓其中而和调诸药者也。

6. 小陷胸汤

〔组成〕 黄连、半夏、瓜蒌。

〔功用〕 清热化痰,宽胸散结。

〔主治〕 小结胸,病在心下,按之则痛,脉浮滑者。止在心下,不及胸腹,按之知痛不甚硬者,为小结胸,是水与热结,凝滞成痰,留于膈上,故脉亦应其象而浮滑也。秽物据清阳之位,法当泻心而涤痰。

〔方解〕 用黄连除心下之痞实,半夏消心下之痰结,寒温并用,温热之结自平。瓜蒌实色赤形圆,中含津液,法象于心,用以为君,助黄连之苦,且以滋半夏之燥。

7. 麻黄汤

〔组成〕 麻黄、桂枝、甘草、杏仁。

〔功用〕 发汗解表,宣肺平喘。

〔主治〕 外感风寒表实证,恶寒发热,头身疼痛,无汗而喘,舌苔薄白,脉浮紧。

〔方解〕 此为开表逐邪发汗之峻剂也。麻黄中空外直,宛如毛窍骨节,故能祛骨节之风寒,从毛窍而出,为卫分发散风寒之品。桂枝枝条纵横,宛如经脉系络,能入心化液,通经络而出汗,为营分散解风寒之品。杏仁为心果,温能助心散寒,苦能清肺下气,为上焦逐邪定喘之品。甘草甘平,外拒风寒,内和气血,为中宫安内攘外之品。

8. 桂枝二麻黄一汤

〔组成〕 桂枝、白芍、麻黄、生姜、杏仁、甘草、大枣。

〔功用〕 解肌散邪,小和营卫。

〔主治〕 服桂枝汤,大汗出,脉洪大者,与桂枝汤如前法。若形似疟,一日再发者。

〔方解〕 本方功能调和营卫,微发其汗。由于邪气稽留于皮毛肌肉之间,固非桂枝汤之可解,已经汗过,又不宜麻黄汤之峻攻,故取桂枝汤2/3,麻黄汤1/3,合而服之,再解其肌,微开其表,审发汗于不发之中,此又用桂枝后更用麻黄法也。

9. 桂枝麻黄各半汤

〔组成〕 桂枝、白芍、生姜、甘草、麻黄、大枣、杏仁。

〔功用〕 辛温轻散,小汗解表。

〔主治〕 太阳病,得之八九日,如疟状,发热恶寒,热多寒少,其人不呕,清便欲自可,一日二三度发,面色反有热色,身痒者。

〔方解〕 方中桂枝汤与麻黄汤按1:1用量合方。方名为桂枝麻黄各半汤,实则是桂枝、麻黄二方剂量的1/3,为发汗轻剂。取麻黄汤发汗解表,疏达皮毛,以治表实无汗;取桂枝汤,调和营卫。

10. 麻黄杏仁甘草石膏汤

〔组成〕 麻黄、杏仁、甘草、石膏。

〔功用〕 辛凉宣肺,清热平喘。

〔主治〕 邪热壅肺证。症见身热不解,咳逆气急,甚则鼻扇,有汗或无汗,舌苔黄,脉数。

〔方解〕 用麻黄协杏仁以定喘,伍以石膏以退热,热退其汗自止也。复加甘草者,取其甘缓之性,能调和麻黄、石膏,使其凉热之方融和无间,以相助成功。

11. 大青龙汤

〔组成〕 麻黄、桂枝、甘草、杏仁、生姜、大枣、石膏。

〔功用〕 发汗解表,清热除烦。

〔主治〕 外感风寒,兼有里热,恶寒发热,身疼痛,无汗烦躁,脉浮紧。亦治溢饮,见上述症状而兼喘咳面浮者。

〔方解〕 此麻黄汤之剧者,故加味以治之也。喘者是寒郁其气,升降不得自如,故多用杏仁之苦以降气;烦躁是热伤其气,无津不能作汗,故特加石膏之甘以生津;然其性沉大寒,恐内热顿除,而表寒不解,变为寒中而挟热下利,是引贼破家矣,故必备麻黄以发表,又倍甘草以和中,更用姜、枣以调营卫。一汗而表里双解,风热两除,此大青龙清热攘外之功,所以佐麻、桂二方之不及也。

12. 桂枝二越婢一汤

〔组成〕 桂枝、白芍、甘草、生姜、大枣、麻黄、石膏。

〔功用〕 发汗解表,兼清里热。

〔主治〕 治太阳病,发热恶寒,热多寒少,脉微弱,属外感风寒,内有郁热之轻证。

〔方解〕 即大青龙以杏仁易白芍也。去杏仁恶其从阳而辛散,用白芍以其走阴而酸收。

13. 小青龙汤

〔组成〕 麻黄、白芍、五味子、干姜、甘草、桂枝、半夏、细辛。

〔功用〕 解表散寒,温肺化饮。

〔主治〕 主治外寒里饮证。恶寒发热,头身疼痛,无汗,喘咳,痰涎清稀而量多,胸痞,或干呕,或痰饮喘咳,不得平卧,或身体痛重,头面四肢水肿,舌苔白滑,脉浮。

〔方解〕 麻黄味甘辛温,为发散之主,表不解应发散之,则以麻黄为君。桂味辛热,甘草味甘平,甘辛为阳,佐麻黄表散之,用二者所以为臣。白芍味酸微寒,五味子味酸温,二者所以为佐者,寒饮伤肺,咳逆而喘,则肺气逆。《黄帝内经》曰:肺欲收,急食酸以收之,故用白芍、五味子为佐,以收逆气。干姜味辛热,细辛味辛热,半夏味辛微温,三者所以为使者,心下有水,津液不行,则肾气燥。《黄帝内经》曰:肾苦燥,急食辛以润之。是以干姜、细辛、半夏为使,以散寒水。

14. 葛根汤

〔组成〕 葛根、麻黄、桂枝、生姜、甘草、白芍、大枣。

〔功用〕 发汗解肌,升津舒筋。

〔主治〕 治外感风寒表实,恶寒发热,头痛,项背强直,身痛无汗,腹微痛,或下利,或干呕,或微喘,舌淡苔白,脉浮紧者。

〔方解〕 葛根味甘性凉,能起阴气而生津液,滋筋脉而舒其牵引,故以为君;麻黄、生姜能开玄府腠理之闭塞,祛风而出汗,故以为臣;寒热俱轻,故少佐桂、芍,同甘、枣以和里。

15. 葛根芩连汤

〔组成〕 葛根、黄芩、黄连、甘草。

〔功用〕 解表清里。

〔主治〕 协热下利。身热下利,胸脘烦热,口干作渴,喘而汗出,舌红苔黄,脉数或促。

〔方解〕 本证多由伤寒表证未解,邪陷阳明所致,治疗以解表清里为主。葛根解肌于表,芩、连清热于里,甘草则合表里而并和之耳。盖风邪初中,病为在表,一入于里,则变为热矣。故治表者,必以葛根之辛凉;治里者,秘以芩、连之苦寒也。

16. 白虎汤

〔组成〕 知母、石膏、甘草、粳米。

〔功用〕 清热生津。

〔主治〕 伤寒阳明热盛,或温病热在气分证,脉浮洪,舌黄,渴甚,大汗,面赤恶热者。

〔方解〕 石膏大寒,寒能胜热,味甘归脾,质刚而主降,备中土生金之体;色白通肺,质重而含脂,具金能生水之用,故以为君。知母气寒主降,苦以泄肺火,辛以润肺燥,内肥白而外皮毛,肺金之象,生水之源也,故以为臣。甘草皮赤中黄,能土中泻火,为中宫舟楫,寒药得之缓其寒,用此为佐,沉降之性,亦得留连于脾胃之间矣。粳米稼穑作甘,气味温和,禀容平之德,为后天养命之资,得此为佐,阴寒之物,则无伤损脾胃之虑也。煮汤入胃,输脾归肺,水精四布,大烦大渴可除矣。

17. 白虎加人参汤

〔组成〕 知母、石膏、甘草、粳米、人参。

〔功用〕 清热泻火,益气生津。

〔主治〕 伤寒若汗若吐若下后七八日,不解,热结在里,表里俱热,时时恶风,大渴,舌上干燥而烦,欲饮水数升者;温病气分热盛、气阴两伤者。

〔方解〕 本方所治为气分热盛而津气不足之证,故在白虎汤清热生津的基础上,加人参以益气生津。

18. 调胃承气汤

〔组成〕 大黄、炙甘草、芒硝。

〔功用〕 缓下热结。

〔主治〕 阳明病胃肠燥热证。大便不通,口渴心烦,蒸蒸发热,或腹中胀满,或为谵语,舌苔正黄,脉滑数。

[方解]　本方有调和承顺胃气之义,非若大、小专攻下也。《经》曰:热淫于内,治以咸寒,火淫于内治以苦寒,君大黄之苦寒,臣芒硝之咸寒,二味并举,攻热泻火之力备矣。更佐甘草之缓,调停于大黄、芒硝之间,又少温服之,使其力不峻则不能速下而和也。

19. 小承气汤 ....

　　[组成]　大黄、厚朴、枳实。

　　[功用]　清下热结,除满消痞。

　　[主治]　治伤寒阳明腑实证。谵语,便硬,潮热,胸腹痞满,舌黄,脉滑数;痢疾初起,腹中胀痛,或胀闷,里急后重者。

　　[方解]　邪在上焦则作满,邪在中焦则作胀,胃中实则作潮热,阳乘于心则狂,热干胃口则喘,枳、朴去上焦之痞满,大黄荡胃中之实热。此其里证虽成,病未危急,痞、满、燥、实、坚犹未全俱,以是方主之,则气亦顺矣,故曰小承气。

20. 大承气汤 ....

　　[组成]　大黄、芒硝、枳实、厚朴。

　　[功用]　峻下热结,急下救阴。

　　[主治]　实热与积滞壅结于肠胃、腑气不通所致阳明里热实证:①阳明腑实证。症见大便不通,频转矢气,脘腹痞满,腹痛拒按,按之硬,甚或潮热谵语,手足汗濈然出,苔黄厚而干,或焦黄起刺,脉沉实。②热结旁流。虽下利清水,色纯青,其气臭秽,而腹满痛不减,按之坚硬有块,口舌干燥,脉滑实。③里实热证而见热厥、痉病、发狂者。

　　[方解]　伤寒阳邪入里,痞、满、燥、实、坚全俱者,急以此方主之。厚朴苦温以去痞,枳实苦寒以泄满,芒硝咸寒以润燥软坚,大黄苦寒以泄实去热。

21. 茵陈蒿汤

[组成]　茵陈、栀子、大黄。

[功用]　清热利湿,退黄泻热。

[主治]　湿热黄疸,一身面目俱黄,色鲜明如橘子,腹微满,口中渴,小便不利,舌苔黄腻,脉沉实或滑数。

[方解]　湿热交蒸,热不得外越,湿不得下泄,湿热郁蒸肌肤,故成黄疸。方中茵陈能除热邪留结,佐栀子以通水源,大黄以除胃热,令瘀热从小便而泄,腹满自减,肠胃无伤,乃合“引而竭之”之义,亦阳明利水之奇法也。

22. 栀子柏皮汤

[组成]　栀子、炙甘草、黄柏。

[功用]　清热利湿。

[主治]　伤寒身黄发热,无表里证者。或鼻出血,或从口出,或从鼻出,暴出而色鲜,衄至1～2斗,闷绝者。

[方解]　栀子清肌表,解五黄,又治内烦;黄柏泻膀胱,疗肌肤间热;甘草协利内外。三者其色皆黄,以黄退黄,同气相求也。

23. 栀子豉汤

[组成]　栀子、淡豆豉。

[功用]　清热除烦。

[主治]　发汗吐下后,余热郁于胸膈,身热懊恼,虚烦不得眠,胸脘痞闷,按之软而不痛,嘈杂似饥,但不欲食,舌质红,苔微黄,脉数。

[方解]　方中栀子味苦性寒,泄热除烦,降中有宣;豆豉体轻气寒,升散调中,宣中有降。

24. 栀子干姜汤

[组成] 栀子、干姜。

[功用] 清上温下,调和脾胃。

[主治] 伤寒,医以丸药下之,身热不去,微烦者。

[方解] 栀子清泻郁热,干姜温阳散寒,暖脾阳,一温一寒,温以散下寒,寒以清上热。

25. 桃核承气汤

[组成] 桃仁、大黄、桂枝、芒硝、炙甘草。

[功用] 逐瘀泻热。

[主治] 下焦蓄血证。少腹急结,小便自利,神志如狂,甚则烦躁谵语,至夜发热;以及血瘀经闭,痛经,脉沉实而涩者。

[方解] 若太阳病不解,热结膀胱,乃太阳随经之阳热瘀于里,致气留不行,是气先病也。气者血之用,气行则血濡,气结则血蓄,气壅不濡,是血亦病矣。小腹者,膀胱所居也,外邻冲脉,内邻于肝。阳气结而不化,则阴血蓄而不行,故少腹急结;气血交并,则魂魄不藏,故其人如狂。治病必求其本,气留不行,故君大黄之走而不守者,以行其逆气;甘草之甘平者,以调和其正气;血结而不行,故用芒硝之咸以软之;桂枝之辛以散之;桃仁之苦以泄之。气行血濡,则小腹自舒,神气自安矣。此又承气之变剂也。此方治女子月经不调,先期作痛,与经闭不行者最佳。

26. 抵当汤

[组成] 水蛭、虻虫、桃仁、大黄。

[功用] 破瘀下血。

[主治] 下焦蓄血所致的发狂或如狂,少腹硬满,小便自利,喜忘,大便色黑易解,脉沉结及妇女经闭,少腹硬满拒按者。

[方解] 蓄血者,至阴之属,真气运行而不入者也,故草木不

能独治其邪,务必以灵幼嗜血之虫为向导。飞者走阳路,潜者走阴路,引领桃仁攻血,大黄下热,破无情之血结。古方中桃仁、大黄之甘苦,以下结热。苦走血,咸胜血,虻虫、水蛭之苦咸,以除畜血。

27. 麻黄连翘赤小豆汤

〔组成〕 麻黄、赤小豆、连翘、杏仁、大枣、生桑白皮、生姜、甘草。

〔功用〕 解表发汗,清热利湿。

〔主治〕 治阳黄兼表证。发热恶寒,无汗身痒,周身黄染如橘色,脉浮滑。

〔方解〕 方中麻黄、杏仁、生姜辛散表邪,宣发郁热;连翘、桑白皮、赤小豆清泻湿热;大枣、甘草调和脾胃。

28. 小柴胡汤

〔组成〕 柴胡、黄芩、人参、甘草、半夏、生姜、大枣。

〔功用〕 和解少阳。

〔主治〕 少阳病证。邪在半表半里,症见往来寒热,胸胁苦满,默默不欲饮食,心烦喜呕,口苦,咽干,目眩,舌苔薄白,脉弦者。妇人伤寒,热入血室。经水适断,寒热发作有时。

〔方解〕 胆腑清净,无出无入,经在半表半里,法宜和解。柴胡升阳达表,黄芩退热和阴,半夏、生姜祛痰散逆,人参、甘草、大枣辅正补中,使邪不得复传入里也。

29. 柴胡桂枝干姜汤

〔组成〕 柴胡、桂枝、干姜、瓜蒌根、黄芩、牡蛎、甘草。

〔功用〕 和解散寒,生津敛阴。

〔主治〕 伤寒少阳证,往来寒热,寒重热轻,胸胁满微结,小便不利,渴而不呕,但头汗出,心烦;牡疟寒多热少,或但寒不热。

［方解］　少阳表里未解，故以柴胡桂枝合剂而主之，即小柴胡汤之变法也。去人参者，因其正气不虚；减半夏者，以其不呕，恐助燥也。加瓜蒌根，以其能止渴兼生津液也；倍柴胡加桂枝，以主少阳之表；加牡蛎，以软少阳之结。干姜佐桂枝，以散往来之寒；黄芩佐柴胡，以除往来之热，且可制干姜不益心烦也。诸药寒温不一，必需甘草以和之。初服微烦，药力未及；复服汗出即愈者，可知此证非汗出不解也。

30. 黄连汤 ....

　　［组成］　黄连、炙甘草、干姜、桂枝、人参、半夏、大枣。

　　［功用］　平调寒热，和胃降逆。

　　［主治］　伤寒胸中有热，胃中有邪气，腹中痛欲呕吐者。

　　［方解］　方中黄连苦寒，上清胸中之热，干姜、桂枝辛温，下散胃中之寒，二者合用，辛开苦降，寒热并投，上下并治，以复中焦升降之职；更以半夏和胃降逆，人参、甘草、大枣益胃和中。合而用之，能使寒散热消，中焦得和，阴阳升降复常，痛呕自愈。

31. 半夏泻心汤 ....

　　［组成］　半夏、黄芩、干姜、人参、炙甘草、黄连、大枣。

　　［功用］　辛开苦降，消痞散结。

　　［主治］　寒热错杂之痞证。心下痞，但满而不痛，或呕吐，肠鸣下利，舌苔腻而微黄。

　　［方解］　泻心者，泻心下之邪也。姜、夏之辛，所以散痞气；芩、连之苦，所以泻痞热；已下之后，脾气必虚，人参、甘草、大枣所以补脾之虚。

32. 大柴胡汤 ....

　　［组成］　柴胡、黄芩、大黄、枳实、半夏、白芍、大枣、生姜。

　　［功用］　和解少阳，内泻热结。

〔主治〕 少阳阳明合病。往来寒热,胸胁苦满,呕不止,郁郁微烦,心下痞硬,或心下满痛,大便不解或协热下利,舌苔黄,脉弦数有力。

〔方解〕 伤寒阳邪入里,表证未除,里证又急者,此方主之。表证未除者,寒热往来、胁痛、口苦尚在也;里证又急者,大便难而燥实也。表证未除,故用柴胡、黄芩以解表;里证燥实,故用大黄、枳实以攻里。白芍能和少阳,半夏能治呕逆,大枣、生姜又所以调中而和荣卫也。

33. 柴胡加龙骨牡蛎汤

〔组成〕 柴胡、龙骨、黄芩、生姜、铅丹、人参、桂枝、茯苓、半夏、大黄、牡蛎、大枣。

〔功用〕 和解清热,镇惊安神。

〔主治〕 伤寒八九日,下之,胸满烦惊,小便不利,谵语,一身尽重,不可转侧者。

〔方解〕 用柴胡、黄芩为君,以通表里之邪而除胸满,以人参、半夏为臣辅之,加生姜、大枣而通其津液;加龙骨、牡蛎、铅丹,收敛神气而镇惊为佐;加茯苓以利小便而行津液;加大黄以逐胃热、止谵语;加桂枝以行阳气而解身重,共为使。

34. 桂枝人参汤

〔组成〕 桂枝、甘草、白术、人参、干姜。

〔功用〕 解表温中。

〔主治〕 太阳病,外证未除,而数下之,以致中焦虚寒,下利不止,心下痞硬,表里不解者。

〔方解〕 以表未除,故用桂枝以解之;以里适虚,故用理中以和之。此方即理中加桂枝而易其名,亦治虚痞下利之圣法也。

35. 黄芩汤

〔组成〕　黄芩、甘草、白芍、大枣。

〔功用〕　清热止利，和中止痛。

〔主治〕　泄泻或痢疾。身热不恶寒，腹痛，口苦咽干，舌苔黄，脉弦数。

〔方解〕　太阳郁热，则上烁肺而下遗大肠，故用黄芩以除肺肠之热；少阳郁热，则木乘土，故用白芍以泻相火而和太阴；寒淫于内，治以甘热，故用甘草、大枣以治寒，且以厚脾胃生气血而治自利。

36. 理中汤

〔组成〕　人参、干姜、炙甘草、白术。

〔功用〕　温中祛寒，补气健脾。

〔主治〕　脾胃虚寒证，自利不渴，呕吐腹痛，腹满不食及中寒霍乱，阳虚失血，如呕血、便血或崩漏，胸痹虚证，胸痛彻背，倦怠少气，四肢不温。

〔方解〕　人参补气益脾，故以为君；白术健脾燥湿，故以为臣；甘草和中补土，故以为佐；干姜温胃散寒，故以为使。以脾土居中，故曰理中。

37. 桂枝加附子汤

〔组成〕　桂枝、白芍、干姜、炮附子、炙甘草、大枣。

〔功用〕　调和营卫，扶阳固表。

〔主治〕　太阳病，发汗，遂漏不止，其人恶风，小便难，四肢微急，难以屈伸者。

〔方解〕　伤寒发汗过多，汗漏不止，恶风，小便难，四肢微急，此为亡阳之轻证。方以桂、附辛热回阳为君；臣以白芍之酸收摄阴。炙甘草之甘缓和阳；佐以煨姜，使以大枣。一为调卫以助阳，

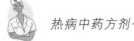

一为和营以维阴。

38. 真武汤

[组成] 茯苓、白芍、生姜、附子、白术。

[功用] 温阳利水。

[主治] 太阳病发汗,汗出不解,其人仍发热,心下悸,头眩身𤼎动,振振欲擗地者。

[方解] 脾恶湿,甘先入脾,茯苓、白术之甘,以益脾逐水。寒淫所胜,平以辛热,湿淫所胜,佐以酸平,附子、白芍、生姜之酸辛,以温经散湿。

39. 干姜附子汤

[组成] 干姜、附子。

[功用] 温中散寒,回阳救逆。

[主治] 下之后,复发汗,昼日烦躁不得眠,夜而安静,不呕不渴,无表证,脉沉微,身无大热者。

[方解] 此即四逆减去甘草,为回阳重剂。若加增药味,反牵制其雄悍之力,必致迁缓无功矣。干姜辛以润燥散寒,和表里之误伤;附子热以温中固表,调阴阳于既济,阳回即可用平补之药。但药后阳气稍复,则当用四逆汤等巩固疗效。如果继续用姜、附纯辛温之剂,则恐药力猛烈而短暂,难以使疗效持续,这也是本方只服一次的原因之一。

40. 麻黄附子细辛汤

[组成] 麻黄、细辛、附子。

[功用] 温经解表。

[主治] 治伤寒少阴证,始得之,反发热,脉沉者。

[方解] 少阴主里,应无表证,病发于阴,应有表寒,今少阴始受寒邪而反发热,是有少阴之里,而兼有太阳之表也。太阳之

表脉应不沉,今脉沉者,是有太阳之证而见少阴之脉也,故身虽热而脉则沉也。所以太阳病而脉反沉,便用四逆以急救其里,此少阴病而表反热,便于表剂中加附子以预固其里。夫发热无汗,太阳之表不得不开,沉为在里,少阴之枢又不得不固。设用麻黄开腠理,细辛散浮热,而无附子以固元阳,则少阴之津液越出,太阳之微阳外亡,去生便远。惟附子与麻黄并用,则寒邪虽散而阳不亡。此里病及表,脉沉而当发汗者,与病在表,脉浮而发汗者径庭也。若表微热,则受寒亦轻,故以甘草易细辛而微发其汗。甘以缓之,与辛以散之者,又少间矣。

41. 附子汤

〔组成〕　炮附子、茯苓、人参、白术、白芍。

〔功用〕　温经助阳,祛寒除湿。

〔主治〕　少阴病得之一二日,口中和,其背恶寒者;少阴病,身体痛,手足寒,骨节痛,脉沉者。

〔方解〕　辛以散之,附子之辛以散寒;甘以缓之,茯苓、人参、白术之甘以补阳;酸以收之,白芍之酸以扶阴。

42. 四逆汤

〔组成〕　附子、干姜、炙甘草。

〔功用〕　温中祛寒,回阳救逆。

〔主治〕　心肾阳衰寒厥证。四肢厥逆,恶寒蜷卧,神衰欲寐,面色苍白,腹痛下利,呕吐不渴,舌苔白滑,脉微细。

〔方解〕　方名四逆者,主治少阴中外皆寒,四肢厥逆也。君以炙甘草之甘温,温养阳气;臣以姜附之辛温,助阳胜寒;甘草得姜、附,鼓肾阳,温中寒,有水中暖土之功;姜、附得甘草,通关节,走四肢,有逐阴回阳之力。肾阳鼓,寒阴消,则阳气外达而脉升,手足温矣。

43. 白通汤

[组成]　附子、干姜、葱白。

[功用]　破阴回阳,宣通上下。

[主治]　少阴病阴盛戴阳证。手足厥逆,下利,脉微,面赤者。

[方解]　下利甚者,阴液必伤,故减干姜之燥热,寓有护阴之意。利不止,厥逆无脉,干呕烦者,是阴寒盛于里,阳气欲上脱,阴气欲下脱之危象,所以急当用大辛大热之附子葱白通阳复脉。

44. 四逆散

[组成]　柴胡、白芍、枳实、甘草。

[功用]　透邪解郁,疏肝理脾。

[主治]　主治阳郁厥逆证。手足不温,或腹痛,或泄利下重,脉弦;肝脾气郁证,胁肋胀闷,脘腹疼痛,脉弦。

[方解]　少阴病四逆者,此方主之。此阳邪传至少阴,里有热结,则阳气不能交接于四末,故四逆而不温。用枳实所以破结气而除里热,用柴胡所以升发真阳而回四逆,甘草和其不调之气,白芍收其失位之阴。是证也,虽曰阳邪在里,慎不可下,盖伤寒以阳为主,四逆有阴进之象。若复用苦寒之药下之,则阳益亏矣,是在所忌。论曰:诸四逆者,不可下之。盖谓此也。

45. 通脉四逆汤

[组成]　附子、干姜、炙甘草。

[功用]　破阴回阳,通达内外。

[主治]　少阴病,阴盛格阳证。下利清谷,里寒外热,手足厥逆,脉微欲绝,身反不恶寒,其人面色赤,或腹痛,或干呕,或咽痛,或利止,脉不出者。

[方解]　少阴格阳,面赤阳越欲亡,急用干姜、生附子夺门而

入,驱散阴霾,甘草监制姜、附烈性,留顿中宫,扶持太和元气。

46. 黄连阿胶汤 ....

〔组成〕 黄连、黄芩、白芍、鸡子黄、阿胶。

〔功用〕 养阴泻火,益肾宁心。

〔主治〕 治少阴病,得之二三日以上,心中烦,不得卧。

〔方解〕 阳有余,以苦除之,黄连、黄芩之苦以除热;阴不足,以甘补之,鸡子黄、阿胶之甘以补血;酸,收也,泄也,白芍之酸,收阴气而泄邪热也。

47. 白头翁汤 ....

〔组成〕 白头翁、黄连、黄柏、秦皮。

〔功用〕 清热解毒,凉血止痢。

〔主治〕 主治热毒痢疾。腹痛,里急后重,肛门灼热,下痢脓血,赤多白少,渴欲饮水,舌红苔黄,脉弦数。

〔方解〕 方中白头翁苦寒能入阳明血分,而凉血止痢;秦皮苦寒性涩,能凉肝益肾而固下焦;黄连凉心清肝,黄柏泻火补水,并能燥湿止痢而厚肠,取寒能胜热,苦能坚肾,涩能断下也。

48. 桃花汤 ....

〔组成〕 赤石脂、干姜、粳米。

〔功用〕 温中散寒、涩肠止痢。

〔主治〕 少阴病二三日,至四五日,腹痛小便不利,下利不止,便脓血者。

〔方解〕 方中赤石脂温涩固脱以止痢,为君药;干姜大辛大热,温中祛寒,合赤石脂温中涩肠,止血止痢,为臣药;粳米养胃和中,助赤石脂、干姜以厚肠胃,为佐药。

49. 乌梅丸

〔组成〕 乌梅、黄连、黄柏、附子、干姜、桂枝、细辛、花椒、人参、当归。

〔功用〕 缓肝调中,清上温下。

〔主治〕 蛔厥,脘腹阵痛,烦闷呕吐,时发时止,得食则吐,甚则吐蛔,手足厥冷,或久痢不止。

〔方解〕 蛔为阴虫,故知阳微而阴胜,故用乌梅为君,其味酸,能胜蛔;以花椒、细辛为臣,辛以杀虫;以干姜、桂枝、附子为佐,以胜寒气而温其中;以黄连、黄柏之苦以下蛔,以人参、当归之甘而补缓其中,各为使。

50. 当归四逆汤

〔组成〕 当归、桂枝、白芍、细辛、通草、甘草、大枣。

〔功用〕 温经散寒,养血通脉。

〔主治〕 主厥阴伤寒,血脉凝涩,手足厥寒,脉细欲绝;或肠鸣腹痛,下利不止;或阴颓疝气,睾丸掣痛,牵引少腹。

〔方解〕 阴血内虚,则不能荣于脉;阳气外虚,则不能温于四末,故手足厥寒、脉细欲绝也。故用当归为君,以补血;以白芍为臣,辅之而养营气;以桂枝、细辛之辛,以散寒温气为佐;以大枣、甘草之甘为使,而益其中,补其不足;以通草之淡,而通行其脉道。

51. 麻黄升麻汤

〔组成〕 麻黄、升麻、当归、知母、黄芩、玉竹、白芍、天冬、桂枝、茯苓、甘草、石膏、白术、干姜。

〔功用〕 发越郁阳,清上温下。

〔主治〕 伤寒六七日,大下后,寸脉沉而迟,手足厥逆,下部脉不至,咽喉不利,吐脓血者。

〔方解〕 方中升散、寒润、收敛、渗泄诸法具备,推其所重,在阴中升阳,故以麻黄升麻名其汤。膏、芩、知母苦辛,清降上焦之津;白芍、天冬酸苦,收引下焦之液;芩、草甘淡,以生胃津液;归、术、玉竹缓脾,以致津液。独是十味之药,虽有调和之致,不能提出阴分热邪,故以麻黄、升麻、桂枝、干姜开入阴分,与寒凉药从化其热,庶几在上之燥气降,在下之阴气坚,而厥阴错杂之邪可解。

52. 干姜黄芩黄连人参汤

〔组成〕　干姜、黄芩、黄连、人参。

〔功用〕　温中健脾,泄热除痞。

〔主治〕　伤寒上热下寒,寒热格拒,食入则吐。

〔方解〕　中气既虚且寒,便恶谷气,故食入口即吐。入口即吐者,犹未下咽之谓也。用干姜之辛热以散寒;用人参之甘温以补虚;复用芩、连之苦寒者,所以假之从寒而通格也。

二、吴鞠通《温病条辨》热病方

《温病条辨》为温病学的重要代表著作之一,系清·吴瑭撰。书中依据叶桂的温热病学说,明确温病按卫气营血及三焦传变,阐述风温、温毒、暑温、湿温等病证的治疗,条理分明。该书提出了一系列的温病治疗原则,成为此后温病治疗的圭臬,其中一些学术见解直到现在仍为临床医家所重视。在《温病条辨》当中,为后人留下了许多优秀的实用方剂,如银翘散、桑菊饮、藿香正气散、清营汤、清宫汤、犀角地黄汤等,都是后世医家极为常用的方剂。现在临床上使用的方剂,《温病条辨》方占十之八九,可以说使中医的基本治法在外感病和热性病方面得到了进一步的完善。

1. 银翘散

〔组成〕　连翘、金银花、桔梗、薄荷、淡竹叶、甘草、荆芥、淡豆豉、牛蒡子、芦根。

〔功用〕　辛凉透表,清热解毒。

[主治]　温病初起。发热无汗,或有汗不畅,微恶风寒,头痛口渴,咳嗽咽痛,舌尖红,苔薄白或薄黄,脉浮数。

　　[方解]　金银花、连翘、薄荷、荆芥穗,皆辛凉之品,轻扬解散,清利上焦者也。豆豉宣胸化腐,牛蒡子利膈清咽,淡竹叶、芦根清肺胃之热而下达,桔梗、甘草解胸膈之结而上行。

2. 桑菊饮 ....

　　[组成]　杏仁、连翘、薄荷、桑叶、菊花、桔梗、甘草、芦根。

　　[功用]　疏风清热、宣肺止咳。

　　[主治]　太阴风温,但咳,身不甚热,微渴者。

　　[方解]　此辛甘化风、辛凉微苦之方,肺为清虚之脏,微苦则降,辛凉则平,立此方所以避辛温也。独取桑叶、菊花者:桑得箕星之精,箕好风,风气通于肝,故桑叶善平肝风;春乃肝令而主风,木旺金衰之候,故抑其有余,桑叶芳香有细毛,横纹最多,故亦走肺络而宣肺气。菊花晚成,芳香味甘,能补金水二脏,故用之以补其不足。方中桑叶、菊花、薄荷疏风解表,宣透风热,桔梗、甘草、杏仁清咽利膈,止咳化痰,连翘清热解毒,芦根清热生津。

3. 玉女煎去牛膝熟地加细生地玄参方 ....

　　[组成]　生石膏、知母、玄参、生地黄、麦冬。

　　[功用]　清热泻火,凉血滋阴。

　　[主治]　太阴温病,气血两燔,高热、口渴,心烦躁扰,舌红绛,苔黄燥,脉数。

　　[方解]　方中石膏辛甘大寒,清阳明有余之火而不损阴,故为君药。生地黄味甘苦、性寒而入血分,清热凉血,用为臣药。知母苦寒质润、滋清兼备,一助石膏清胃热而止烦渴,一助生地黄滋阴润燥;麦冬微苦甘寒,润胃燥,且可清心除烦,二者共为佐药。玄参味咸性寒,能入血分而清热凉血,且养阴生津,壮水之主以制阳光,为佐使药。

4. 雪梨浆 ···

[组成] 用大碗盛清冷甘泉,将梨薄切,浸入水中,少顷,水必甘美。但频饮其水,勿食其滓。

[功用] 清热生津。

[主治] 太阴温病,温热伤津,口渴甚者。

[方解] 雪梨味甘性寒,具生津润燥、清热化痰之功效,单独使用即可起到甘寒救液之效果。

5. 五汁饮 ···

[组成] 梨汁、荸荠汁、鲜苇根汁、麦冬汁、藕汁(或用蔗浆)。

[功用] 甘寒清热,生津止渴。

[主治] 治温病热甚,肺胃津伤,口中燥渴,咳唾白沫,黏滞不爽。

[方解] 五汁均有清热生津、滋阴润燥之功效,和合使用亦属甘寒救液之法。

6. 清营汤 ···

[组成] 犀角(代)、生地黄、玄参、淡竹叶、麦冬、丹参、黄连、金银花、连翘。

[功用] 清营解毒,透热养阴。

[主治] 热入营分证。身热夜甚,神烦少寐,时有谵语,目常喜开或喜闭,口渴或不渴,斑疹隐隐,脉细数,舌绛而干。

[方解] 方中犀角(代)清解营分之热毒,故为君药。生地黄凉血滋阴,麦冬清热养阴生津,玄参滋阴降火解毒,三药共用,既清热养阴,又助清营凉血解毒,共为臣药。温邪初入营分,故用金银花、连翘、淡竹叶清热解毒,使营分之邪外达,此即"透热转气"的应用。黄连清心解毒,丹参清热凉血、活血散瘀,可热与血结。以上五味药为佐药。

7. 化斑汤

〔组成〕 石膏、知母、生甘草、玄参、犀角（代）、白粳米。

〔功用〕 清气凉血。

〔主治〕 气血两燔之发斑。症见发热，或身热夜甚，外透斑疹，色赤，口渴或不渴，脉数等。

〔方解〕 此热淫于内，治以咸寒，佐以苦甘法也。前人悉用白虎汤作化斑汤者，以其为阳明证也。阳明主肌肉，斑家遍体皆赤，自内而外，故以石膏清肺胃之热，知母清金保肺而治阳明独胜之热，甘草清热解毒和中，粳米清胃热而保胃液，白粳米阳明燥金之岁谷也。本论独加玄参、犀角（代）者，以斑色正赤，木火太过，其变最速，但用白虎燥金之品，清肃上焦，恐不胜任，故加玄参启肾经之气，上交于肺，上下循环，不致泉源暴绝也。犀角取其咸寒，救肾水，以济心火，托斑外出，而又败毒辟瘟也。病至发斑，不独在气分矣，故加二味凉血之品。

8. 清宫汤

〔组成〕 玄参、莲子心、淡竹叶、连翘、犀角（代）、麦冬。

〔功用〕 清心解毒，养阴生津。

〔主治〕 温病液伤，邪陷心包证。发热，神昏谵语。

〔方解〕 方中犀角（代）、玄参清心解毒养阴为君；连翘、淡竹叶以清心热为臣；莲子心、麦冬补养心肾之阴，共为佐使药。

9. 安宫牛黄丸

〔组成〕 牛黄、郁金、犀角（代）、黄连、朱砂、冰片、麝香、珍珠、栀子、雄黄、金箔、黄芩。

〔功用〕 清热解毒，镇惊开窍。

〔主治〕 用于热病，邪入心包，高热惊厥，神昏谵语。

〔方解〕 牛黄苦凉，清热解毒，清心开窍。犀角（代）咸寒，清心凉血解毒。麝香开窍醒神,此三药为君药,为清心开窍常用组合。黄连泻心火,栀子泻心与三焦之火,黄芩泻胆、肺之火,此大苦大寒三药为之臣药。冰片、郁金芳香辟秽,助麝香开窍醒神,佐以雄黄辟秽解毒;朱砂、珍珠镇心安神,合金箔坠痰而镇固。寒凉清热解毒,清泻心火之品与芳香开窍辟浊之品配伍,意在祛邪外出,使邪火随诸香一齐而散。

10. 紫雪丹

[组成] 滑石、石膏、寒水石、磁石、羚羊角(代)、木香、犀角(代)、沉香、丁香、升麻、玄参、炙甘草、朴硝、硝石、朱砂、麝香。

[功用] 清热开窍,息风止痉。

[主治] 温热病,热邪内陷心包。症见高热烦躁,神昏谵语,抽风痉厥,口渴唇焦,尿赤便闭及小儿热盛惊厥。

[方解] 犀角(代)清心凉血,羚羊角(代)息风止痉,麝香开窍醒神,三药共为君药,为清心开窍、凉肝息风常用组合;石膏、寒水石、滑石清热泻火,玄参、升麻清热解毒,均为臣药;佐以木香、沉香、丁香行气,增加开窍醒神之功效;朱砂、磁石重镇潜阳,朴硝、硝石泻热解毒;炙甘草调和药性。金石重镇,甘咸寒凉与芳香开窍之品配伍,清热泻火,开窍息风而不忘顾护阴液。

11. 至宝丹

[组成] 犀角(代)、朱砂、琥珀、玳瑁、牛黄、麝香、安息香。

[功用] 清热解毒,化浊开窍。

[主治] 主治痰热内闭心包证。神昏谵语,身热烦躁,痰盛气粗,舌绛苔黄垢腻,脉滑数。

[方解] 麝香芳香开窍醒神,牛黄豁痰开窍,犀角(代)清心凉血,三药共为君药。安息香辟秽化浊、玳瑁清热解毒、镇惊安神,为臣药。朱砂镇心安神,麝香走窜通达十二经,安息香芳香透窍,朱砂、琥珀质重入心,可镇心神。

12. 普济消毒饮去柴胡、升麻方

〔组成〕 黄芩、黄连、陈皮、甘草、玄参、柴胡、桔梗、连翘、板蓝根、马勃、牛蒡子、薄荷、僵蚕、升麻。

〔功用〕 清热解毒,疏风散邪。

〔主治〕 温毒咽痛喉肿,耳前耳后肿,颊肿,面正赤,或喉不痛,但外肿,甚则耳聋,俗名大头温、蛤蟆温者。

〔方解〕 方中重用酒连、酒芩清热泻火,祛上焦头面热毒为君。以牛蒡子、连翘、僵蚕辛凉疏散头面风热为臣。玄参、马勃、板蓝根有加强清热解毒之功;配甘草、桔梗以清利咽喉;陈皮理气疏壅,以散邪热郁结,共为佐药。薄荷疏散风热,并引诸药上达头面,功兼佐使之用。去普济消毒饮原方柴胡、升麻者,以温毒为升腾飞越太过之病,不当再用升也。

13. 水仙膏

〔组成〕 水仙花根,不拘多少,剥去老赤皮与根须,入石臼捣如膏,敷肿处,中留一孔出热气,干则易之,以肌肤上生黍米大小黄疮为度。

〔功用〕 清热解毒。

〔主治〕 温毒外肿,并主一切痈疮。

〔方解〕 水仙花得金水之精,隆冬开花,味苦微辛,性寒滑,苦能降火败毒,辛能散邪热之结,寒能胜热,滑能利痰。其妙用全在汁之胶黏,能拔毒外出,使毒邪不致深入脏腑伤人也。

14. 三黄二香散

〔组成〕 黄连、黄柏、生大黄、乳香、没药,上为极细末,初用细茶汁调敷,干则易之,继则用香油调敷。

〔功用〕 清热解毒,活络透邪。

〔主治〕 温毒敷水仙膏后,皮间有小黄疮如黍米者。

[方解] 三黄取其峻泻诸火,而不烂皮肤,二香透络中余热而定痛。

15. 清暑益气汤

[组成] 黄芪、黄柏、麦冬、青皮、白术、升麻、当归、炙甘草、神曲、人参、泽泻、五味子、陈皮、苍术、葛根、生姜、大枣。

[功用] 清暑益气,化湿生津。

[主治] 暑热气津两伤,发热恶寒,身重而疼痛,其脉弦细迟,小便已洒然毛耸,手足逆冷,小有劳身即热,口开前板齿燥。若发其汗,则恶寒甚,加温针,则发热甚,数下,则淋甚。

[方解] 黄芪甘温补气为君。人参、陈皮、当归、甘草,味甘微温,补中益气为臣。苍术、白术燥湿强脾;泽泻渗利而清热除湿;升麻、葛根,味甘苦性平,善解肌热,又以风胜湿也;炒神曲甘辛、青皮辛温,消食理气;黄柏苦辛寒,泻热补水;人参、五味子、麦冬,酸甘微寒,养阴生津;生姜、大枣调营卫。

16. 新加香薷饮

[组成] 香薷、金银花、鲜扁豆花、厚朴、连翘。

[功用] 祛暑解表,清热化湿。

[主治] 暑温夹湿,复感于寒。形似伤寒,右脉洪大,左手反小,面赤口渴,汗不能自出。

[方解] 香薷发汗解表,祛暑化湿;鲜扁豆花、金银花、连翘辛凉透达,涤暑清热;厚朴与香薷相合,化湿除满而解胸闷。清温和用,以清为主,银翘之凉,正合暑为阳邪,非凉不清;香薷、厚朴之温,正合湿为阴邪,非温不化。辛温以散在表之寒邪、化内蕴之湿滞,辛凉以清内郁之暑热。

17. 白虎加苍术汤

[组成] 知母、炙甘草、石膏、苍术、白粳米。

〔功用〕　清热祛湿。

　　〔主治〕　手太阴暑温,或已经发汗,或未发汗,而汗不止,身重者。

　　〔方解〕　知母气味苦寒,入足阳明;甘草气味甘平,入足太阴;石膏气味辛寒,入手太阴、足阳明;苍术气味苦辛温,入足太阴;白粳米气味甘平,入手足太阴。此治暑湿相搏而为湿温病者。以苦寒、辛寒之药清其暑;以辛温雄烈之药燥其湿,而以甘平之药缓其中。

18. 生脉散

　　〔组成〕　人参、麦冬、五味子。

　　〔功用〕　益气生津,敛阴止汗。

　　〔主治〕　手太阴暑温汗多脉散大,喘咳欲脱者。

　　〔方解〕　汗多而脉散大,其为阳气发泄太甚,内虚不司留恋可知。生脉散酸甘化阴,守阴所以留阳,阳留汗自止也。以人参为君,所以补肺中元气也;麦冬甘寒,养阴清热,润肺生津,为臣药;五味子酸温,敛肺止汗,生津止渴,为佐药。

19. 清络饮

　　〔组成〕　鲜荷叶边、鲜金银花、西瓜翠衣、鲜扁豆花、丝瓜皮、鲜竹叶心。

　　〔功用〕　祛暑清热。

　　〔主治〕　手太阴暑温,发汗后,暑证悉减,但头微胀,目不了了,余邪不解者。

　　〔方解〕　方中金银花芳香辛凉,功能轻宣解暑。扁豆花甘淡芳香,善于散邪祛暑,可辅金银花轻宣透泄暑热之邪。西瓜翠衣擅长清热解暑,止渴除烦,利小便。《本经逢原》说:“西瓜,能引心包之热,从小肠、膀胱下泄,能解太阳、阳明中暍及热病大渴。”丝瓜皮清暑通络,退热之效甚微,起佐治作用。荷叶化湿醒脾,清暑利湿。竹叶清暑利尿,引暑温下行。

20. 小半夏加茯苓汤再加厚朴、杏仁方

〔组成〕　半夏、茯苓、厚朴、生姜、杏仁。

〔功用〕　蠲饮和中,利肺泻湿。

〔主治〕　两太阴暑温,咳而且嗽,咳声重浊,痰多不甚渴,渴不多饮者。

〔方解〕　既咳且嗽,痰涎复多,咳声重浊,重浊者土音也,其兼足太阴湿土可知。不甚渴,渴不多饮,则其中之有水可知,此暑温而兼水饮者也。故以半夏、生姜、茯苓蠲饮和中;再加厚朴、杏仁,利肺泻湿,预夺其喘满之路;水用甘澜,取其走而不守也。

21. 三仁汤

〔组成〕　杏仁、滑石、通草、豆蔻、竹叶、厚朴、薏苡仁、半夏。

〔功用〕　宣畅气机,清利湿热。

〔主治〕　湿温初起及暑温夹湿之湿重于热证。头痛恶寒,身重疼痛,舌白不渴,脉弦细而濡,面色淡黄,胸闷不饥,午后身热,状若阴虚,病难速已,名曰湿温。

〔方解〕　方中杏仁宣利上焦肺气,气行则湿化;豆蔻芳香化湿,行气宽中,畅中焦之脾气;薏苡仁甘淡性寒,渗湿利水而健脾,使湿热从下焦而去。三仁合用,三焦分消,为君药。滑石、通草、竹叶甘寒淡渗,加强君药利湿清热之功,为臣药。半夏、厚朴行气化湿,散结除满,为佐药。

22. 银翘马勃散

〔组成〕　连翘、牛蒡子、金银花、射干、马勃。

〔功用〕　清肺利咽。

〔主治〕　湿温喉阻咽痛者。

〔方解〕　肺主气,湿温者,肺气不化,郁极而一阴一阳(谓心

与胆也)之火俱结也。盖金病不能平木,木反挟心火来刑肺金。喉即肺系,其闭在气分者即阻,闭在血分者即痛也,故以轻药开之。方中连翘、射干苦寒直折,解毒利咽;金银花、牛蒡子、马勃辛凉开气分之热阻。

23. 宣痹汤

〔组成〕 枇杷叶、郁金、射干、通草、淡豆豉。

〔功用〕 苦辛通阳,轻宣肺痹。

〔主治〕 太阴湿温,气分痹郁而哕者。

〔方解〕 上焦清阳膹郁,亦能致哕,治法故以轻宣肺痹为主。方中郁金、通草、淡豆豉辛凉轻宣肺经之郁热,枇杷叶、射干苦寒降气止哕。

24. 千金苇茎汤加滑石杏仁汤

〔组成〕 苇茎、薏苡仁、桃仁、冬瓜仁、滑石、杏仁。

〔功用〕 轻宣肺气,利窍逐饮。

〔主治〕 太阴湿温,喘促者。

〔方解〕 《金匮要略》谓喘在上焦,其息促。太阴湿蒸为痰,喘息不宁,故以苇茎汤轻宣肺气,加杏仁、滑石利窍而逐热饮。

25. 桂枝姜附汤

〔组成〕 桂枝、干姜、白术、熟附子。

〔功用〕 通经化气,温中燥湿。

〔主治〕 寒湿伤阳,形寒脉缓,舌淡,或白滑不渴,经络拘束者。

〔方解〕 形寒脉缓,舌白不渴,而经络拘束,全系寒证,故以姜附温中,白术燥湿,桂枝通行表阳也。

26. 白虎加桂枝汤 ....

　　[组成]　知母、生石膏、粳米、桂枝、甘草。

　　[功用]　辛寒清热,通络止痛。

　　[主治]　温疟骨节疼烦,时呕,其脉如平,但热不寒。

　　[方解]　治以白虎加桂枝汤者,以白虎保肺清金,峻泻阳明独胜之热,使不消烁肌肉,单以桂枝一味,领邪外出,作向导之官,得热因热用之妙。

27. 杏仁汤 ....

　　[组成]　杏仁、黄芩、连翘、滑石、桑叶、茯苓、豆蔻、梨皮。

　　[功用]　轻宣肺气,清热利湿。

　　[主治]　肺疟,舌白渴饮,咳嗽频仍,寒从背起,伏暑所致。

　　[方解]　肺疟,疟之至浅者。肺疟虽云易解,稍缓则深,最忌用治疟印板俗例之小柴胡汤。盖肺去少阳半表半里之界尚远,不得引邪深入也,故以杏仁汤轻宣肺气,无使邪聚则愈。方中杏仁、豆蔻温化湿气,黄芩、连翘、桑叶、梨皮清解肺热,滑石、茯苓清热利湿。

28. 加减银翘散 ....

　　[组成]　连翘、金银花、玄参、麦冬、犀角(代)、淡竹叶。

　　[功用]　滋阴凉血,透热转气。

　　[主治]　心疟,热多昏狂,谵语烦渴,舌赤中黄,脉弱而数。

　　[方解]　心疟者,心不受邪,受邪则死,疟邪始受在肺,逆传心包络。其受之浅者,以加减银翘散清肺与膈中之热,领邪出卫。方中玄参、麦冬、犀角(代)滋阴凉血,连翘清热解毒,金银花、淡竹叶清透邪热。

29. 桑杏汤

〔组成〕　桑叶、杏仁、沙参、浙贝母、豆豉、栀子、梨皮。

〔功用〕　轻宣温燥,润肺止咳。

〔主治〕　治秋感温燥,灼伤肺津,身不甚热,干咳无痰,咽干口渴,舌红,苔薄白而燥,右脉数大者。

〔方解〕　方中桑叶辛凉以解表,豆豉轻宣透表,同为君药;沙参滋阴清热,栀子清泄肺热,浙贝母化痰止咳,共为臣药;杏仁苦温,宣利肺气以止咳为佐,梨皮甘寒,润肺生津为使。

30. 沙参麦冬汤

〔组成〕　沙参、玉竹、生甘草、冬桑叶、麦冬、生扁豆、天花粉。

〔功用〕　清养肺胃,生津润燥。

〔主治〕　燥伤肺胃阴分,津液亏损,咽干口渴,干咳痰少而黏,或发热,脉细数,舌红少苔者。

〔方解〕　方中沙参、麦冬清养胃阴,玉竹、天花粉生津解渴,生扁豆、生甘草益气培中,甘缓和胃,冬桑叶轻宣燥热。

31. 翘荷汤

〔组成〕　薄荷、连翘、生甘草、栀子、桔梗、绿豆皮。

〔功用〕　清上宣肺。

〔主治〕　燥气化火,清窍不利者。

〔方解〕　方中薄荷、连翘、栀子清宣上焦之燥热;桔梗、甘草宣肺利咽;绿豆皮味甘性寒,与连翘、栀子合用,能清热解毒。

32. 清燥救肺汤

〔组成〕　桑叶、石膏、甘草、人参、胡麻仁、阿胶、麦冬、杏仁、枇杷叶。

〔功用〕　清燥润肺,养阴益气。

［主治］　温燥伤肺证。头痛身热，干咳无痰，气逆而喘，咽喉干燥，口渴鼻燥，胸膈满闷，舌干少苔，脉虚大而数。

［方解］　石膏、麦冬秉西方之色，多液而甘寒，培肺金主气之源，而气不可郁。土为金母，子病则母虚，用甘草调补中宫生气之源，而金有所持。金燥则水无以食气而相生，母令子虚矣，取阿胶、胡麻仁黑色通肾者，滋其阴以上通生水之源，而金始不孤。西方虚，则东方实矣，木实金平之，二叶秉东方之色，入通于肝，枇杷叶外应毫毛，固肝家之肺药，而经霜之桑叶，非肺家之肝药乎？损其肺者，益其气，人参之甘以补气。气有余便是火，故佐杏仁之苦以降气，气降火亦降，而治节有权，气行则不郁，诸痿喘呕自除矣。

33. 杏苏散

［组成］　紫苏叶、半夏、茯苓、前胡、桔梗、枳壳、生姜、大枣、陈皮、杏仁、甘草。

［功用］　轻宣凉燥，理肺化痰。

［主治］　燥伤本脏，头微痛，恶寒，咳嗽稀痰，鼻塞，嗌塞，脉弦，无汗者。

［方解］　此苦温甘辛法也。外感燥凉，故以紫苏叶、前胡辛温之轻者达表；甘草、陈皮从上开，枳、杏、前、苓从下降，则嗌塞鼻塞宣通而咳可止。陈皮、半夏、茯苓，逐饮而补肺胃之阳。以白芷易原方之白术者，白术中焦脾药也，白芷肺胃本经之药也，且能温肌肉而达皮毛。姜、枣为调和营卫之用。

34. 桂枝柴胡各半汤加吴萸楝子茴香木香汤

［组成］　桂枝、吴茱萸、黄芩、柴胡、人参、木香、生姜、白芍、大枣、川楝子、小茴香、半夏、炙甘草。

［功用］　解肌散表，疏肝通络。

［主治］　燥金司令，头痛，身寒热，胸胁痛，甚则疝瘕痛者。

［方解］　此金胜克木也。本病与金病并见，表里齐病，故以

柴胡达少阳之气,即所达肝木之气,合桂枝而外出太阳,加芳香定痛、苦温通降也。

35. 化癥回生丹

[组成] 人参、肉桂、两头尖、麝香、温郁金、丁香、花椒、虻虫、京三棱、蒲黄、番红花、苏木、桃仁、紫苏子、五灵脂、降真香、干漆、当归、没药、白芍、杏仁、香附、吴茱萸、延胡索、水蛭、阿魏、小茴香、川芎、乳香、高良姜、艾炭、益母膏、熟地黄、鳖甲、大黄。

[功用] 活血行气,散结破癥。

[主治] 燥气延入下焦,搏于血分,而成癥者。癥结不散不痛,癥发痛甚。

[方解] 化癥回生丹法,系燥淫于内,治以苦温,佐以甘辛,以苦下之也。方从《金匮要略》鳖甲煎丸与回生丹脱化而出。此方以人参、肉桂、花椒、姜通补阳气,白芍、熟地黄守补阴液,益母膏通补阴气而清水气,鳖甲胶通补肝气而消癥瘕,余俱芳香入络而化浊。且以食血之虫,飞者走络中气分,走者走络中血分,可谓无微不入,无坚不破;又以醋熬大黄三次,约入病所,不伤他脏,久病坚结不散者,非此不可。

36. 复亨丹

[组成] 硫黄、鹿茸、枸杞子、人参、茯苓、肉苁蓉、肉桂、当归、小茴香、花椒、萆薢、龟甲。

[功用] 护阴补阳,温通下焦。

[主治] 燥气久伏下焦,不与血搏,老年八脉空虚者。

[方解] 其方以温养、温燥兼用。盖温燥之方,可暂不可久,况久病虽曰阳虚,阴亦不能独足,至老年八脉空虚,更当预护其阴。故以硫黄补下焦真阳,而不伤阴之品为君,佐以鹿茸、枸杞子、人参、茯苓、肉苁蓉补正,而但以归、茴、椒、桂、丁香、萆薢、龟甲通冲任与肝肾之邪也。

37. 霹雳散

［组成］　桂枝、公丁香、草果、花椒、小茴香、薤白、高良姜、吴茱萸、五灵脂、降香、乌药、干姜、石菖蒲、防己、槟榔、荜澄茄、附子、细辛、青木香、薏苡仁、雄黄。

［功用］　回阳救逆，辛芳驱秽。

［主治］　中燥吐泻腹痛，甚则四肢厥逆，转筋，腿痛，肢麻，起卧不安，烦躁不宁，甚则六脉全无，阴毒发斑，疝瘕等症，并一切凝寒痼冷积聚。

［方解］　此证乃燥金寒湿之气直犯筋经，由大络、别络，内伤三阴脏真，所以转筋，入腹即死也。故立方会萃温三阴经刚燥苦热之品，急温脏真，保住阳气。又重用芳香，急驱秽浊。一面由脏真而别络、大络，外出筋经、经络以达皮毛；一面由脏络、腑络以通六腑，外达九窍。俾秽浊阴邪，一齐立解。

38. 减味竹叶石膏汤

［组成］　淡竹叶、石膏、麦冬、甘草。

［功用］　清热生津。

［主治］　阳明温病，脉浮而促者。

［方解］　方中淡竹叶、石膏清热除烦为君；麦冬益气养阴为臣；甘草调和药性为佐使。

39. 承气合小陷胸汤

［组成］　生大黄、厚朴、枳实、半夏、瓜蒌、黄连。

［功用］　清热通腑，理气豁痰。

［主治］　温病三焦俱急，大热大渴，舌燥，脉不浮而躁甚，舌色金黄，痰涎壅甚，不可单行承气者。

［方解］　三焦俱急，谓上焦未清，已入中焦阳明，大热大渴，脉躁苔焦，阳土燥烈，煎熬肾水，不下则阴液立见消亡，下则引上

焦余邪陷入,恐成结胸之证,故以小陷胸合承气汤,涤三焦之邪,一齐俱出,此因病急,故方亦急也,然非审定是证,不可用是方也。

40. 增液汤

[组成] 玄参、麦冬、生地黄。

[功用] 滋阴养液。

[主治] 阳明温病,无上焦证,数日不大便,当下之,若其人阴素虚,不可行承气者。

[方解] 方中独取玄参为君者,玄参味苦咸微寒,壮水制火,通二便,启肾水上潮于天,其能治液干,固不待言,《神农本草经》称其主治腹中寒热积聚,其并能解热结可知。麦冬主治心腹结气,伤中伤饱,胃络脉绝,羸瘦短气,亦系能补能润能通之品,故以为之佐。生地黄亦主寒热积聚,逐血痹,用细者,取其补而不腻,兼能走络也。三者合用,作增水行舟之计,故汤名增液,但非重用不为功。

41. 益胃汤

[组成] 沙参、麦冬、冰糖、生地黄、玉竹。

[功用] 滋养胃阴。

[主治] 阳明温病,下后汗出者。

[方解] 下后阴液受伤,此阴指胃阴而言,盖十二经皆禀气于胃,胃阴复而气降得食,则十二经之阴皆可复矣。欲复其阴,非甘凉不可,汤名益胃者,胃体阳而用阴,取益胃用之义也。下后急议复阴者,恐将来液亏燥起,而成干咳身热之怯证也。

42. 银翘汤

[组成] 金银花、连翘、淡竹叶、生甘草、麦冬、生地黄。

[功用] 滋阴增液,轻宣表热。

[主治] 下后无汗脉浮者。

[方解]　此下后邪气还表之证也。温病之邪,上行极而下,下行极而上,下后里气得通,欲作汗而未能,以脉浮验之,知不在里而在表,逐邪者随其性而宣泄之,就其近而引导之,故主以麦冬、生地黄增液为作汗之具,仍以金银花、连翘、淡竹叶、生甘草解毒而轻宣表气,盖亦辛凉合甘寒轻剂法也。

43. 清燥汤

[组成]　麦冬、知母、人中黄、生地黄、玄参。

[功用]　滋阴降火。

[主治]　下后无汗,脉不浮而数者。

[方解]　无汗而脉数,邪之未解可知,但不浮,无领邪外出之路,既下之后,又无连下之理,故以清燥法增水敌火,使不致为灾。麦冬、生地黄、玄参增水,知母、人中黄降火。

44. 护胃承气汤

[组成]　生大黄、玄参、生地黄、牡丹皮、知母、麦冬。

[功用]　滋阴润燥,清热通腑。

[主治]　下后数日,热不退,或退不尽,口燥咽干,舌苔干黑,或金黄色,脉沉而有力者。

[方解]　温病燥热,解燥者先滋其干,不可纯用苦寒也,故以增液汤滋阴润燥,加生大黄、牡丹皮、知母清热之中佐以通腑。

45. 新加黄龙汤

[组成]　生地黄、生甘草、人参、大黄、芒硝、玄参、麦冬、当归、海参、姜汁。

[功用]　益气养阴,缓下热结。

[主治]　阳明温病,下之不通,应下失下,正虚不能运药。

[方解]　大便不下者,阴阳俱惫,尤重阴液消亡,不得再用枳、朴伤气而耗液,故改用调胃承气。取甘草之缓急,合人参补

正,微点姜汁宣通胃气,代枳、朴之用,合人参最宜胃气。加麦、地、玄参,保津液之难保,而又去血结之积聚。姜汁为宣气分之用,当归为宣血中气分之用,再加海参者,海参咸能化坚,甘能补正,按海参之液,数倍于其身,其能补液可知,且蠕动之物,能走络中血分,病久者必入络,故以之为使也。

46. 宣白承气汤 ......

〔组成〕 石膏、大黄、杏仁、瓜蒌皮。

〔功用〕 清肺定喘,泻热通便。

〔主治〕 阳明温病,下之不通,喘促不宁,痰涎壅滞,右寸实大,肺气不降者。

〔方解〕 方中石膏清泄肺热为君;大黄泻热通便为臣;杏仁宣肺止咳为佐;瓜蒌皮润肺化痰引诸药入肺为使。

47. 导赤承气汤 ......

〔组成〕 赤芍、生地黄、大黄、黄连、黄柏、芒硝。

〔功用〕 清热凉血,通便泻火。

〔主治〕 阳明温病,下之不通,左尺牢坚,小便赤痛,时烦渴甚者。

〔方解〕 方中生地黄滋阴清热为君;赤芍、大黄清热凉血为臣;黄连、黄柏清热泻火为佐;芒硝通便泻火,咸寒引诸药下行为使。

48. 增液承气汤 ......

〔组成〕 即于增液汤内加大黄、芒硝。

〔功用〕 滋阴增液,泻热通便。

〔主治〕 阳明温病,燥屎不行,下之不通,脘腹胀满,口干唇燥,舌红苔黄,脉细数。

〔方解〕 方中玄参、麦冬、生地黄滋养阴液,润肠通便,大黄、芒硝以泻热软坚,攻下腑实。

49. 黄连黄芩汤

[组成] 黄连、黄芩、郁金、淡豆豉。

[功用] 清热燥湿,宣肺化浊。

[主治] 阳明温病,干呕口苦而渴,尚未可下者。

[方解] 温热,燥病也,其呕由于邪热夹秽,扰乱中宫而然,故以黄连、黄芩彻其热,以郁金、淡豆豉宣化其秽。

50. 冬地三黄汤

[组成] 麦冬、黄连、苇根汁、玄参、黄柏、金银花、生地黄、黄芩、生甘草。

[功用] 养阴生津,清热泻火。

[主治] 阳明温病,无汗,实证未剧不可下,小便不利者。

[方解] 温热之小便不通,无膀胱不开证,皆上游(指小肠而言)热结与肺气不化而然也。小肠火腑,故以三黄苦药通之;热结则液干,故以甘寒润之;金受火刑,化气维艰,故倍用麦冬以化之。

51. 小陷胸加枳实汤

[组成] 黄连、瓜蒌、枳实、半夏。

[功用] 清热化痰,开痞散结。

[主治] 阳明暑温,水结在胸。脉洪滑,面赤身热头晕,不恶寒,但恶热,舌上黄滑苔,渴欲凉饮,饮不解渴,得水则呕,按之胸下痛,小便短,大便闭者。

[方解] 方中瓜蒌清热化痰,理气宽胸,通胸膈之痹;取黄连之苦寒,清热降火,开心下之痞;半夏之辛燥,降逆化痰,散心下之结;枳实行气消痞,此方之特点为辛开苦降。

52. 半夏泻心汤去干姜甘草加枳实杏仁方

〔组成〕 半夏、黄连、黄芩、枳实、杏仁。

〔功用〕 清热燥湿,苦辛通降。

〔主治〕 阳明暑温,脉滑数,不食不饥不便,浊痰凝聚,心下痞者。

〔方解〕 不饥不便,而有浊痰,心下痞满,湿热互结而阻中焦气分。故以半夏、枳实开气分之湿结;黄连、黄芩开气分之热结;杏仁开肺与大肠之气痹;暑中热甚,故去干姜;非伤寒误下之虚痞,故去人参、甘草、大枣,且畏其助湿作满也。

53. 三石汤

〔组成〕 滑石、生石膏、寒水石、杏仁、竹茹、金银花、金汁、通草。

〔功用〕 清热利湿,宣通三焦。

〔主治〕 暑温蔓延三焦,舌滑微黄,邪在气分者。

〔方解〕 此微苦辛寒兼芳香法也。盖肺病治法,微苦则降,过苦反过病所,辛凉所以清热,芳香所以败毒而化浊也。按三石,紫雪丹中之君药,取其得庚金之气,清热退暑利窍,兼走肺胃者也;杏仁、通草为宣气分之用,且通草直达膀胱,杏仁直达大肠;竹茹以竹之脉络,而通人之脉络;金汁、金银花败暑中之热毒。

54. 加味清宫汤

〔组成〕 即于前清宫汤内加知母、金银花、竹沥。

〔功用〕 清心解毒,养阴生津。

〔主治〕 温病邪陷心包,发热、神昏谵语者。

〔方解〕 苦辛寒法也。清宫汤前已论之矣,加此三味者;知母泻阳明独胜之热,而保肺清金;金银花败毒而清络;竹沥除胸中大热,止烦闷消渴。合清宫汤为暑延三焦血分之治也。

55. 杏仁滑石汤 ···

[组成]　杏仁、滑石、黄芩、橘红、黄连、郁金、通草、厚朴、半夏。

[功用]　苦辛通降，清利三焦。

[主治]　暑温伏暑，三焦均受，舌灰白，胸痞闷，潮热呕恶，烦渴自利，汗出溺短者。

[方解]　热处湿中，湿蕴生热，湿热交混，非偏寒偏热可治，故以杏仁、滑石、通草先宣肺气，由肺而达膀胱以利湿，厚朴苦温而泻湿满，芩、连清里而止湿热之利，郁金芳香走窍而开闭结，橘、半强胃而宣湿化痰以止呕恶，俾三焦混处之邪，各得分解矣。

56. 半苓汤 ···

[组成]　半夏、茯苓、黄连、厚朴、通草。

[功用]　苦辛淡渗，运脾除湿。

[主治]　足太阴寒湿，痞结胸满，不饥不食者。

[方解]　痞结胸满，乃湿郁脾阳，足太阴之气，不为鼓动运行。脏病而累及腑，痞结于中，故亦不能食也。故以半夏、茯苓培阳土以吸阴土之湿，厚朴苦温以泻湿满，黄连苦以渗湿，重用通草以利水道，使邪有出路也。

57. 四苓加厚朴秦皮汤 ···

[组成]　苍术、厚朴、茯苓、猪苓、秦皮、泽泻。

[功用]　辛淡渗湿，清肝导滞。

[主治]　足太阴寒湿，腹胀，小便不利，大便溏而不爽，若欲滞下者。

[方解]　太阴之气不运，以致膀胱之气不化，故小便不利。四苓辛淡渗湿，使膀胱开而出邪，以厚朴泻胀，以秦皮洗肝也。

58. 四苓加木瓜草果厚朴汤

[组成]　白术、猪苓、泽泻、赤苓、木瓜、厚朴、草果、半夏。

[功用]　辛淡渗湿，温中行滞。

[主治]　足太阴寒湿，四肢乍冷，自利，目黄，舌白滑，甚则灰，神倦不语，邪阻脾窍，舌謇语重者。

[方解]　脾主四肢，脾阳郁故四肢乍冷。湿渍脾而脾气下溜，故自利。目白睛属肺，足太阴寒则手太阴不能独治，两太阴同气也，且脾主地气，肺主天气，地气上蒸，天气不化，故目睛黄也。白滑与灰，寒湿苔也。湿困中焦，则中气虚寒，中气虚寒，则阳光不治。主正阳者心也，心藏神，故神昏。心主言，心阳虚故不语。脾窍在舌，湿邪阻窍，则舌謇而语声迟重。湿以下行为顺，故以四苓散驱湿下行，加木瓜以平木，治其所不胜也。厚朴以温中行滞，草果温太阴独胜之寒，芳香而达窍，补火以生土，驱浊以生清也。

59. 草果茵陈汤

[组成]　草果、茵陈、茯苓、厚朴、陈皮、猪苓、大腹皮、泽泻。

[功用]　温通导滞，行气利湿。

[主治]　足太阴寒湿，舌灰滑，中焦滞痞者。

[方解]　湿滞痞结，非温通而兼开窍不可，故以草果为君。茵陈因陈生新，生发阳气之机最速，故以之为佐。陈皮、大腹皮、厚朴共成泻痞之功。猪苓、泽泻以导湿外出也。

60. 茵陈四逆汤

[组成]　附子、干姜、炙甘草、茵陈。

[功用]　温里助阳，利湿退黄。

[主治]　足太阴寒湿，舌灰滑，面目俱黄，四肢常厥者。

[方解]　若再加面黄肢逆，则非前汤所能济，故以四逆回厥，茵陈宣湿退黄也。

61. 椒附白通汤

〔组成〕 附子、花椒、干姜、葱白、猪胆汁。

〔功用〕 温中燥湿，通阳化浊。

〔主治〕 足太阴寒湿，舌白滑，甚则灰，脉迟，不食，不寐，大便窒塞，浊阴凝聚，阳伤腹痛，痛甚则肢逆者。

〔方解〕 此苦辛热法复方也。苦与辛合，能降能通，非热不足以胜重寒而回阳。附子益太阳之标阳，补命门之真火，助少阳之火热。盖人之命火与太阳之阳、少阳之阳旺，行水自速。三焦通利，湿不得停，焉能聚而为痛。故用附子以为君，火旺则土强。干姜温中逐湿痹太阴经之本药，花椒燥湿除胀消食，治心腹冷痛，故以二物为臣。葱白由内而达外，中空通阳最速，亦主腹痛，故以为之使。浊阴凝聚不散，有格阳之势，故反佐以猪胆汁。

62. 附子理中汤去甘草加厚朴广皮汤

〔组成〕 苍术、人参、炮干姜、厚朴、陈皮、炮附子。

〔功用〕 温中健脾，行气燥湿。

〔主治〕 阳明寒湿，舌白腐，肛坠痛，便不爽，不喜食。

〔方解〕 九窍不和，皆属胃病。胃受寒湿所伤，故肛门坠痛而便不爽；阳明失阖，故不喜食。理中之人参补阳明之正，苍术补太阴而渗湿，姜、附运坤阳以劫寒，盖脾阳转而后湿行，湿行而后胃阳复。去甘草，畏其满中也。加厚朴、陈皮取其行气。合而言之，辛甘为阳，辛苦能通之义也。

63. 苓姜术桂汤

〔组成〕 茯苓、生姜、炒白术、桂枝。

〔功用〕 健运脾胃，宣通阳气。

〔主治〕 寒湿伤脾胃两阳，寒热，不饥，吞酸，形寒，或脘中痞闷，或酒客湿聚者。

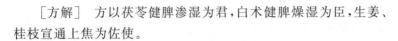

［方解］　方以茯苓健脾渗湿为君,白术健脾燥湿为臣,生姜、桂枝宣通上焦为佐使。

64. 五苓散加防己桂枝薏苡仁

［组成］　即于前五苓散内加防己、桂枝、薏苡仁。

［功用］　健脾渗湿,温通筋脉。

［主治］　霍乱兼转筋者。

［方解］　肝藏血,主筋,筋为寒湿搏急而转,故于五苓和霍乱之中,加桂枝温筋,防己急驱下焦血分之寒湿,薏苡仁主湿痹脚气,扶土抑木,治筋急拘挛。

65. 救中汤

［组成］　花椒、干姜、厚朴、槟榔、陈皮。

［功用］　温中逐秽。

［主治］　卒中寒湿,内挟秽浊,眩冒欲绝,腹中绞痛,脉沉紧而迟,甚则伏,欲吐不得吐,欲利不得利,甚则转筋,四肢欲厥者。

［方解］　以大建中之花椒急驱阴浊下行,干姜温中;去人参、胶、饴者,畏其满而守也;加厚朴以泻湿中浊气,槟榔以散结气,直达下焦,陈皮通行十二经之气。

66. 人参泻心汤

［组成］　人参、干姜、黄连、黄芩、枳实、白芍。

［功用］　调和阴阳,辛通苦降。

［主治］　湿热上焦未清,里虚内陷,神识如蒙,舌滑脉缓者。

［方解］　湿之中人也,首如裹,目如蒙,热能令人昏,故神识如蒙,此与热邪直入包络谵语神昏有区别。里虚,故用人参护里阳,白芍以护真阴;湿陷于里,故用干姜、枳实之辛通;湿中兼热,故用黄芩、黄连之苦降。此邪已内陷,其势不能还表,法用通降,从里治也。

67. 三香汤

[组成] 瓜蒌皮、桔梗、栀子、枳壳、郁金、淡豆豉、降香。

[功用] 辛香醒脾，清热化湿。

[主治] 湿热受自口鼻，由募原直走中道，不饥不食，机窍不灵者。

[方解] 按此证由上焦而来，其机尚浅，故用瓜蒌皮、桔梗、枳壳微苦微辛开上，栀子轻浮微苦清热，淡豆豉、郁金、降香化中上之秽浊而开郁。以下焦为邪之出路者，用重；此证以上焦为邪之出路，故用轻。

68. 茯苓皮汤

[组成] 茯苓、薏苡仁、猪苓、大腹皮、通草、淡竹叶。

[功用] 清热利湿，分消三焦。

[主治] 吸受秽湿，三焦分布，热蒸头胀，身痛呕逆，小便不通，舌白，渴不多饮者。

[方解] 方中通草、淡竹叶轻宣上焦湿热，茯苓、薏苡仁渗利中焦湿热，猪苓、大腹皮通利下焦湿热。

69. 新制橘皮竹茹汤

[组成] 陈皮、竹茹、柿蒂、生姜。

[功用] 清化痰热，和胃降逆。

[主治] 湿热阻滞于胃而引起的呃逆，其呃声沉闷而有力，常伴有午后身微发热，汗出不畅。口苦干而不欲饮，胃脘痞满，纳呆食少，小便少，大便涩滞不爽而略溏，苔黄腻，脉濡数。

[方解]《金匮要略》橘皮竹茹汤，乃胃虚受邪之治，今治湿热壅遏胃气致哕，不宜用参甘峻补，故改用柿蒂。柿蒂乃柿之归束处，凡花皆散，凡子皆降，凡降先收，从生而散而收而降，皆一蒂为之也，治逆呃之能事毕矣。陈皮、竹茹化痰，生姜和胃。

70. 一加减正气散 ....

　　[组成]　藿香梗、厚朴、杏仁、茯苓、陈皮、神曲、麦芽、茵陈、大腹皮。

　　[功用]　行气消滞,清热利湿。

　　[主治]　三焦湿郁,升降失司,脘连腹胀,大便不爽者。

　　[方解]　正气散本苦辛温兼甘法,今加减之,乃苦辛微寒法也。去原方之紫苏子、白芷,无须发表也。去甘、桔,此证以中焦为扼要,不必提上焦也。只以藿香化浊,厚朴、陈皮、茯苓、大腹皮泻湿满,加杏仁利肺与大肠之气,神曲、麦芽升降脾胃之气,茵陈宣湿郁而动生发之气,藿香用梗,取其走中不走外也。茯苓单用皮,以诸皮皆凉,泻湿热独胜也。

71. 二加减正气散 ....

　　[组成]　藿香梗、陈皮、厚朴、茯苓、木防己、大豆黄卷、通草、薏苡仁。

　　[功用]　行气消滞,清热利湿。

　　[主治]　湿郁三焦,脘闷,便溏,身痛,舌白,脉象模糊者。

　　[方解]　此证脘闷便溏,中焦证也,身痛舌白,脉象模糊,则经络证矣,故加防己急走经络中湿郁;以便溏不比大便不爽,故加通草、薏苡仁利小便所以实大便也;大豆黄卷从湿热蒸变而成,能化蕴酿之湿热,而蒸变脾胃之气也。

72. 三加减正气散 ....

　　[组成]　藿香、茯苓、厚朴、陈皮、杏仁、滑石。

　　[功用]　行气消滞,清热利湿。

　　[主治]　秽湿着里,舌黄脘闷,气机不宣,久则酿热者。

　　[方解]　此证以舌黄之故,预知其内已伏热。久必化热,而身亦热矣,故加杏仁利肺气,气化则湿热俱化,滑石辛淡而凉,清

湿中之热,合藿香所以宣气机之不宣也。

73. 四加减正气散

[组成] 藿香梗、厚朴、茯苓、陈皮、草果、炒山楂、麦芽。

[功用] 化湿和中,行气消滞。

[主治] 秽湿着里,邪阻气分,脘闷,舌苔白滑,脉缓。

[方解] 《温病条辨》指出:"正气散本苦辛温兼甘法,今加减之,乃苦辛微寒法也""藿香单用梗,取其走中不走外也。茯苓单用皮,以诸皮皆凉,泻湿热独胜也"。方中以藿香化浊,厚朴、陈皮、茯苓、草果温中泻湿满,山楂、麦芽升降脾胃之气。

74. 五加减正气散

[组成] 藿香梗、陈皮、茯苓、厚朴、大腹皮、谷芽、苍术。

[功用] 化湿和中,运脾升胃气。

[主治] 秽湿着里,脘闷便泄者。

[方解] 秽湿而致脘闷,故用正气散之香开;便泄而知脾胃俱伤,故加大腹运脾气、谷芽升胃气也。

75. 黄芩滑石汤

[组成] 黄芩、滑石、茯苓、大腹皮、豆蔻、通草、猪苓。

[功用] 清热利湿,行气化浊。

[主治] 脉缓身痛,舌淡黄而滑,渴不多饮,或竟不渴,汗出热解,继而复热,内不能运水谷之湿,外复感时令之湿,发表攻里,两不可施,徒清热则湿不退,徒祛湿则热愈炽者。

[方解] 脉缓身痛,有似中风,但不浮,舌滑不渴饮,乃湿热相蒸之汗。湿热两伤,不可偏治,故以黄芩、滑石、茯苓清湿中之热,豆蔻、猪苓宣湿邪之正,再加大腹皮、通草,共成宣气利小便之功,气化则湿化,小便利则火腑通而热自清矣。

76. 小半夏加茯苓汤

〔组成〕 半夏、茯苓、生姜。

〔功用〕 散寒燥湿,降逆化饮。

〔主治〕 阳明湿温,呕而不渴者。

〔方解〕 呕而不渴者,饮多热少也,故主以小半夏加茯苓,逐其饮而呕自止。半夏、生姜行水气而散逆气,能止呕吐;茯苓宁心气而泄肾邪,能利小便;火因水而下行。

77. 宣痹汤

〔组成〕 防己、杏仁、滑石、连翘、栀子、薏苡仁、半夏、蚕沙、赤小豆。

〔功用〕 清化湿热,宣痹通络。

〔主治〕 湿聚热蒸,蕴于经络,寒战热炽,骨节烦痛,舌色灰滞,面目萎黄,病名湿痹者。

〔方解〕 方以防己急走经络之湿,杏仁开肺气之先,连翘清气分之湿热,赤小豆清血分之湿热,滑石利窍而清热中之湿,栀子肃肺而泻湿中之热,薏苡仁淡渗而主挛痹,半夏辛平而主寒热,蚕沙化浊道中清气。

78. 薏苡竹叶散

〔组成〕 薏苡仁、淡竹叶、滑石、豆蔻、连翘、茯苓、通草。

〔功用〕 辛凉解表,淡渗利湿。

〔主治〕 湿郁经脉,身热身痛,汗多自利,胸腹白疹者。

〔方解〕 学者于有汗不解之证,当识其非风则湿,或为风湿相搏也。自利者小便必短,白疹者,风湿郁于孙络毛窍。此湿停热郁之证,故主以辛凉解肌表之热,辛淡渗在里之湿,俾表邪从气化而散,里邪从小便而驱,双解表里之妙法也。

79. 杏仁薏苡汤

〔组成〕　杏仁、薏苡仁、桂枝、生姜、厚朴、半夏、防己、蒺藜。

〔功用〕　通宣理气,解表化湿。

〔主治〕　风暑寒湿,杂感混淆,气不主宣,咳嗽头胀,不饥舌白,肢体若废。

〔方解〕　杂感混淆,病非一端,乃以气不主宣四字为扼要。故以宣气之药杏仁、薏苡仁为君。既兼雨湿中寒邪,自当变辛凉为辛温。桂枝、生姜、蒺藜散表湿为臣,厚朴、半夏泻中焦湿满为佐,防己驱下焦寒湿为使。

80. 加减木防己汤

〔组成〕　防己、桂枝、石膏、杏仁、滑石、通草、薏苡仁。

〔功用〕　清热利湿,通经止痛。

〔主治〕　暑湿痹者。

〔方解〕　方用石膏辛凉透阳明经暑热于上焦为君,滑石、通草、薏苡仁清热利湿于中下二焦为臣,防己、杏仁宣降肺气为佐,桂枝辛温通络开痹,引诸药入病所为使。

81. 连翘赤豆饮

〔组成〕　连翘、栀子、通草、赤小豆、花粉、淡豆豉。

〔功用〕　清热利湿。

〔主治〕　素积劳倦,再感湿温,误用发表,身面俱黄,不饥溺赤。

〔方解〕　方中连翘性凉味苦,清热解毒,消肿散结,可治上焦诸热为君;赤小豆、通草利湿消肿、清热退黄为臣;栀子、天花粉、淡豆豉清利湿热、宣郁除烦为佐。

82. 苍术白虎汤加草豆蔻方

[组成]　即前白虎汤内加苍术、草豆蔻。

[功用]　辛凉清热,温中散湿。

[主治]　疮家湿疟,忌用发散者。

[方解]　《金匮要略》谓疮家忌汗,发汗则病痉。血脉必虚而热,然后成疮;汗为心液,由血脉而达毛窍,再发汗以伤其心液,不痉何待!故以白虎辛凉重剂,清阳明之热湿,由肺卫而出;加苍术、草豆蔻温散脾中重滞之寒湿,亦由肺卫而出。阳明阳土,清以石膏、知母之辛凉;太阴阴土,温以苍术、草豆蔻之苦温。

83. 草豆蔻知母汤

[组成]　草豆蔻、知母、半夏、厚朴、黄芩、乌梅、天花粉、姜汁。

[功用]　温中燥湿,清热和肝。

[主治]　背寒,胸中痞结,疟来日晏,邪渐入阴者。

[方解]　此素积烦劳,未病先虚,故伏邪不肯解散,正阳馁弱,邪热固结。是以草豆蔻温太阴独胜之寒,知母泻阳明独胜之热,厚朴佐草豆蔻泻中焦之湿蕴,合姜、半夏而开痞结,天花粉佐知母而生津退热;脾胃兼病,最畏木克,乌梅、黄芩清热而和肝。

84. 加减人参泻心汤

[组成]　人参、黄连、枳实、干姜、生姜、牡蛎。

[功用]　辛开苦降,护液和阳。

[主治]　疟伤胃阳,气逆不降,热劫胃液,不饥不饱,不食不便,渴不欲饮,味变酸浊者。

[方解]　大辛大温与大苦大寒合方,乃厥阴经之定例。以肝宜温,胆宜凉,仲景乌梅圆、泻心汤立万世法程矣。此证疟邪扰胃,致令胃气上逆,而亦用此辛温寒苦合法者何?盖胃之为腑,体

阳而用阴,本系下降,其呕吐哕痞,所以使胃气上升者,非胃气也,肝与胆也。故古人以呕为肝病,今人则以为胃病。

85. 麦冬麻仁汤

〔组成〕　麦冬、火麻仁、白芍、何首乌、乌梅、知母。

〔功用〕　滋养胃阴,兼清虚热。

〔主治〕　疟伤胃阴,不饥、不饱、不便,潮热,得食则烦热愈加,津液不复者。

〔方解〕　此方以白芍、乌梅之酸合麦冬之甘以酸甘化阴,而滋养胃液;火麻仁、何首乌润肠通便;知母清退虚热。

86. 黄连白芍汤

〔组成〕　黄连、黄芩、半夏、枳实、白芍、姜汁。

〔功用〕　辛开苦降,两和肝胃。

〔主治〕　太阴脾疟,寒起四末,不渴多呕,热聚心胸者。

〔方解〕　脾主四肢,寒起四末而不渴,故知其为脾疟也。热聚心胸而多呕,中土病而肝木来乘,故方以两和肝胃为主。此偏于热甚,故清热之品重,而以白芍收脾阴也。

87. 露姜饮

〔组成〕　人参、生姜。

〔功用〕　甘温补正。

〔主治〕　太阴脾疟,脉濡寒热,疟来日迟,腹微满,四肢不暖。

〔方解〕　人参、生姜甘温补正,其退邪之妙,全在用露,清肃能清邪热,甘润不伤正阴,又得气化之妙谛。

88. 加味露姜饮

〔组成〕　人参、半夏、草豆蔻、生姜、陈皮、青皮。

〔功用〕　化痰截疟,健脾燥湿。

[主治] 太阴脾疟,脉弦而缓,寒战,甚则呕吐噫气,腹鸣溏泄。

[方解] 方中半夏、陈皮燥湿化痰为君;生姜、草豆蔻散寒燥湿截疟为臣;人参健脾益气为佐;青皮破滞以引诸药直达病所为使。

89. 补中益气汤

[组成] 黄芪、人参、甘草、白术、陈皮、当归、升麻、柴胡、生姜、大枣。

[功用] 补中益气,升阳举陷。

[主治] 中焦疟,寒热久不止,气虚留邪。

[方解] 方中黄芪补肺固表为君;脾者肺之本,人参、甘草补脾益气、和中泻火为臣;白术燥湿强脾,当归和血养阴为佐;升麻以升阳明清气,柴胡以升少阳清气,阳升则万物生,清升则浊阴降,加陈皮者,以通利其气;生姜辛温,大枣甘温,用以和营卫,开腠理,致津液,诸虚不足,先建其中。

90. 青蒿鳖甲汤

[组成] 青蒿、知母、桑叶、鳖甲、牡丹皮、天花粉。

[功用] 养阴透热。

[主治] 脉左弦,暮热早凉,汗解渴饮,少阳疟偏于热重者。

[方解] 青蒿鳖甲汤,用小柴胡法而小变之,却不用小柴胡之药者,小柴胡原为伤寒立方,疟缘于暑湿,其受邪之源,本自不同,故必变通其药味,以同在少阳一经,故不能离其法。青蒿鳖甲汤以青蒿领邪,青蒿较柴胡力软,但芳香逐秽开络之功则较柴胡有独胜。寒邪伤阳,柴胡汤中之人参、甘草、生姜,皆护阳者也;暑热伤阴,故改用鳖甲护阴,鳖甲乃蠕动之物,且能入阴络搜邪。柴胡汤以胁痛、干呕为饮邪所致,故以姜、半通阳降阴而清饮邪;青蒿鳖甲汤以邪热伤阴,则用知母、天花粉以清热邪而止渴,牡丹皮

清少阳血分,桑叶清少阳络中气分。

91. 小柴胡加干姜陈皮汤 ....

[组成] 柴胡、黄芩、半夏、人参、甘草、生姜、大枣、干姜、陈皮。

[功用] 和解少阳,温中截疟。

[主治] 少阳疟如伤寒证脉弦迟者。

[方解] 少阳疟如伤寒少阳证,乃偏于寒重而热轻,故仍从小柴胡法。脉弦迟则寒更重矣,《金匮要略》谓脉弦迟者,当温之,故于小柴胡汤内加干姜、陈皮温中,且能由中达外,使中阳得伸,逐邪外出也。

92. 厚朴草豆蔻汤 ....

[组成] 厚朴、杏仁、草豆蔻、半夏、茯苓、陈皮。

[功用] 苦辛通降,健脾燥湿。

[主治] 湿疟苔白脘闷,寒起四末,渴喜热饮。

[方解] 此热少湿多之证。苔白脘闷,皆湿为之也;寒起四末,湿郁脾阳,脾主四肢,故寒起于此;渴,热也,当喜凉饮,而反喜热饮者,湿为阴邪,弥漫于中,喜热以开之也。故方法以苦辛通降,纯用温开,而不必苦寒也。草豆蔻辛温香燥,气猛而刚,能治太阴独胜之寒,可化脾部稽留之湿;助以半夏、茯苓之燥,厚朴、陈皮之散以佐之;湿阻则周身气机皆滞,肺主一身之气,故以杏仁开其肺,使之清肃下行,其湿焉有不去者乎。

93. 四苓合芩芍汤 ....

[组成] 苍术、猪苓、茯苓、泽泻、白芍、黄芩、陈皮、厚朴、木香。

[功用] 清热祛湿,行气止痛。

[主治] 自利不爽,欲作滞下,腹中拘急,小便短者。

[方解]　湿中藏热,气为湿热郁伤,而不得畅遂其本性,故滞;小便短者,湿注大肠,阑门不分水,膀胱不渗湿也。故以四苓散分阑门,通膀胱,开支河,使邪不直注大肠;合芩芍法,宣气分,清积滞,预夺其滞下之路也。

94. 加减芩芍汤

[组成]　白芍、黄芩、黄连、厚朴、木香、陈皮。

[功用]　清热燥湿,行气化滞。

[主治]　滞下已成,腹胀痛者。

[方解]　方中白芍养血和营、缓急止痛为君;黄芩、黄连清热燥湿为臣;厚朴、木香、陈皮行气化滞为佐使。

95. 二金汤

[组成]　鸡内金、海金沙、厚朴、大腹皮、猪苓、通草。

[功用]　健脾消积,利水渗湿。

[主治]　夏秋湿热气蒸,外干时令,内蕴水谷,病黄疸而肿胀者。

[方解]　方中鸡内金甘平健脾胃消积滞为君;海金沙、猪苓、通草甘淡寒,利湿消肿为臣;厚朴、大腹皮苦温下气利水为佐。

96. 滑石藿香汤

[组成]　滑石、通草、猪苓、茯苓、藿香、厚朴、豆蔻、陈皮。

[功用]　芳香化浊,淡渗利湿。

[主治]　滞下红白,舌色灰黄,渴不多饮,小溲不利。

[方解]　此暑湿内伏,三焦气机阻窒,故不肯见积治积,乃以辛淡渗湿宣气,藿香、厚朴、豆蔻、陈皮芳香利窍,治所以致积之因,庶积滞不期愈而自愈矣。

97. 五苓散加寒水石方

[组成]　即于五苓散内加寒水石。

[功用]　化气利湿,清热利窍。

[主治]　湿温下利,脱肛者。

[方解]　此急开支河,俾湿去而利自止。以五苓散淡渗利湿,加寒水石除热利窍。

98. 人参石脂汤

[组成]　人参、赤石脂、炮姜、白粳米。

[功用]　健脾温胃,涩肠止痢。

[主治]　久痢阳明不阖者。

[方解]　九窍不和,皆属胃病,久痢胃虚,虚则寒,胃气下溜,故以堵截阳明为法。人参、炮姜、白粳米温中,赤石脂截流。

99. 加减附子理中汤

[组成]　白术、附子、干姜、茯苓、厚朴。

[功用]　温阳散寒,健脾宽肠。

[主治]　自利腹满,小便清长,脉濡而小,病在太阴者。

[方解]　此偏于湿合脏阴无热之证,故以附子理中汤,去甘守之人参、甘草,加通运之茯苓、厚朴。

100. 附子粳米汤

[组成]　人参、附子、炙甘草、粳米、干姜。

[功用]　健脾益气,温阳散寒。

[主治]　脾虚土败,自利不渴,甚则哕者。

[方解]　此证较上证更危,上证阴湿与脏阴相合,而脏之真阳未败,此则脏阳结而邪阴与脏阴毫无忌惮,故上证犹系通补,此则纯用守补矣。扶阳抑阴之大法如此,故以人参健脾益气为君;

附子、干姜温阳散寒为臣;炙甘草、粳米和胃以厚土为佐使。

101. 加减小柴胡汤

[组成] 柴胡、黄芩、人参、牡丹皮、白芍、当归、谷芽、山楂。

[功用] 补气护阴,透邪导滞。

[主治] 疟邪热气,内陷变痢,久延时日,脾胃气衰,面浮腹膨,里急肛坠,中虚伏邪者。

[方解] 疟邪在经者多,较之痢邪在脏腑者浅,痢则深于疟矣。内陷云者,由浅入深也。治之之法,不出喻氏逆流挽舟之议,盖陷而入者,仍提而使之出也。故以柴胡由下而上,入深出浅,合黄芩两和阴阳之邪,以人参合谷芽宣补胃阳,牡丹皮、当归、白芍内护三阴,谷芽推气分之滞,山楂推血分之滞。

102. 加减黄连阿胶汤

[组成] 黄连、阿胶、黄芩、生地黄、白芍、炙甘草。

[功用] 育阴清热。

[主治] 春温内陷下痢,热多湿少,阴液受伤,最易厥脱者。

[方解] 春温内陷,其为热多湿少明矣。热必伤阴,故立法以救阴为主。救阴之法,岂能出育阴坚阴两法外哉!此黄连之坚阴,阿胶之育阴,所以合而名汤也。从黄连者黄芩,从阿胶者生地黄、白芍也,炙甘草则统甘苦而并和之。

103. 加味白头翁汤

[组成] 白头翁、秦皮、黄连、黄柏、白芍、黄芩。

[功用] 清热解毒,凉血止痢。

[主治] 内虚下陷,热利下重,腹痛,脉左小右大。

[方解] 热注下焦,设不瘥,必圊脓血;脉右大者,邪从上中而来;左小者,下焦受邪,坚结不散之象。故以白头翁无风而摇者,禀甲乙之气,透发下陷之邪,使之上出;又能有风而静,禀庚辛

之气,清能除热,燥能除湿,湿热之积滞去而腹痛自止。秦皮得水木相生之气,色碧而气味苦寒,所以能清肝热。黄连得少阴水精,能清肠澼之热,黄柏得水土之精,渗湿而清热。加黄芩、白芍者,内陷之证,由上而中而下,且右手脉大,上中尚有余邪,故以黄芩清肠胃之热,兼清肌表之热;黄连、黄柏但走中下,黄芩则走中上,盖黄芩手足阳明、手太阴药也;白芍去恶血,生新血,且能调血中之气也。

104. 玉竹麦冬汤

〔组成〕　玉竹、麦冬、沙参、甘草。

〔功用〕　滋阴养液。

〔主治〕　热病后期阴液未复,或脏腑失调火热内生伤阴致饥不欲食,舌干口渴等症。

〔方解〕　方用玉竹养胃生津为君;麦冬、沙参滋阴润燥为臣;甘草解热和中为佐使。

105. 牛乳饮

〔组成〕　牛乳(1杯)重汤炖熟,顿服之,甚者日再服。

〔功用〕　滋阴润燥。

〔主治〕　胃液干燥,外感已净者。

〔方解〕　此以津血填津血法也。《本草经疏》指出:"牛乳乃牛之血液所化,其味甘,其气微寒无毒。甘寒能养血脉,滋润五脏,故主补虚馁,止渴。"

106. 茵陈五苓散

〔组成〕　茵陈、茯苓、猪苓、泽泻、白术、桂枝。

〔功用〕　清热利湿,降浊退黄。

〔主治〕　湿热黄疸,湿多热少,小便不利等症。

〔方解〕　茵陈,黄家神良之品也,故诸方多用之;猪苓、泽泻、茯苓、白术味淡,故可以导利小水;桂枝之加,取有辛热,能引诸药直达热邪蓄积之处。

107. 杏仁石膏汤

〔组成〕 杏仁、石膏、半夏、栀子、黄柏、枳实、姜汁。

〔功用〕 宣通三焦,清利湿热。

〔主治〕 黄疸脉沉,中痞恶心,便结溺赤,病属三焦里证者。

〔方解〕 杏仁、石膏开上焦,姜、半夏开中焦,枳实则由中驱下矣,栀子通行三焦,黄柏直清下焦。凡通宣三焦之方,皆扼重上焦,以上焦为病之始入,且为气化之先,虽统宣三焦之方,而汤则名杏仁石膏也。

108. 黄芩滑石汤

〔组成〕 黄芩、滑石、茯苓、大腹皮、白豆蔻、通草、猪苓。

〔功用〕 清热化湿。

〔主治〕 湿温病见发热、身痛,口不渴等症者。

〔方解〕 黄芩苦寒清热燥湿,滑石、茯苓、通草、猪苓清利湿热,白豆蔻、大腹皮化湿利水,兼以畅气,使气化则湿化。众药合用,则湿祛热清,诸症自解。

109. 麦冬麻仁汤

〔组成〕 麦冬、火麻仁、白芍、何首乌、乌梅、知母。

〔功用〕 滋养胃阴,润燥滑肠。

〔主治〕 疟伤胃阴,不饥不饱,不便,得食则烦热愈加,津液不复者。

〔方解〕 麦冬养阴生津,润肺清心,白芍养血敛阴,缓中止痛,火麻仁润燥滑肠,何首乌补益肝肾之阴,乌梅酸涩敛阴,知母滋阴润燥,生津止渴。诸药合用,共奏养阴生津之效。

110. 银翘散去豆豉加生地黄牡丹皮大青叶倍玄参方

〔组成〕　即前银翘散方去豆豉加生地黄、牡丹皮、大青叶、玄参。

〔功用〕　清凉解肌,芳香透络。

〔主治〕　太阴温病,发汗而汗不出,以致发疹者。

〔方解〕　温病发疹,为邪热郁于太阴,走窜血分,故用银翘散清凉解肌,芳香透络。去豆豉之辛温,加入甘寒凉血之生地黄、大青叶、牡丹皮,倍加玄参,以去血分之热,透疹外出。

111. 加减复脉汤

〔组成〕　炙甘草、地黄、白芍、麦冬、阿胶、火麻仁。

〔功用〕　滋阴养血,生津润燥。

〔主治〕　风温、温热、瘟疫、温毒、冬温,邪在阳明久羁,或已下,或未下,身热面赤,口干舌燥,甚则齿黑唇裂,脉虚大,手足心热甚于手足背者;温病误表,津液被劫,心中震震,舌强神昏者。

〔方解〕　本方由《伤寒论》炙甘草汤加减而成。温病后期热灼阴伤,阳亢阴竭,不得再补其阳也,故去益气温阳之参、枣、桂、姜,加白芍养血敛阴,变阴阳气血并补之剂为滋阴养液之方。

112. 救逆汤

〔组成〕　即于加减复脉汤内去火麻仁,加龙骨、牡蛎,煎如复脉法。脉虚大欲散者,加人参。

〔功用〕　滋阴潜阳,复脉救逆。

〔主治〕　温病误用发散药,津液被劫,或在少阴,或在厥阴,心中震震,舌强神昏,汗自出,中无所主者。

〔方解〕　本方取加减复脉汤补下焦之阴,去火麻仁之走泄以护中焦之津,加龙骨、牡蛎潜阳敛汗以守上焦之液。

113. 一甲煎

〔组成〕 牡蛎。

〔功用〕 滋阴清热,涩肠存津。

〔主治〕 下后大便溏甚,周十二时三、四行,脉仍数者。

〔方解〕 下后法当数日不大便,今反溏而频数,非其人真阳素虚,即下之不得其道,有亡阴之虑。若以复脉滑润,是以存阴之品,反为泻阴之用。故以牡蛎一味,单用则力大,既能存阴,又涩大便,且清在里之余热,一物而三用之。

114. 一甲复脉汤

〔组成〕 即于加减复脉汤内去火麻仁,加牡蛎。

〔功用〕 滋阴清热,涩肠存津。

〔主治〕 下焦温病,但大便溏者。

〔方解〕 温病深入下焦劫阴,必以救阴为急务。然加减复脉汤救阴之药多滑润,但见大便溏,不必待日三、四行,即以复脉法去火麻仁之滑加牡蛎以涩,复阴之中预防泄阴之弊。

115. 二甲复脉汤

〔组成〕 加减复脉汤内加生牡蛎、鳖甲。

〔功用〕 育阴潜阳。

〔主治〕 热邪深入下焦,脉沉数,舌干齿黑,手指但觉蠕动者。

〔方解〕 方以一甲复脉法,复阴之中预防泄阴之弊,再加鳖甲潜阳息风。对于热伤阴液,阴虚不能潜阳,肝风内动者,用之可以防止惊厥的发生。

116. 三甲复脉汤

〔组成〕 即于二甲复脉汤内加龟甲。

[功用]　育阴潜阳,重镇息风。

　　[主治]　下焦温病,热深厥甚,脉细促,心中憺憺大动,甚则心中痛者。

　　[方解]　兹又加龟甲名三甲者,以心中大动,甚则痛而然也。心中动者,火以水为体,肝风鸱张,立刻有吸尽西江之势,肾水本虚,不能济肝而后发痉,既痉而水难猝补,心之本体欲失,故憺憺然而大动也。甚则痛者,肝肾虚而累及阴维故心痛,非如寒气客于心胸之心痛可用温通。故以镇肾气、补任脉、通阴维之龟板止心痛,合入肝搜邪之二甲,相济成功也。

117. 小定风珠

　　[组成]　鸡子黄、阿胶、龟甲、童便、淡菜。

　　[功用]　滋阴潜阳,息风降逆。

　　[主治]　温邪久踞下焦,既厥且哕,脉细而劲者。

　　[方解]　温邪久踞下焦,烁肝液为厥,扰冲脉为哕,脉阴阳俱减则细,肝木横强则劲,故以鸡子黄实土而定内风;龟甲补任(谓任脉)而镇冲脉;阿胶沉降,补液而息肝风;淡菜生于咸水之中而能淡,外偶内奇,有坎卦之象,能补阴中之真阳,又能潜真阳之上动;童便以浊液仍归浊道,用以为使也。

118. 大定风珠

　　[组成]　白芍、阿胶、龟甲、地黄、火麻仁、五味子、牡蛎、麦冬、炙甘草、鸡子黄、鳖甲。

　　[功用]　滋阴养液,平肝息风。

　　[主治]　热邪久羁,吸烁真阴,或因误表,或因妄攻,神倦瘛疭,脉气虚弱,舌绛苔少,时时欲脱者。

　　[方解]　此邪气已去八、九,真阴仅存一、二之治也。观脉虚苔少可知,故以大队浓浊填阴塞隙,介属潜阳镇定。以鸡子黄一味,从足太阴,下安足三阴,上济手三阴,使上下交合,阴得安其

位,斯阳可立根基,俾阴阳有眷属一家之义,庶可不致绝脱欤!

119. 桃花粥

〔组成〕　人参、炙甘草、赤石脂、白粳米。

〔功用〕　健脾涩肠。

〔主治〕　温病七、八日以后,脉虚数,舌绛苔少,下利日数十行,完谷不化,身虽热者。

〔方解〕　完谷不化,脾阳下陷,火灭之象;脉虽数而虚,苔化而少,身虽余热未退,亦虚热也,纯系关闸不藏见证,补之稍缓则脱。故改桃花汤为粥,取其逗留中焦之意。

120. 猪肤汤

〔组成〕　猪皮、白蜜、白米粉。

〔功用〕　滋阴降火,润肺和脾。

〔主治〕　温病少阴下利,咽痛胸满心烦者。

〔方解〕　温病热入少阴,逼液下走,自利咽痛。猪为水畜而津液在皮肤,用其肤以除上浮之虚火,佐白蜜、白米粉之甘,泻心润肺而和脾,滋化源,培母气,水升火降,上热自除,而下利自止矣。

121. 甘草汤

〔组成〕　甘草。

〔功用〕　清热解毒。

〔主治〕　少阴咽痛,无明显红肿,无寒热者。

〔方解〕　但咽痛而无下利胸满心烦等证,但甘以缓之足矣。

122. 桔梗汤

〔组成〕　甘草、桔梗。

〔功用〕　宣肺利咽,清热解毒。

［主治］ 风邪热毒客于少阴,上攻咽喉,咽痛喉痹。

［方解］ 咽痛而无下利胸满心烦等证,但甘草以缓。不瘥者,配以桔梗,辛以散之也。其热微,故用此轻剂耳。

123. 苦酒汤

［组成］ 半夏(制)、鸡子(去黄,纳上苦酒鸡子壳中)上二味,纳半夏着苦酒中,以鸡子壳置刀环中,安火上,令三沸,去渣,少少含咽之。不瘥,更作三剂。

［功用］ 利窍通声,降火敛疮。

［主治］ 温病入少阴,呕而咽中伤,生疮不能语,声不出者。

［方解］ 苦酒汤治少阴水亏不能上济君火,而咽生疮声不出者。疮者,疳也。半夏之辛滑,佐以鸡子清之甘润,有利窍通声之功,无燥津涸液之虑;然半夏之功能,全赖苦酒,摄入阴分,劫涎敛疮,即阴火沸腾亦可因苦酒而降矣,故以为名。

124. 竹叶玉女煎

［组成］ 石膏、地黄、麦冬、知母、牛膝、淡竹叶。

［功用］ 两清表里。

［主治］ 妇女温病,经水适来,脉数耳聋,干呕烦渴,甚至十数日不解,邪陷发痉者。

［方解］ 此与两感证同法。辛凉解肌,兼清血分者,所以补上中焦之未备;甚至十数日不解,邪陷发痉,外热未除,里热又急,故以玉女煎(详见《时病论》热病方)加淡竹叶,两清表里之热。

125. 护阳和阴汤

［组成］ 白芍、炙甘草、人参、麦冬、地黄。

［功用］ 护养元阳,和阴清邪。

［主治］ 热入血室,医与两清气血,邪去其半,脉数,余邪不解者。

[方解]　大凡体质素虚之人，邪去及半，必兼护养元气，仍佐清邪，故以人参、炙甘草护元阳，而以白芍、麦冬、地黄和阴清邪也。

126. 加减复脉汤仍用参汤

[组成]　即于前复脉汤内加人参。

[功用]　滋阴养血，益气生津。

[主治]　热入血室，邪去八、九，右脉虚数，暮微寒热者。

[方解]　此热入血室之邪少虚多者，仍以复脉为主法。脉右虚数，是邪不独在血分，故仍用人参以补气。暮微寒热，不可认作邪实，乃气血俱虚，营卫不和之故。

127. 加减桃仁承气汤

[组成]　大黄、桃仁、生地黄、牡丹皮、泽兰、人中白。

[功用]　滋阴凉血，泻下逐瘀。

[主治]　热病经水适至，十余日不解，舌萎饮冷，心烦热，神气忽清忽乱，脉右长左沉，瘀热在里者。

[方解]　此证以脉左沉，不与右之长同，而神气忽乱，定其为蓄血，故以逐血分瘀热为急务也。桃仁破积血以开瘀结，大黄逐瘀血以通经脉，生地黄、牡丹皮滋阴凉血，泽兰通经活血，人中白咸能润下走血，故可降相火，消瘀血。

128. 半夏汤

[组成]　半夏、秫米（即俗所谓高粱是也，古人谓之稷，今或名为芦稷，如南方难得，则以薏苡仁代之）。

[功用]　交通阴阳，调和脾胃。

[主治]　温病愈后，嗽稀痰而不咳，彻夜不寐者。

[方解]　此中焦阳气素虚之人，偶感温病，医以辛凉甘寒，或苦寒清温热，不知十衰七、八之戒，用药过剂，以致中焦反停寒饮，

令胃不和,故不寐也。半夏逐痰饮而和胃,秫米秉燥金之气而成,故能补阳明燥气之不及而渗其饮,饮退则胃和,寐可立至,故曰覆杯则寐也。

129. 半夏桂枝汤

〔组成〕　半夏、秫米、白芍、桂枝、炙甘草、生姜、大枣。

〔功用〕　调和营卫,降逆化浊。

〔主治〕　饮退得寐,舌滑,食不进者。

〔方解〕　此以胃腑虽和,营卫不和,阳未卒复,故以前半夏汤合桂枝汤,调其营卫,和其中阳,自能食也。

130. 小建中汤

〔组成〕　白芍、桂枝、甘草、生姜、大枣、胶饴。

〔功用〕　温中补虚,和里缓急。

〔主治〕　温病愈后,面色萎黄,舌淡,不欲饮水,脉迟而弦,不食者。

〔方解〕　此亦阳虚之质也,故以小建中(方解详见加味小建中汤),小建其中焦之阳气,中阳复则能食,能食则诸阳皆可复也。

131. 黄连阿胶汤

〔组成〕　黄连、黄芩、阿胶、白芍、鸡子黄。

〔功用〕　养阴泻火,益肾宁心。

〔主治〕　少阴温病,真阴欲竭,壮火复炽,心中烦,不得卧者。

〔方解〕　黄芩、黄连清热除烦,白芍补血养阴,阿胶补血化阴,鸡子黄清热育阴,本方苦寒泻药与味甘补药相配,既治邪实,又补正虚。本方苦寒和咸寒并用,滋阴与泻火兼施,泻火而不伤阴,滋阴而不碍邪,为补中寓泻之方。

132. 加减复脉汤

〔组成〕 炙甘草、地黄、白芍、麦冬、阿胶、火麻仁。

〔功用〕 滋阴养血,生津润燥。

〔主治〕 温热病后期,邪热久羁,阴液亏虚证。热邪深入,或在少阴,或在厥阴。

〔方解〕 方中重用炙甘草、地黄益气滋阴养血,阿胶、麦冬、火麻仁滋心阴,养心血,白芍养血敛阴。诸药合用,滋而不腻,共奏滋阴养血,生津润燥之功。

133. 大定风珠

〔组成〕 白芍、阿胶、龟甲、生地黄、火麻仁、五味子、生牡蛎、麦冬、炙甘草、鸡子黄、鳖甲。

〔功用〕 滋阴养液,平肝息风。

〔主治〕 热邪久羁,吸烁真阴,或因误表,或因妄攻,神倦瘛疭,脉气虚弱,舌绛苔少,时时欲脱者。

〔方解〕 方用血肉有情之品鸡子黄、阿胶为君,鸡子黄"为血肉有情,生生不已,乃奠安中焦之圣品……能上通心气,下达肾气……其气焦臭,故上补心,其味咸寒,故下补肾",阿胶甘平滋润,入肝补血,入肾滋阴。臣以麦冬、生地黄、白芍滋阴增液,养血柔肝。龟甲、鳖甲、生牡蛎益阴潜阳,平肝息风。佐以火麻仁养阴润燥,五味子酸收,收敛欲脱之阴。甘草调和诸药,与白芍配伍,酸甘化阴。

134. 犀角地黄汤

〔组成〕 犀角(代)、生地黄、白芍、牡丹皮。

〔功用〕 清热解毒,凉血散瘀。

〔主治〕 热入血分证及热伤血络证:①热入血分证。症见身热谵语,斑色紫黑,舌绛起刺,脉细数;或善忘如狂,漱水不欲咽,大便色黑易解等。②热伤血络证。症见呕血、鼻出血、便血、尿血等,舌红绛,脉数。

［方解］ 犀角(代)清心去火之本,生地黄凉血以生新血,白芍敛血止血妄行,牡丹皮破血以逐其瘀。此方虽曰清火,而实滋阴;虽曰止血,而实去瘀。瘀去新生,阴滋火息,可为探本穷源之法也。

135. 桃仁承气汤

［组成］ 大黄、芒硝、桃仁、当归、白芍、牡丹皮。

［功用］ 逐瘀泻热。

［主治］ 少腹坚满,小便自利,夜热昼凉,大便闭,脉沉实者,蓄血也。

［方解］ 少腹坚满,法当小便不利,今反自利,则非膀胱气闭可知。夜热者,阴热也;昼凉者,邪气隐伏阴分也。大便闭者,血分结也。故以桃仁承气(详见《瘟疫论》热病方)通血分之闭结也。

136. 护阳和阴汤

［组成］ 白芍、炙甘草、人参、麦冬、生地黄。

［功用］ 滋阴清热,和胃护阳。

［主治］ 温病热入血室,邪去其半,脉数,余邪不解者。

［方解］ 方中人参、炙甘草护元阳,白芍、麦冬、生地黄和阴清邪也。

137. 三才汤

［组成］ 人参、天冬、地黄。

［功用］ 气阴双补。

［主治］ 暑温日久,寝卧不安,不思饮食,元气阴液两伤者。

［方解］ 凡热病久入下焦,消烁真阴,必以复阴为主。其或元气亦伤,又必兼护其阳。三才汤两复阴阳,而偏于复阴为多者

也。人参大补元气,生津固脱,天冬、地黄养阴,三药共奏补气养阴生津之功。

138. 连梅汤

[组成] 黄连、乌梅、麦冬、生地黄、阿胶。

[功用] 清心泻火,滋肾养液。

[主治] 暑邪深入少阴消渴者;暑邪深入厥阴,筋脉失养,手足麻痹者。

[方解] 方以黄连泻壮火,使不烁津,以乌梅之酸以生津,合黄连酸苦为阴;以色黑沉降之阿胶救肾水,麦冬、生地黄合乌梅酸甘化阴,庶消渴可止也。

139. 椒梅汤

[组成] 黄连、黄芩、干姜、白芍、花椒、乌梅、人参、枳实、半夏。

[功用] 驱蛔杀虫,化湿祛暑。

[主治] 暑邪深入厥阴,舌灰,消渴,心下板实,呕恶吐蛔,寒热,下利血水,甚至声音不出,上下格拒者。

[方解] 此土败木乘,正虚邪炽,最危之候。故以酸苦泄热,辅正驱邪立法制方。方中花椒、乌梅、黄连三味辛、酸、苦为驱蛔杀虫之主药;黄芩助黄连清热燥湿祛暑;干姜助花椒驱蛔,并能温脾胃;人参补土虚,白芍柔肝防土败木乘;用枳实破气消痞,半夏降逆止呕。

140. 来复丹

[组成] 太阴元精石、舶上硫黄、硝石(同硫黄为末,微火炒结砂子大)、橘红、青皮、五灵脂。

[功用] 和济阴阳,升清降浊。

[主治] 暑邪误治,胃口伤残,延及中下,气塞填胸,躁乱口

渴,邪结内踞,清浊交混者。

[方解] 此丹能复阳于下,故曰来复。元精石乃盐卤至阴之精,硫黄乃纯阳石火之精,寒热相配,阴阳互济,有扶危拯逆之功;硝石化硫为水,亦可佐元、硫以降逆;五灵脂引经入肝最速,能引石性内走厥阴,外达少阳,以交阴阳之枢纽;使以橘红、青皮者,纳气必先利气,用以为肝胆之向导也。

141. 香附旋覆花汤 ⋯⋯⋯⋯⋯⋯⋯⋯⋯⋯⋯⋯

[组成] 香附、旋覆花、紫苏子、陈皮、半夏、茯苓、薏苡仁。

[功用] 行气理络,消痰化饮。

[主治] 伏暑、湿温胁痛,或咳,或不咳,无寒,但潮热,或竟寒热如疟状。

[方解] 此因时令之邪,与里水新搏,其根不固,不必用十枣之太峻。只以香附、旋覆花善通肝络而逐胁下之饮,紫苏子降肺气而化饮,所谓建金以平木也;陈皮、半夏消痰饮之正,茯苓、薏苡仁开太阳而阖阳明,所谓治水者必实土,中流涨者开支河之法也。

142. 大黄附子汤 ⋯⋯⋯⋯⋯⋯⋯⋯⋯⋯⋯⋯⋯

[组成] 大黄、附子、细辛。

[功用] 温里散寒,通便止痛。

[主治] 寒疝,胁下偏痛,发热。

[方解] 阴寒成聚,偏着一处,虽有发热,亦是阳气被郁所致。是以非温不能散其寒,非下不能去其积,故以附子、细辛之辛热善走者搜散之,而后用大黄得以行其积也。

143. 鹿附汤 ⋯⋯⋯⋯⋯⋯⋯⋯⋯⋯⋯⋯⋯⋯⋯

[组成] 鹿茸、附子、草果、菟丝子、茯苓。

[功用] 温阳化湿。

[主治] 湿久不治,伏足少阴,苔白身痛,足跗水肿。

〔方解〕 湿伏少阴,故以鹿茸补督脉之阳。督脉根于少阴,所谓八脉丽于肝肾也。督脉总督诸阳,此阳一升,则诸阳听令。附子补肾中真阳,通行十二经,佐之以菟丝子,凭空行气而升发少阴,则身痛可休。独以一味草果,温太阴独胜之寒以醒脾阳,则地气上蒸天气之白苔可除;且草果,子也,凡子皆达下焦。以茯苓淡渗,佐附子开膀胱,小便得利,而跗肿可愈矣。

144. 安肾汤

〔组成〕 鹿茸、胡芦巴、补骨脂、韭子、大茴香、附子、茅术、茯苓、菟丝子。

〔功用〕 温阳化湿。

〔主治〕 湿久,脾阳消乏,肾阳亦惫者。

〔方解〕 凡肾阳惫者,必补督脉,故以鹿茸为君,附子、韭子等补肾中真阳,但以茯苓、茅术二味,渗湿而补脾阳,釜底增薪法也。

145. 术附姜苓汤

〔组成〕 白术、附子、干姜、茯苓。

〔功用〕 温阳化气,健脾利湿。

〔主治〕 湿久伤阳,痿弱不振,肢体麻痹,痔下血。

〔方解〕 寒湿痔下者,方用两补脾肾两阳也。干姜、白术、茯苓补脾,附子益肾。

146. 黄土汤

〔组成〕 甘草、熟地黄、白术、附子、阿胶、黄芩、灶中黄土。

〔功用〕 温阳健脾,养血止血。

〔主治〕 主脾虚阳衰,大便下血,或呕血,鼻出血,妇人崩漏,血色黯淡,四肢不温,面色萎黄,舌淡苔白,脉沉细无力者。

〔方解〕 灶土、甘草、白术健补脾土,以为摄血之本;气陷则阳陷,故用附子以振其阳;血伤则阴虚火动,故用黄芩以清火;而阿胶、熟地黄又滋其既虚之血。

147. 葶苈大枣泻肺汤

　　[组成]　葶苈子、大枣。

　　[功用]　泻肺行水,祛痰平喘。

　　[主治]　支饮痰涎壅盛、咳喘胸满等。

　　[方解]　支饮上壅胸膈,直阻肺气,不令下降,呼息难通,非用急法不可。故以禀金火之气,破癥瘕积聚通行水道性急之葶苈子急泻肺中之壅塞;然其性剽悍,药必入胃过脾,恐伤脾胃中和之气,故以守中缓中之大枣,护脾胃而监制之,使不旁伤他脏,一急一缓,一苦一甘,相须成功也。

148. 橘半桂苓枳姜汤

　　[组成]　半夏、枳实、陈皮、桂枝、茯苓、生姜。

　　[功用]　除痰燥湿,健脾和胃。

　　[主治]　饮家阴吹,脉弦而迟,伴不寐、不肌、不便、恶水者。

　　[方解]　痰饮蟠踞中焦,脉不数而迟弦,非津液之枯槁,乃津液之积聚胃口。故用九窍不和皆属胃病例,峻通胃液下行,使大肠得胃中津液滋润而病如失矣。方用半夏、枳实、陈皮除痰燥湿,桂枝、茯苓、生姜健脾和胃。

149. 椒桂汤

　　[组成]　花椒、桂枝、高良姜、柴胡、小茴香、陈皮、吴茱萸、青皮。

　　[功用]　温中散寒,行气止痛。

　　[主治]　暴感寒湿成疝,寒热往来,脉弦反数,苔白滑,或无苔不渴,当脐痛,或胁下痛者。

　　[方解]　既有寒热之表证,又有脐痛之里证,表里俱急,不得

不用两解。方以花椒、吴茱萸、小茴香直入肝脏之里,又芳香化浊流气;以柴胡从少阳领邪出表,病在肝治胆也;又以桂枝协济柴胡者,病在少阴,治在太阳也,佐以青皮、陈皮从中达外,峻伐肝邪也;使以高良姜温下焦之里也,水用急流,驱浊阴使无留滞也。

150. 宣清导浊汤

[组成]　猪苓、茯苓、寒水石、蚕沙、猪牙皂。

[功用]　宣泄湿浊,通利二便。

[主治]　湿温久羁,三焦弥漫,神昏窍阻,少腹硬满,大便不下者。

[方解]　此湿久郁结于下焦气分,闭塞不通之象,故用能升、能降、苦泄滞、淡渗湿之猪苓,合甘少淡多之茯苓,以渗湿利气;寒水石色白性寒,由肺直达肛门,宣湿清热,肺与大肠相表里之义也;蚕沙化浊中清气,猪牙皂辛咸性燥,入肺与大肠,金能退暑,燥能除湿,辛能通上下关窍,更直达下焦,通大便之虚闭,合之前药,俾郁结之湿邪,由大便而一齐解散矣。二苓、寒水石化无形之气;蚕沙、皂荚,逐有形之湿也。

151. 术附汤

[组成]　苍术、人参、厚朴、附子、炮姜、陈皮。

[功用]　温肾健脾,行滞化浊。

[主治]　浊湿久留,下注于肛,气闭肛门坠痛,胃不喜食,舌苔腐白者。

[方解]　此则气虚而为寒湿所闭,故以人参、附子峻补肾中元阳之气,炮姜、苍术补脾中健运之气,厚朴、陈皮行浊湿之滞气,俾虚者充,闭者通,浊者行,而坠痛自止,胃开进食矣。

152. 加味异功汤

[组成]　人参、当归、肉桂、炙甘草、茯苓、白术、生姜、大枣、

陈皮。

［功用］ 补气养血,调和营卫。

［主治］ 疟邪久羁,因疟成劳,谓之劳疟;络虚而痛,阳虚而胀,胁有疟母,邪留正伤。

［方解］ 证气血两伤,《黄帝内经》云:劳者温之。故以人参、炙甘草、茯苓、白术、陈皮温补中焦之气,当归、肉桂合之温养下焦之血,以生姜、大枣调和营卫,使气血相生而劳疟自愈。

153. 鳖甲煎丸

［组成］ 鳖甲、乌扇、黄芩、柴胡、鼠妇、干姜、大黄、白芍、桂枝、葶苈子、石韦、厚朴、牡丹皮、瞿麦、凌霄花、半夏、人参、䗪虫、阿胶、蜂房、赤硝、蜣螂、桃仁。

［功用］ 行气活血,软坚消癥。

［主治］ 疟久不解,胁下成块,谓之疟母。

［方解］ 此辛苦通降,咸走络法。鳖甲煎丸者,君鳖甲而以煎成丸也,与他丸法迥异,故曰煎丸。方以鳖甲为君者,以鳖甲守神入里,专入肝经血分,能消癥瘕,领带四虫,深入脏络,飞者升、走者降,飞者兼走络中气分,走者纯走络中血分。助以桃仁、牡丹皮、凌霄花之破满行血,辅以葶苈子、石韦、瞿麦之行气渗湿,臣以小柴胡、桂枝二汤,总去三阳经未结之邪;大承气急驱入腑已结之渣滓;佐以人参、干姜、阿胶护养鼓荡气血之正,俾邪无容留之地,而深入脏络之病根拔矣。按小柴胡汤中有甘草,大承气汤中有枳实。仲景之所以去甘草,畏其太缓,凡走络药不须守法;去枳实,畏其太急而直走肠胃,亦非络药所宜也。

154. 温脾汤

［组成］ 草果、桂枝、生姜、茯苓、鸭跖草、厚朴。

［功用］ 温脾截疟,散寒降逆。

［主治］ 太阴三疟,腹胀不渴,呕水者。

[方解]　腹胀不渴,脾寒也,故以草果温太阴独胜之寒,辅以厚朴消胀。呕水者,胃寒也,故以生姜降逆,辅以茯苓渗湿而养正。鸭跖草乃常山苗,其性急走疟邪,导以桂枝,外达太阳也。

155.扶阳汤

　[组成]　鹿茸、熟附子、人参、桂枝、当归、鸭跖草。

　[功用]　益气补血,扶阳祛寒。

　[主治]　少阴三疟,久而不愈,形寒嗜卧,舌淡脉微,发时不渴,气血两虚者。

　[方解]　形寒嗜卧,少阴本证,舌淡脉微不渴,阳微之象。故以鹿茸为君,峻补督脉,一者八脉丽于肝肾,少阴虚,则八脉亦虚;一者督脉总督诸阳,为卫气之根本。人参、附子、桂枝随鹿茸而峻补太阳,以实卫气;当归随鹿茸以补血中之气,通阴中之阳;单以鸭跖草一味,急提难出之疟邪,随诸阳药努力奋争,由卫而出。

156.减味乌梅丸

　[组成]　半夏、黄连、干姜、吴茱萸、茯苓、桂枝、白芍、花椒、乌梅。

　[功用]　泄火柔肝,降逆温中。

　[主治]　厥阴三疟,日久不已,劳则发热,或有痞结,气逆欲呕者。

　[方解]　邪不深不成三疟,既久不已,阴阳两伤。劳则内发热者,阴气伤也;痞结者,阴邪也;气逆欲呕者,厥阴犯阳明,而阳明之阳将惫也。故以乌梅丸法之刚柔并用,白芍、乌梅、黄连柔以救阴,而顺厥阴刚脏之体;半夏、干姜、吴茱萸、茯苓、桂枝、花椒。刚以救阳,而充阳明阳腑之体也。

157.茵陈白芷汤

　[组成]　茵陈、白芷、秦皮、茯苓、黄柏、藿香。

［功用］ 芳香悦脾，清热利湿。

［主治］ 酒客久痢，饮食不减者。

［方解］ 久痢无他证，而且能饮食如故，知其病之未伤脏真胃土，而在肠中也；痢久不止者，酒客湿热下注，故以风药之辛，佐以苦味入肠，芳香凉淡也。盖白芷辛能胜湿而升脾阳，茵陈、秦皮、黄柏苦凉能渗湿清热，藿香芳香悦脾而燥湿，茯苓淡能渗湿也，俾湿热去而脾阳升，痢自止矣。

158. 双补汤

［组成］ 人参、山药、茯苓、莲子、芡实、补骨脂、肉苁蓉、山茱萸、五味子、巴戟天、菟丝子、覆盆子。

［功用］ 益精补肾，健脾渗湿。

［主治］ 老年久痢，脾阳受伤，食滑便溏，肾阳亦衰者。

［方解］ 老年下虚久痢，伤脾而及肾，食滑便溏，亦系脾肾两伤。无腹痛、肛坠、气胀等症，邪少虚多矣。故以人参、山药、茯苓、莲子、芡实甘温而淡者补脾渗湿，再莲子、芡实水中之谷，补土而不克水者也；以补骨脂、肉苁蓉、巴戟天、菟丝子、覆盆子、山茱萸、五味子酸甘微辛者，升补肾脏阴中之阳，而兼能益精气安五脏者也。

159. 加减理阴煎

［组成］ 熟地黄、白芍、附子、五味子、炮姜、茯苓。

［功用］ 通阳护阴，补肾益脾。

［主治］ 久痢，小便不通，厌食欲呕。

［方解］ 此由阳而伤及阴也。小便不通，阴液涸矣；厌食欲呕，脾胃两阳败矣。故以熟地黄、白芍、五味子收三阴之阴，附子通肾阳，炮姜理脾阳，茯苓理胃阳也。按原方通守兼施，刚柔互用，而名理阴煎者，意在偏护阴也。熟地黄守下焦血分，甘草守中焦气分，当归通下焦血分，炮姜通中焦气分，盖气能统血，由气分

之通,及血分之守,此其所以为理也。此方去甘草、当归,加白芍、五味子、附子、茯苓者,为其厌食欲呕也。

160. 断下渗湿汤

[组成]　椿皮、茅术、黄柏、地榆、山楂、金银花、赤苓、猪苓。

[功用]　清热燥湿,凉营化滞。

[主治]　久痢带瘀血,肛中气坠,腹中不痛。

[方解]　此涩血分之法也。腹不痛,无积滞可知,无积滞,故用涩也。然腹中虽无积滞,而肛门下坠,痢带瘀血,是气分之湿热久而入于血分,故重用椿皮之苦燥湿、寒胜热、涩以断下、专入血分而涩血为君;地榆得先春之气,木火之精,去瘀生新;茅术、黄柏、赤苓、猪苓开膀胱,使气分之湿热,由前阴而去,不致遗留于血分也。山楂亦为化瘀而设,金银花为败毒而然。

161. 地黄余粮汤

[组成]　熟地黄、禹余粮、五味子。

[功用]　滋补肾阴,固涩下焦。

[主治]　久痢,阴伤气陷,肛坠尻酸。

[方解]　肛门坠而尻脉酸,肾虚而津液消亡之象。故以熟地黄、五味子补肾而酸甘化阴;余粮固涩下焦,而酸可除,坠可止,痢可愈也。

162. 三神丸

[组成]　五味子、补骨脂、肉豆蔻。

[功用]　温肾护阴,涩肠固脱。

[主治]　久痢伤肾,下焦不固,肠腻滑下,纳谷运迟者。

[方解]　此涩少阴阴中之阳法也。肠腻滑下,知下焦之不固;纳谷运迟,在久痢之后,不惟脾阳不运,而肾中真阳亦衰矣。故用三神丸温补肾阳,五味子兼收其阴,肉豆蔻涩自滑之脱也。

163. 人参乌梅汤

[组成] 人参、莲子、炙甘草、乌梅、木瓜、山药。

[功用] 酸甘化阴,健脾止痢。

[主治] 久痢伤阴,口渴舌干,微热微咳。

[方解] 口渴微咳于久痢之后,无湿热客邪之证,故知其阴液大伤,热病液涸,急以救阴为务。人参乌梅汤为酸甘化阴法,救阴之中,兼护脾胃。

164. 参茸汤

[组成] 人参、鹿茸、附子、当归、小茴香、菟丝子、杜仲。

[功用] 温补奇经,通阳化滞。

[主治] 痢久阴阳两伤,少腹肛坠,腰髋脊髀酸痛,由脏腑伤及奇经者。

[方解] 少腹坠,冲脉虚也;肛坠,下焦之阴虚也;腰,肾之府也;髋,胆之穴也(谓环跳);脊,太阳夹督脉之部也;髀,阳明部也。俱酸痛者,由阴络而伤及奇经也。参补阳明,鹿补督脉,当归、小茴香补冲脉,菟丝子、附子升少阴,杜仲主腰痛,俾八脉有权,肝肾有养,而痛可止,坠可升提也。

165. 参芍汤

[组成] 人参、白芍、附子、茯苓、炙甘草、五味子。

[功用] 守补中焦,固护下焦。

[主治] 休息痢或作或止,止而复作,经年不愈,下焦阴阳皆虚,不能收摄,少腹气结,有似癥瘕者。

[方解] 其成休息证者,大抵有二,皆以正虚之故。一则正虚留邪在络,至其年月日时复发,而见积滞腹痛之实证者,可遵仲景凡病至其年月日时复发者当下之例,而用少少温下法,兼通络脉,以去其隐伏之邪;或丸药缓攻,俟积尽而即补之;或攻补兼施,

中下并治,此虚中之实证也。一则纯然虚证,以痢久滑泄太过,下焦阴阳两伤,气结似乎癥瘕,而实非癥瘕,舍温补其何从！故以人参、茯苓、炙甘草守补中焦,人参、附子固下焦之阳,白芍、五味子收三阴之阴,而以少阴为主,盖肾司二便也。汤名参芍者,取阴阳兼固之义也。

166. 加减泻心汤

[组成]　黄连、黄芩、干姜、金银花、山楂、白芍、木香。

[功用]　温中化滞,清气和血。

[主治]　噤口痢,左脉细数,右手脉弦,干呕腹痛,里急后重,积下不爽。

[方解]　此亦噤口痢之实证,而偏于湿热太重者也。脉细数,温热著里之象;右手弦者,木入土中之象也。故以泻心去守中之品,而补以运之,辛以开之,苦以降之;加金银花之败热毒,山楂之克血积,木香之通气积,白芍以收阴气,更能于土中拔木也。

167. 加味参苓白术散

[组成]　人参、焦白术、茯苓、扁豆、薏苡仁、桔梗、砂仁、炮姜、肉豆蔻、炙甘草、粳米。

[功用]　温中健脾,行气化滞。

[主治]　噤口痢,呕恶不饥,积少痛缓,形衰脉弦,舌白不渴。

[方解]　人参、茯苓、白术加炙甘草,则成四君矣。按四君以参、茯苓为胃中通药,胃者腑也,腑以通为补也;白术、炙甘草为脾经守药,脾者脏也,脏以守为补也。茯苓淡渗,下达膀胱,为通中之通;人参甘苦,益肺胃之气,为通中之守;白术苦能渗湿,为守中之通;甘草纯甘,不兼他味,又为守中之守也,合四君为脾胃两补之方。加扁豆、薏苡仁以补肺胃之体,炮姜以补脾肾之用;桔梗从上焦开提清气,砂仁、肉豆蔻从下焦固涩浊气,二物皆芳香能涩滑脱,而又能通下焦之郁滞,兼醒脾阳也。为末,取其留中也;引以

香粳米,亦以其芳香悦土,以胃所喜为补也。上下斡旋,无非冀胃气渐醒,可以转危为安也。

168. 肉苁蓉汤

〔组成〕　肉苁蓉、附子、人参、干姜、当归、白芍(肉桂汤浸,炒)。

〔功用〕　温肾补中,养血柔肝。

〔主治〕　噤口痢,胃关不开,由于肾关不开者。

〔方解〕　方之重用肉苁蓉者,补下焦阳中之阴有殊功,佐以附子补阴中之阳,人参、干姜补土,当归、白芍补肝肾,芍用桂制者,恐其呆滞,且束入少阴血分也。

三、雷少逸《时病论》热病方

《时病论》为清朝雷丰(少逸)著作,此书以《素问·阴阳应象大论》中"冬伤于寒,春必病温;春伤于风,夏生飧泄;夏伤于暑,秋必痎疟;秋伤于湿,冬生咳嗽"的理论,分述各种时令病的病因、病理、症状特点,以及辨证立法的依据,次列作者自拟诸法及选方。有较高的临床实效,近代医家颇多采用。为有关温热病的重要著作之一。

1. 葳蕤汤

〔组成〕　玉竹、白薇、羌活、葛根、麻黄、川芎、木香、杏仁、石膏、甘草。

〔功用〕　滋阴清热,宣肺解表。

〔主治〕　治阴虚外感风热,发热头痛,咽干舌燥,气喘有汗,胸脘痞闷,体重嗜睡,苔白,脉浮者。

〔方解〕　方中用玉竹滋阴生津为君;白薇、石膏清热凉血为臣;葛根、麻黄、杏仁宣降肺气而透邪平喘,羌活、川芎、木香舒经活络,理气行血为佐;甘草清热解毒,调和诸药为使。

2. 消毒犀角饮

〔组成〕 防风、荆芥、牛蒡子、甘草、犀角(代)。

〔功用〕 疏风透疹,凉血消斑。

〔主治〕 治风热之毒,喉肿而痛,发斑发疹。

〔方解〕 方用犀角(代)凉血消斑为君;牛蒡子清热透疹为臣;防风、荆芥疏散风邪为佐;甘草调和诸药、清热利咽为使。

3. 连翘败毒散

〔组成〕 连翘、天花粉、牛蒡子、柴胡、荆芥、防风、升麻、桔梗、羌活、独活、红花、苏木、川芎、当归、甘草。

〔功用〕 疏风清热,活血消肿。

〔主治〕 治时毒发颐(热病后余毒结于颐颌间引起的急性化脓性疾病。临床特点是常发生于热病后期,颐颌部肿胀疼痛,张口受限,全身症状明显,重者可发生内陷)。

〔方解〕 方中荆芥、防风、羌活、独活疏风解表,连翘、天花粉、牛蒡子、柴胡、升麻、桔梗清解表里之热,红花、苏木、川芎、当归活血消肿,甘草和中。

4. 大秦艽汤

〔组成〕 秦艽、石膏、当归、白芍、川芎、生地黄、熟地黄、白术、茯苓、甘草、黄芩、防风、羌活、独活、白芷、细辛。

〔功用〕 疏风清热,养血活血。

〔主治〕 治中风手足不能运动,舌强不能言语,恶寒发热,苔白或黄,脉浮数或弦细。

〔方解〕 用秦艽为君者,以其主宰一身之风,石膏所以去胃中总司之火,羌活去太阳百节之风疼,防风为诸风药中之军卒。三阳数变之风邪,责之细辛;三阴内淫之风湿,责之茯苓、白术。去厥阴经之风,则有川芎;去阳明经之风,则有白芷。风热干乎气,清之以黄芩;风热干乎血,凉之以生地黄。独活疗风湿在足少阴;甘草缓风邪上逆于肺。乃当归、白芍、熟地黄者,所以养血于疏风之后,一以济风药之燥,一使手得血而能握,足得血而能步也。

5. 凉膈散

〔组成〕　芒硝、大黄、栀子、连翘、黄芩、甘草、薄荷、淡竹叶、白蜜。

〔功效〕　清上泄下,泻火通便。

〔主治〕　主治上、中二焦邪热亢盛,口舌生疮,面赤唇焦,咽痛鼻出血,便秘尿赤,胸膈烦热。

〔方解〕　黄芩、栀子味苦而无气,故泻火于中;连翘、薄荷、淡竹叶味薄而气薄,故清热于上;大黄、芒硝咸寒而味厚,故诸实皆泻;用甘草、白蜜者取其性缓而恋膈也;不作汤液而作散者,取其泥膈而成功于上也。

6. 九味羌活汤

〔组成〕　羌活、防风、苍术、细辛、川芎、白芷、生地黄、黄芩、甘草。

〔功用〕　祛风寒湿,兼清里热。

〔主治〕　外感风寒湿邪,内有蕴热。症见恶寒发热,无汗头痛,肢体酸楚疼痛,口苦微渴,苔薄白,脉浮紧。

〔方解〕　羌活、防风、苍术、细辛、川芎、白芷皆辛物也,分经而治:邪在太阳者,治以羌活;邪在阳明者,治以白芷;邪在少阳者,治以黄芩;邪在太阴者,治以苍术;邪在少阴者,治以细辛;邪在厥阴者,治以川芎;而防风者,又诸药之卒徒也。用生地黄所以去血中之热,而甘草者,又所以合诸药而除气中之热也。

7. 海藏神术散

[组成]　苍术、防风、甘草、生姜、葱白。

[功用]　散寒除湿。

[主治]　治内伤冷饮,外感寒邪,见无汗、身痛等症。

[方解]　方中苍术燥湿健脾、祛风散寒为君;防风祛风解表、胜湿止痛为臣;生姜、葱白散寒解表为佐;甘草和中为使。

8. 香苏饮

[组成]　香附、紫苏子、陈皮、甘草、生姜、葱白。

[功用]　疏风理气。

[主治]　治四时感冒风寒,头痛发热,或兼内伤,胸膈满闷,嗳气恶食。

[方解]　此手太阴药也。紫苏子疏表气而散外寒,香附行里气而消内壅,陈皮能兼行表里以佐之,甘草和中,亦能解表为使也。本方之用,须当姜葱水煎,疏理风邪之侵。

9. 参苏饮

[组成]　人参、紫苏叶、葛根、半夏、前胡、茯苓、木香、枳壳、桔梗、陈皮、炙甘草。

[功用]　益气解表,理气化痰。

[主治]　虚人外感风寒,内有痰饮证。恶寒发热,无汗,头痛,鼻塞,咳嗽痰白,胸膈满闷,怠倦无力,气短懒言,舌苔白,脉弱。

[方解]　风寒客于外,故用紫苏叶、葛根、前胡解表;痰嗽壅于内,故用陈皮、木香行气破滞,半夏、枳壳、桔梗利膈祛痰,以安里;邪去之后,中外必虚,人参、茯苓、甘草急固其虚。

10. 金沸草汤

〔组成〕 金沸草、前胡、细辛、荆芥、半夏、通草、炙甘草、鲜生姜、葱白。

〔功用〕 疏风散寒,燥湿化痰。

〔主治〕 肺经伤风,头目昏痛,咳嗽多痰。

〔方解〕 肺受风邪,清阳不能发越,故发热痰多,鼻塞声重而咳嗽不止焉。脉弦为风邪挟痰饮之象,金沸草、前胡消痰理咳嗽,荆芥、通草通窍散风湿,细辛搜水气,半夏化痰涎,炙甘草和中以缓逆气也。加生姜散表,白葱通阳,俾风邪外解则发热自除而鼻塞无不通,痰嗽无不止矣。此疏风化痰之剂,为伤风咳嗽痰多之专方。

11. 黄龙汤

〔组成〕 大黄、厚朴、枳实、芒硝、熟地黄、当归、人参。

〔功用〕 泻热通便,益气养血。

〔主治〕 里热腑实而又气血不足证。症见下利清水,色纯青,或大便秘结,脘腹胀满,硬痛拒按,身热口渴,倦怠少气,谵语,甚或神昏肢厥,舌苔焦黄或焦黑,脉虚。

〔方解〕 方原治热结旁流而兼气血两虚证,后世用治温病应下失下,邪实正虚者。虚人热结于里,攻之不行,乃肠胃枯涸之故,故加人参、当归、熟地黄于大承气汤中以助气血,建背城之功。《张氏医通》云:汤取黄龙命名,专攻中央燥土,土既燥竭,虽三承气萃集一方,不得人参、当归鼓舞胃气,焉能兴云致雨,或者以为因虚用参,殊不知参在群行剂中,则迅扫之威愈猛。

12. 泻白散

〔组成〕 地骨皮、桑白皮、甘草、粳米。

〔功用〕 清泻肺热,平喘止咳。

[主治] 肺热咳喘证。症见肺热壅盛,气喘咳嗽,甚则气急,皮肤蒸热,发热日晡尤甚,舌红苔黄,脉细数。

[方解] 桑白皮味甘而辛,甘能固元气之不足,辛能泻肺气之有余;佐以地骨皮之泻肾者,实则泻其子也;佐以甘草之健脾者,虚则补其母也。且甘草、粳米之甘可缓桑白皮、地骨皮二皮于上,以清肺定喘。

13. 藿香正气散

[组成] 大腹皮、白芷、紫苏子、茯苓、半夏、白术、陈皮、厚朴、桔梗、藿香、炙甘草。

[功用] 解表化湿,理气和中。

[主治] 外感风寒,内伤湿滞证。霍乱吐泻,恶寒发热,头痛,脘腹疼痛,舌苔白腻,以及山岚瘴疟等。

[方解] 凡受四时不正之气,憎寒壮热者,风寒客于皮毛,理直解表。四时不正之气由鼻而入,不在表而在里,故不用大汗以解表,但用芳香利气之品以主之。白芷、紫苏子、藿香、陈皮、大腹皮、厚朴、桔梗皆气胜者也,故足以正不正之气;白术、茯苓、半夏、甘草则甘平之品耳,所以培养中气,而树中营之帜者也;内伤、外感而成霍乱者,内伤者调其中,藿香、白术、茯苓、陈皮、甘草、半夏、厚朴、桔梗、大腹皮皆调中药也,调中则能正气于内矣;外感者疏其表,紫苏子、白芷疏表药也,疏表则能正气于外矣;若使表无风寒,二物亦能发越脾气,故曰正气。

14. 乌药顺气散

[组成] 乌药、橘红、麻黄、川芎、白芷、僵蚕、枳壳、桔梗、干姜、炙甘草。

[功用] 疏风顺气,活血散结。

[主治] 治中风遍身顽麻,骨节疼痛,步履艰难,语言謇涩,口眼㖞斜,喉中气急有痰。

〔方解〕 此手太阴、足厥阴药也。风盛则火炽,故有痰火冲逆而上,此里气逆也。然中风必由外感风寒而发,内虚而外邪乘之,此表气逆也。麻黄、桔梗肺家之药,发汗而祛寒;川芎、白芷头面之药,散风而活血;枳壳、橘红利气行痰,僵蚕消痰散结;干姜温经通阳,炙甘草和中泻火,乌药能通行邪滞诸气。此乃先解表气而兼顺里气者,气顺则风散。

15. 顺风匀气散 ....

〔组成〕 乌药、沉香、青皮、木瓜、白芷、天麻、紫苏叶、人参、白术、炙甘草、生姜。

〔功用〕 疏气行气,健脾益气。

〔主治〕 治中风半身不遂,口眼㖞斜。

〔方解〕 方用天麻、紫苏叶、白芷以疏风气;乌药、沉香、青皮以行滞气;人参、白术、炙甘草、生姜以补正气和胃气;用木瓜者,能于土中泻木,调荣卫而伸筋也。

16. 牵正散 ....

〔组成〕 附子、僵蚕、全蝎。

〔功用〕 祛风化痰、通络止痛。

〔主治〕 治中风口眼㖞斜,无他证者。

〔方解〕 全蝎色青善走者,独入肝经,风气通于肝,为搜风之主药;附子辛散,能治头面之风;僵蚕之清虚,能解络中之风;三者皆治风之专药,用酒调服,以行其经。

17. 竹叶石膏汤 ....

〔组成〕 淡竹叶、石膏、半夏、麦冬、人参、炙甘草、粳米。

〔功用〕 清热生津,益气和胃。

〔主治〕 热病之后,余热未清,气阴两伤,症见虚羸少气,气逆欲吐,纳呆,舌质光红少苔,脉细数。

[方解]　本方所治病证乃热病之后,余邪留恋,里热未清而气津已伤,胃气不和所致。淡竹叶石膏汤乃白虎汤之变法,以其少气,故加参麦之甘以益气。淡竹叶、石膏之辛寒,以散余热;人参、甘草、麦冬、粳米之甘平,以益肺安胃,补虚生津;半夏之辛温,以豁痰止呕。故去热而不损其真,导逆而能益其气也。

18. 六一散

　　[组成]　滑石、甘草。

　　[功用]　清暑利湿。

　　[主治]　因暑热夹湿所致的暑湿证,症见身热烦渴,小便不利,或呕吐泄泻。

　　[方解]　方中滑石为君,味甘淡性寒,质重而滑,淡能渗湿,寒能清热,滑能利窍,既能清心解暑热,又能渗湿利小便。佐使以甘草,味甘性平,能益气和中泻火,与滑石配伍,使小便利而津液不伤,且可防滑石之寒滑重坠以伐胃。因其用量比例为 6:1,故名"六一散",为治疗暑湿之常用基础方剂。

19. 苏羌饮

　　[组成]　紫苏子、羌活、防风、陈皮、淡豆豉、生姜、葱白。

　　[功用]　祛风散寒。

　　[主治]　主治四时寒疫,头痛身痛,身热脊强,恶寒拘急,无汗。

　　[方解]　紫苏子温中达表,解散风寒;羌活直入本经,治太阳诸症;淡豆豉解肌发汗,兼治疫瘴;防风能防御外风,随所引而至;陈皮利气而寒郁易解;姜可驱邪,葱能发汗,辅佐诸药,以成厥功。四时风寒,皆能治疗,惟不治瘟疫。

20. 草窗痛泻方

　　[组成]　白术、白芍、陈皮、防风。

［功用］　补脾泻肝,缓痛止泻。

［主治］　治腹痛便泻不止,脉两关不调者或弦有力者。

［方解］　白术苦燥湿,甘补脾,温和中;白芍寒泻肝火,酸敛逆气,缓中止痛;防风辛能散肝,香能舒脾,风能胜湿,为理脾引经要药;陈皮辛能利气,炒香尤能燥湿醒脾,使气行则痛止。数者皆以泻木而益土也。

21. 胃苓汤

［组成］　猪苓、茯苓、白术、泽泻、肉桂、厚朴、苍术、陈皮、甘草。

［功用］　祛湿和胃,行气利水。

［主治］　治中暑伤湿,腹痛泄泻,脉濡缓而倦怠者。脾虚湿胜,致成黄疸,或大便泄泻,小便清涩,不烦不渴。

［方解］　即平胃散合五苓散而成,方用平胃散燥湿运脾,行气和胃,合五苓散化气利水。

22. 四神丸

［组成］　肉豆蔻、补骨脂、五味子、吴茱萸、生姜、大枣。

［功用］　温肾散寒,涩肠止泻。

［主治］　治脾肾两虚久泻,脉两尺沉迟者。

［方解］　补骨脂辛苦大温,能补相火以通君火,火旺乃能生土,故以为君;肉豆蔻辛温能行气消食,暖胃固肠;五味子咸能补肾,酸能涩精;吴茱萸辛热除湿燥脾,能入少阴、厥阴气分而补火;生姜暖胃,大枣补土。所以防水,盖久泻皆由肾命火衰,不能专责脾胃,故大补下焦元阳,使火旺土强,则能制水而不复妄行矣。

23. 胃关煎

［组成］　熟地黄、山药、干姜、吴茱萸、白扁豆、白术、炙甘草。

［功用］　补肾暖脾,温中止泻。

[主治]　治脾肾虚寒作泻,甚至久泻,腹痛不止,冷痢等证,脉细小无力者。

　　[方解]　方中熟地黄补肾阴,干姜、吴茱萸温中散寒;白术、白扁豆、山药、甘草健脾燥湿。

24. 姜茶饮

　　[组成]　生姜、细茶叶。

　　[功用]　解表清里。

　　[主治]　治寒热疟及赤白痢。

　　[方解]　生姜味辛而温,能解表也。茶叶甘苦微寒,能清里也。二味合用,喜无寒热之偏,功在和解,故能治疟耳。

25. 香连丸

　　[组成]　木香、黄连。

　　[功用]　行气化滞,清热燥湿。

　　[主治]　治下痢赤白,脓血相杂,里急后重。

　　[方解]　方用黄连苦燥湿,直折心脾之火。木香行气能通利三焦以平肺,使木邪不克脾土,气行而滞去也。

26. 苍术地榆汤

　　[组成]　苍术、地榆。

　　[功用]　健脾燥湿,凉血止痢。

　　[主治]　治脾经受湿,痢疾下血。

　　[方解]　苍术燥湿开郁,地榆酸寒色紫,以专去下焦大肠血分之热,泻肝敛气,用其酸以收,以断下也。

27. 人参椿皮散

　　[组成]　人参、椿皮。

　　[功用]　益气补中,燥湿清热。

［主治］　治脏毒挟热下血,久痢脓血不止。

［方解］　方用人参之甘以补其气;椿皮之苦以燥其湿,寒以解其热,濇以收其脱。使虚者补而陷者升,亦劫剂也。

28. 真人养脏汤

［组成］　人参、白术、当归、白芍、罂粟壳、诃子、肉豆蔻、木香、炙甘草、肉桂。

［功用］　涩肠固脱,温补脾肾。

［主治］　治泻痢日久,虚寒脱肛。

［方解］　下痢日久,赤白已尽,虚寒脱肛者,此方主之。甘可以补虚,故用人参、白术、甘草;温可以养脏,故用肉桂、肉豆蔻、木香;酸可以收敛,故用白芍;涩可以固脱,故用罂粟壳、诃子。是方也,但可以治虚寒气弱之脱肛耳。若大便燥结,努力脱肛者,则属热而非寒矣,不可使用此方,与之则病益甚。

29. 芍药汤

［组成］　白芍、当归、黄连、槟榔、木香、甘草、大黄、黄芩、肉桂。

［功用］　清热燥湿,调气和血。

［主治］　湿热壅滞肠中气机,湿热与血瘀相搏所致的湿热痢疾。症见腹痛,便下脓血,赤白相兼,里急后重,肛门灼热,小便短赤,舌红,苔黄腻,脉弦数。

［方解］　湿热下注大肠,壅滞气机,肠中积滞不化,湿热与气血瘀滞相搏,而成下痢脓血,故治宜清热行气活血之法。此方用大黄之荡涤邪滞,木香、槟榔之理气,当归、肉桂之行血;病多因湿热而起,故用黄芩、黄连之苦寒以燥湿清热;用白芍、甘草者,缓其急而和其脾。

30. 六和汤

[组成] 藿香、砂仁、杏仁、厚朴、白扁豆、木瓜、人参、白术、茯苓、半夏、甘草、生姜、大枣。

[功用] 健脾化湿，散寒行气。

[主治] 治夏月饮食不调，内伤生冷，外伤暑气，寒热交作，霍乱吐泻及伏暑烦闷等。

[方解] 藿香、砂仁、杏仁、厚朴香能舒脾，辛能行气，而砂仁、厚朴兼能化食。木瓜酸能平肝舒筋，白扁豆、茯苓淡能渗湿清热，而白扁豆又能散暑和脾。半夏辛温，散逆而止呕，参术甘温，补正以匡邪。甘草补中，协和诸药，姜枣发散而调荣卫，皆所以和之也。

31. 缩脾饮

[组成] 白扁豆、葛根、乌梅、草果、砂仁、甘草。

[功用] 清暑湿，除烦渴。

[主治] 霍乱之后，因服热药太多，致添烦渴者；伏暑热，烦渴躁闷，干湿霍乱。

[方解] 大暑烦渴，吐泻霍乱，用砂仁、白扁豆、草果消暑气，止吐泻霍乱；乌梅收肺热，佐葛根生津液，甘草和胃气。

32. 香薷饮

[组成] 香薷、厚朴、白扁豆。

[功用] 解表清暑，健脾利湿。

[主治] 适用于夏季感冒，夹暑湿证。

[方解] 暑伤脾胃，气滞不化而痞塞于中，香薷散皮肤之暑；厚朴除腹里之满；白扁豆健脾防暑。水煎微温服，使脾胃气调则暑邪自散。

33. 桂苓甘露饮

〔组成〕 石膏、寒水石、滑石、甘草、白术、茯苓、猪苓、泽泻、肉桂。

〔功用〕 清暑解热,化气利湿。

〔主治〕 治中暑受湿,引饮过多,头痛烦渴,湿热便秘,舌苔白者,或黄泽者。

〔方解〕 河间制是方,以膏、寒、滑、草清其暑热,佐以五苓利其湿热。如舌苔稍干燥者,是暑热将化为火,肉桂又当禁用。

34. 玉女煎

〔组成〕 石膏、熟地黄、麦冬、知母、牛膝。

〔功用〕 清胃滋阴。

〔主治〕 阴虚胃热,烦热口渴,头痛牙痛,或呕血鼻出血,脉浮洪滑大。

〔方解〕 此为水亏火盛相因为病,而以胃热为主。病在胃在肾,治宜清胃热兼滋肾阴。方中熟地黄、牛膝以滋肾水,麦冬以保肺金,知母上益肺阴,下滋肾水,能治阳明独胜之火,石膏甘寒质重,独入阳明,清胃中有余之热。虽然,理虽如此,而其中熟地黄一味,若胃火炽盛者,尤宜斟酌用之,即虚火之证,亦宜改用生地黄为是,在用方者神而明之,变而通之可也。

35. 三化汤

〔组成〕 厚朴、大黄、枳实、羌活。

〔功用〕 祛风化痰,行气导滞。

〔主治〕 中风入脏,邪气内实,热势极盛,二便不通;及阳明发狂谵语;中风内有便溺之阻隔者;中风九窍俱闭,唇缓舌强;大肠燥闭,不见虚症者。

〔方解〕 三者,风、滞、痰也。化,变化以清散之也。方用羌活以化风,厚朴、大黄以化滞,枳实以化痰,故曰三化。

36. 大秦艽汤

[组成] 秦艽、川芎、独活、当归、白芍、石膏、甘草、羌活、防风、白芷、黄芩、白术、茯苓、生地黄、熟地黄、细辛。

[功用] 祛风清热,养血活血。

[主治] 风邪初中经络证。口眼㖞斜,舌强不能言语,手足不能运动,风邪散见,不拘一经者。

[方解] 中风,手足不能运动,舌强不能言语,风邪散见,不拘一经者,此方主之。用秦艽为君者,以其主宰一身之风,石膏所以去胃中总司之火,羌活去太阳百节之风疼,防风为诸风药中之军卒。三阳数变之风邪,责之细辛;三阴内淫之风湿,责之茯苓、白术。去厥阴经之风,则有川芎;去阳明经之风,则有白芷。风热干乎气,清之以黄芩;风热干乎血,凉之以生地黄。独活疗风湿在足少阴;甘草缓风邪上逆于肺。乃当归、白芍、熟地黄者,所以养血于疏风之后,一以济风药之燥,一使手得血而能握,足得血而能步也。

37. 防风通圣散

[组成] 防风、川芎、当归、白芍、大黄、薄荷、麻黄、连翘、芒硝、石膏、黄芩、桔梗、滑石、甘草、荆芥、白术、栀子。

[功用] 疏风解表,清热泻下。

[主治] 外感风邪,内有蕴热,表里皆实。症见恶寒发热,头痛眩晕,目赤睛痛,口苦口干,咽喉不利,胸膈痞闷,咳呕喘满,大便秘结,小便短赤及疮疡肿毒,肠风痔漏,惊狂谵语,手足瘛疭,丹斑瘾疹等。

[方解] 防风、荆芥、薄荷、麻黄轻浮升散,解表散寒,使风热从汗出而散之于上。大黄、芒硝破结通幽;栀子、滑石降火利水,使风热从便出而泄之于下。风淫于内,肺胃受邪,桔梗、石膏清肺

泻胃;风之为患,肝木受之,川芎、当归、白芍和血补肝;黄芩清中上之火;连翘散气聚血凝;甘草缓峻而和中;白术健脾而燥湿。上下分消,表里交治,由于散泻之中,犹寓温养之意,所以汗不伤表,下不伤里也。

38. 柴葛解肌汤

〔组成〕　柴胡、葛根、甘草、黄芩、羌活、白芷、白芍、桔梗、生姜、大枣、石膏。

〔功用〕　散寒解肌,护阴清热。

〔主治〕　外感风寒,郁而化热证。症见恶寒渐轻,身热增盛,无汗头痛,目痛鼻干,眼眶痛,心烦不眠,咽干,舌苔薄黄,脉浮微洪。

〔方解〕　本方所治证候乃表邪未解,而又化热为里。以柴胡解少阳之表,葛根、白芷解阳明之表,羌活解太阳之表,如是则表邪无容足之地矣。然表邪盛者,必内郁而为热,热则必伤阴,故以石膏、黄芩清其热,白芍、甘草护其阴,桔梗能升能降,可导可宣,使内外不留余蕴耳。用姜、枣者,亦不过借其和营卫,致津液,通表里,而邪去正安也。

39. 浆水散

〔组成〕　炮姜、附子、炙甘草、肉桂、高良姜、半夏。

〔功用〕　温中回阳,燥湿解暑。

〔主治〕　治中暑泄泻,周身汗出,一身尽冷,脉微而弱,气少而不能语。

〔方解〕　用姜、附子之热剂,治暑月之阴寒,非治阳暑之证。《医通》曰:浆水者,乃秫米和曲酿成,如醋而淡。《集解》曰:泄利浆水,澄澈清冷。观此二说,全不相合,丰每用是方,以土浆煎药,无不取效,似不必辨其孰是。考土浆之功能、主治泻痢,入此方中,最合拍耳。土浆,弘景曰:此掘黄土地作坎,深三尺,以新汲水沃入搅浊,少顷取清用之,故曰地浆,亦曰土浆。土浆水功专去暑湿解渴热,故以名方。君以肉桂、干姜、附子迎三焦之阳,内返中焦;臣以炙甘草、土浆水,奠安阴气,俾微阳有所归附;仍佐以半夏通经,高良姜通络,为之交通上下,旋转阴阳,庶阳气有运行不息之机,而使元神可复。

40. 冷香饮子

[组成] 附子、草果、橘红、炙甘草。

[功用] 温中燥湿。

[主治] 治中暑,内夹生冷,脉沉微,腹痛吐利汗出。

[方解] 草果辛温,善消肉食;附子辛热,能散沉寒;橘红之辛,可调中气;甘草之温,堪以健脾。而必冷服者,假其冷以从治,《内经》所谓"必伏其所主,而先其所因"也。

41. 大顺散

[组成] 干姜、肉桂、杏仁、甘草。

[功用] 温中散暑。

[主治] 治冒暑伏热,引饮过多,脾胃受湿,霍乱吐泻。

[方解] 脾胃者,喜燥而恶湿,喜温而恶寒,干姜、肉桂散寒燥湿,杏仁、甘草利气调脾,皆辛甘发散之药,升伏阳于阴中,亦从治之法也。如伤暑无寒证者,不可执泥。

42. 景岳木贼煎

[组成] 木贼、青皮、厚朴、半夏、槟榔、苍术。

[功用] 清热截疟,燥湿化痰。

[主治] 凡疟疾形实气强,多湿多痰者,宜此截之大效。

[方解] 此方用木贼喜其轻能升散,空能发汗,即太阳之余邪未尽者,亦可用之,较柴胡更为稳耳。青皮、厚朴、槟榔理气燥湿,半夏、苍术化痰截疟。

43. 严氏清脾饮

〔组成〕 青皮、厚朴、柴胡、黄芩、半夏、草果、茯苓、白术、甘草。

〔功用〕 和解少阳,健脾化痰。

〔主治〕 治疟疾热多寒少,口苦嗌干,小便赤涩,脉来弦数。

〔方解〕 是方即小柴胡汤加减,减人参之补、大枣之滞,以解少阳往来寒热之邪。其方不名清胆,而名清脾者何也?盖因近世称疟为脾寒,其脾受寒而作疟者,亦属不少,故加厚朴温其脾胃,茯苓、白术辅其中州,更加草果、青皮祛其疟邪,而脾自得清肃,故曰清脾。其存小柴胡法者,良由疟不离乎少阳之意耳。

44. 柴平汤

〔组成〕 柴胡、半夏、黄芩、人参、厚朴、苍术、陈皮、甘草。

〔功用〕 和解表里,健脾燥湿。

〔主治〕 湿疟,身重身痛。

〔方解〕 用小柴胡汤以和解表里,平胃散以健脾制湿,二方合而为一,故名曰柴平。

45. 藿香平胃散

〔组成〕 藿香、半夏、苍术、厚朴、陈皮、甘草。

〔功用〕 解暑发表,芳香化湿。

〔主治〕 治胃寒腹痛呕吐,及瘴疫湿疟。

〔方解〕 方中藿香性温而燥热,既可化在里之湿浊,又可解在表之暑湿,用于暑湿症及湿温症初起,为暑令常用之品。平胃散燥湿健脾,消胀散满。

46. 太无神术散

〔组成〕 藿香、石菖蒲、苍术、厚朴、陈皮、甘草。

[功用]　芳香辟秽,解表化湿。

[主治]　治感山岚瘴气,憎寒壮热,一身尽痛,头面肿大,瘴疟时毒。

[方解]　用苍术之燥,以克制其瘴雾之邪;用厚朴之苦,以平其敦阜之气;石菖蒲、藿香辛香物也,能匡正而辟邪;甘草、陈皮调脾物也,能补中而泄气。《黄帝内经》曰:谷气通于脾,故山谷之气,感则坏人脾。此方但用理脾之剂,而解瘴毒之妙自在其中,使非深得经旨,不能主此方也。

47. 子和常山散

[组成]　常山、甘草、上为细末。水煎,空心服之,取吐。

[功用]　祛痰截疟。

[主治]　治痰疟。

[方解]　常山祛痰截疟,其性猛烈,故佐以甘草缓和药性。

48. 鳖甲饮

[组成]　白术、黄芪、川芎、白芍、槟榔、草果、厚朴、陈皮、鳖甲、甘草。

[功用]　消热散结,健脾消积。

[主治]　治疟久不愈,腹中结块,名曰疟母。

[方解]　久疟必由脾虚,白术补脾气,黄芪补肺气,使气足脾运,方能磨积也。川芎补肝而行血中气滞,白芍助脾而散肝经火邪。二药并和厥阴,荣气荣血调则阴阳和矣。槟榔下气而攻积,草果暖胃而祛寒,厚朴破血而散满,陈皮理气而消痰,甘草和中而补土。鳖甲咸平属阴,色青入肝,专能益阴补虚,消热散结,故为疟之君药也。

49. 四兽饮

[组成]　人参、茯苓、白术、炙甘草、陈皮、半夏、草果、乌梅、

生姜、大枣。

　　〔功用〕　和胃化痰。

　　〔主治〕　治疟病胃虚,中挟痰食。

　　〔方解〕　人参、白术、茯苓、甘草、半夏达阳于阴中而通其阻滞;陈皮行肝气之郁滞,破肺淫之阻塞;草果补肝泻肺,暖胃和脾,去积行痰,比常山为和顺;乌梅补肺泻肝,敛阴和胃,去瘀消湿,平内外上下之争;生姜以协半夏驱外闭之邪;大枣助四君子以和中气。此治疟之乘于内伤者,故四君子君人参以补中也,半夏以滑之,陈皮以宣之。虽有七情之郁,亦可使通而无滞。二陈以除痰,痰因气阻,加乌梅、草果而谓之四兽。助以姜、枣,所以大畅其阳,使由中而达外也。

50. 羌活胜湿汤

　　〔组成〕　羌活、独活、川芎、藁本、蔓荆子、防风、甘草。

　　〔功用〕　祛风胜湿。

　　〔主治〕　治湿气在表,头痛头重,或腰脊重痛,或一身尽痛,微热昏倦。

　　〔方解〕　此治头项之湿,故用羌活、风防、川芎、藁本、蔓荆子一派风药,以祛上盛之邪。然热虽上浮,湿本下著,所以复用独活透达少阴之经。其妙用尤在缓取微似之汗,故剂中加用甘草,以缓诸药辛散之性,则湿着之邪,亦得从中缓去,无藉大开汗孔。

51. 平胃散

　　〔组成〕　苍术、厚朴、陈皮、炙甘草、生姜、大枣。

　　〔功用〕　燥湿运脾,消胀散满。

　　〔主治〕　湿滞脾胃证。症见怠惰嗜卧,脘腹胀满,不思饮食,呕吐恶心,嗳气吞酸,肢体沉重,常多自利,舌苔白腻而厚,脉缓。

　　〔方解〕　此湿土太过之证,经曰敦阜是也。苍术味甘而燥,甘则入脾,燥则胜湿;厚朴性温而苦,温则益脾,苦则燥湿,故二物可以平敦阜之土。陈皮能泄气,甘草能健脾,气泄则无湿郁之患,脾强则有制湿之能,一补一泄,又用药之则也,生姜、大枣调和胃气。

52. 除湿汤

[组成] 苍术、陈皮、茯苓、半夏、藿香、厚朴、甘草、白术、生姜。

[功用] 健脾除湿,散寒行气。

[主治] 治伤湿腹痛,身重足软,大便溏泻。

[方解] 苍术燥湿强脾,厚朴散滞消肿,陈皮理气和中,藿香温中快胃,白术燥脾湿以健中,半夏理脾湿以醒胃,茯苓渗脾湿,甘草缓中州,生姜以温散寒湿也,使湿散脾强,则肿退泻除,而小便亦利矣。

53. 金匮肾着汤

[组成] 干姜、茯苓、白术、甘草。

[功用] 温脾化湿。

[主治] 治伤湿身重,腹痛腰冷。

[方解] 其病不在肾之中脏,而在肾之外府,故其治法不在温肾以散寒,而在燠土以胜水。甘、姜、苓、术,辛温甘淡,本非肾药,名肾着者。原其病也。干姜辛热之物,辛得金之燥,热得阳之令,燥能胜湿,阳能曝湿,故象而用之;白术、甘草,甘温之品也,甘得土之味,温得土之气,土胜可以制湿,故用以佐之;茯苓甘淡之品也,甘则益土以防水,淡则开其窍而利之,此围师必缺之义也。

54. 松峰达原饮

[组成] 槟榔、草果、厚朴、白芍、甘草、黄柏、栀子、茯苓。

[功用] 清热利湿,通达膜原。

[主治] 治湿热盘踞膜原。

［方解］ 吴又可达原饮有知母、黄芩，无黄柏、栀子、茯苓。瘟而兼湿，故去知母而换黄柏，以燥湿，且能救水而利膀胱；去黄芩换栀子，泻三焦火而下行利水；加茯苓利小便而兼益脾胃；三者备而湿热除矣。

55. 苍苓白虎汤

［组成］ 苍术、茯苓、石膏、知母、灸甘草。

［功用］ 化湿清热。

［主治］ 治湿温身重，胸满头痛，妄言多汗，两胫逆冷。

［方解］ 三仁汤治湿温之轻者，苍苓白虎汤治湿温之重者，方用白虎汤清气分之热，加苍术化中上二焦之湿，茯苓利中下二焦之湿。

56. 滋燥养营汤

［组成］ 当归、黄芩、生地黄、熟地黄、白芍、甘草、秦艽、防风。

［功用］ 滋阴养营，润燥疏风。

［主治］ 治火烁肺金，血虚外燥，皮肤皱揭，筋急爪枯，或大便秘结。

［方解］ 证为血虚而水涸，当归润燥养血为君。二地滋肾水而补肝，白芍泻肝火而益血为臣。黄芩清肺热，能养阴退阳。艽防散肝风，为风药润剂。风能生燥，秦艽、防风味辛能润。又秦艽能养血荣筋，防风乃血药之使，吐血治崩，皆用为使。甘草甘平泻火，入润剂则补阴血为佐使也。

57. 清肺饮

［组成］ 杏仁、贝母、茯苓、橘红、桔梗、甘草、五味子。

［功用］ 清肺化痰，降气宁嗽。

［主治］ 治痰气上逆，而作咳嗽。

[方解] 此手太阳之药,治肺之通剂也。杏仁解肌散寒,降气润燥;贝母清火散结,润肺化痰;五味子敛肺而宁嗽,茯苓除湿而理脾;橘红行气,甘草和中,桔梗清肺利膈,载药上浮,而又能开壅发表也。

58. 琼玉膏

[组成] 地黄、茯苓、人参、白蜜。

[功用] 滋阴润肺,益气补脾。

[主治] 治干咳。

[方解] 地黄滋阴生水,水能制火;白蜜甘凉性润,润能去燥;金为水母,土为金母,故用参、苓补土生金,盖人参益肺气而泻火,茯苓清肺热而生津也。

59. 丹溪咯血方

[组成] 青黛、瓜蒌、浮海石、栀子、诃子。

[功用] 清热化痰,敛肺止咳。

[主治] 治咳嗽痰血。

[方解] 肺者,至清之脏,纤芥不容,有气有火则咳,有痰有血则嗽。青黛、栀子所以降火,瓜蒌、浮海石所以行痰,诃子所以敛肺。然而无治血之药者,火去而血自止也。

60. 千金久嗽方

[组成] 白蜜、生姜。

[功用] 散寒润肺。

[主治] 治长久咳嗽神效。

[方解] 方中白蜜滑能润肺,生姜辛能散寒。

61. 二陈汤

[组成] 茯苓、半夏、陈皮、甘草。

〔功用〕 燥湿化痰,理气和中。

〔主治〕 治一切痰饮为病,咳嗽胀满,呕吐恶心,头眩惊悸。

〔方解〕 此方半夏豁痰燥湿,陈皮消痰利气,茯苓降气渗湿,甘草补脾和中。盖补脾则不生湿,燥湿渗湿则不生痰,利气降气则痰消解,可谓体用兼赅,标本两尽之药也。

62. 景岳六安煎

〔组成〕 陈皮、半夏、茯苓、甘草、杏仁、白芥子、生姜。

〔功用〕 化痰止咳,理肺散邪。

〔主治〕 治风寒咳嗽,痰滞气逆等证。

〔方解〕 即二陈汤加杏仁、白芥子。张景岳说外感之咳嗽,无论四时必皆因于寒邪,而寒随时气入客肺中,所以治寒咳但治辛温,其邪自散,惟六安煎加生姜为最妙。

63. 千金阳旦汤

〔组成〕 桂枝、白芍、黄芩、甘草、生姜、大枣。

〔功用〕 解肌发表,清热疏风。

〔主治〕 主治先感冬温,又被风寒所遏之病;治冬温脉浮发热,项强头痛。

〔方解〕 桂枝解肌发表,白芍益阴和营,黄芩清泻里热,生姜辛温,助桂枝辛散表邪,大枣甘平,益气补中,甘草调和营卫。

64. 千金阴旦汤

〔组成〕 即阳旦汤加干姜。

〔功用〕 温阳解肌,发表除烦。

〔主治〕 治冬温内寒外热,肢节疼痛,中挟寒食;主治体质本寒,忽受冬温之病。

〔方解〕 阴霾四塞,非平旦之气,无以开启阳和,桂枝汤原名阳旦,开启阳邪之药也,《千金方》于此汤中加入黄芩之苦寒性轻,以治冬温在表之邪热,加干姜之辛温散结,以治中土之停滞。

四、杨栗山《伤寒瘟疫条辨》热病方

《伤寒瘟疫条辨》为清·杨璿(号栗山)所著。该书对伤寒与温病的病因、病机、治疗原则及方药进行了详细剖解,条分缕析,为温病学的发展起到了重大作用。杨栗山在前人经验的基础上,遵师而不泥古,敢于立新,创立了以升降散为代表的治温病十五方,十五方中每方均以僵蚕、蝉蜕为主药,其次选用连翘、黄连、黄芩、黄柏、栀子等,对于温病的治疗至今仍有较高的实用价值。

1. 升降散

[组成] 僵蚕、蝉蜕、姜黄、大黄。

[功用] 升清降浊,散风清热。

[主治] 温热、瘟疫,邪热充斥内外,阻滞气机,清阳不升,浊阴不降,致头面肿大,咽喉肿痛,胸膈满闷,呕吐腹痛,发斑出血,丹毒,谵语狂乱,不省人事,绞肠痧(腹痛),吐泻不出,胸烦膈热,疙疸瘟(红肿成块),大头瘟(头部赤肿),蛤蟆瘟(颈项肿大)及丹毒;温病亦杂气中之一也,表里三焦大热,其证治不可名状者,此方皆主之。

[方解] 是方以僵蚕为君,蝉蜕为臣,姜黄为佐,大黄为使,米酒为引,蜂蜜为导,六法俱备,而方乃成。僵蚕味辛苦气薄,喜燥恶湿,得天地清化之气,轻浮而升阳中之阳,故能胜风除湿,清热解郁,从治膀胱相火,引清气上朝于口,散逆浊结滞之痰也;蝉蜕气寒无毒,味咸且甘,为清虚之品,能祛风而胜湿,涤热而解毒;姜黄气味辛苦,大寒无毒,祛邪伐恶,行气散郁,能入心脾二经,建功辟疫;大黄味苦,大寒无毒,上下通行,亢盛之阳,非此莫抑;米酒性大热,味辛苦而甘,令饮冷酒,欲其行迟,传化以渐,上行头面,下达足膝,外周毛孔,内通脏腑经络,驱逐邪气,无处不到;蜂蜜甘平无毒,其性大凉,主治丹毒斑疹,腹内留热,呕吐便秘,欲其

清热润燥,而自散温毒也。盖取僵蚕、蝉蜕,升阳中之清阳;姜黄、大黄,降阴中之浊阴,一升一降,内外通和,而杂气之流毒顿消矣。

2. 增损大柴胡汤 ....

〔组成〕　柴胡、薄荷、陈皮、黄芩、黄连、黄柏、栀子、白芍、枳实、大黄、姜黄、僵蚕、蝉蜕。

〔功用〕　表里双解。

〔主治〕　温病热郁腠理,以辛凉解散,不至还里,而成可攻之证,此方主之。

〔方解〕　方用柴胡、薄荷、僵蚕、蝉蜕辛凉引热透表为君;黄芩、黄连、黄柏、栀子、白芍、枳实、大黄酸苦清泻实火于下;陈皮、姜黄行气散郁为佐使。

3. 双解散 ....

〔组成〕　防风、荆芥、薄荷、麻黄、当归、川芎、白芍、白术、连翘、栀子、大黄、芒硝、桔梗、黄芩、石膏、滑石、甘草。

〔功用〕　表里双解。

〔主治〕　伤寒温病,表里实热者。

〔方解〕　防风、麻黄以解表,薄荷、荆芥以清上,大黄、芒硝以涤肠胃,滑石、栀子以利水道,桔梗、石膏以清肺胃之邪,而连翘又所以祛诸经之游火。风热为患,肝木主之,黄芩、白芍、当归、川芎和肝血以息风热,而白术、甘草又所以健运脾土,能胜湿热御风火故也。方中倍用六一者,以伏气所蒸之湿热,半从肌表而泄,半从水道而利也。

4. 增损双解散 ....

〔组成〕　僵蚕、蝉蜕、姜黄、防风、薄荷、荆芥、当归、白芍、黄连、连翘、栀子、黄芩、桔梗、石膏、滑石、甘草、大黄、芒硝。

〔功用〕　表里双解,清气和血。

〔主治〕　温病表里大热,气喷如火,舌黄口燥,谵语发狂,脉洪大滑数。

　　〔方解〕　温病乃杂气中之一也,断无正发汗之理,于法为大忌,即河间亦未言及。不如易僵蚕、蝉蜕得天地清化之气,以涤疫气,散结行经,升阳解毒。且郁热伏于五内,伤损正气,胀闷不快,川芎香窜,走泄真元,白术气浮,填塞胃口,皆非温病所宜,不如易黄连、姜黄辟邪除恶,佐当归、白芍凉血散郁以退蒸,则心肝和而风火自息矣,因名增损双解散。

5. 加味凉膈散

　　〔组成〕　僵蚕、蝉蜕、姜黄、黄连、黄芩、栀子、连翘、薄荷、大黄、芒硝、甘草、淡竹叶。

　　〔功用〕　清热解毒,泻下通里。

　　〔主治〕　大头、瓜瓤等温病危在旦夕。温证羊毛,火郁于上,壮热面赤,唇燥舌干,烦躁谵言,胸闷气滞,脉象数实。

　　〔方解〕　连翘、薄荷、淡竹叶味薄而升浮,泻火于上;黄芩、黄连、栀子、姜黄味苦而无气,泻火于中;大黄、芒硝味厚而咸寒,泻火于下;僵蚕、蝉蜕以清化之品,涤疵疬之气,以解温毒;用甘草者,取其性缓而和中也;加蜜、酒者,取其引上而导下也。

6. 三黄石膏汤

　　〔组成〕　石膏、淡豆豉、麻黄、黄连、黄芩、栀子、黄柏。

　　〔功用〕　泻火解毒,发汗解表。

　　〔主治〕　伤寒温病,大热神昏,两目如火,深如涂朱,燥渴欲死,脉洪长滑数者。

　　〔方解〕　伤寒表里大热,攻其里则表证未解,欲发其表则里证又急,庸工不识待毙而已。殊不知热在三焦,闭塞经络,津液枯涸,营卫不通,遂成此证。用黄连解毒汤、石膏以清里热,麻黄、淡豆豉以散表热,内外之邪俱尽矣。

7. 增损三黄石膏汤

〔组成〕　石膏、僵蚕、蝉蜕、薄荷、淡豆豉、黄连、黄柏、黄芩、栀子、知母。

〔功用〕　清热解毒，生津止渴。

〔主治〕　温病表里三焦大热，五心烦热，两目如火，鼻干面赤，舌黄唇焦，身如涂朱，燥渴引饮，神昏谵语。

〔方解〕　寒能制热，故用白虎汤；苦能下热，故用解毒汤。佐以荷、豉、蚕、蝉之辛散升浮者，以温病热毒至深，表里俱实，扬之则越，降之则郁，郁则邪火犹存，兼之以发扬，则炎炎之势皆烬矣。此内外分消其势，犹兵之分击者也。热郁腠理，先见表证为尤宜。

8. 神解散

〔组成〕　僵蚕、蝉蜕、神曲、金银花、生地黄、木通、车前子、黄芩、黄连、黄柏、桔梗。

〔功用〕　清热透邪，泻火解毒。

〔主治〕　温病初觉，憎寒体重，壮热头痛，四肢无力，遍身酸痛，口苦咽干，胸腹满闷者。

〔方解〕　温病初觉，但服此药，俱有奇验。外无表药而汗液流通，里无攻药而热毒自解，有斑疹者即现，而内邪悉除，此其所以为神解也。僵蚕、蝉蜕、金银花清热透邪为君；黄芩、黄连、黄柏、木通、车前子泻火利湿为臣；生地黄滋下焦之阴，神曲和中，桔梗利肺气，三药共为佐使。

9. 清化汤

〔组成〕　僵蚕、蝉蜕、金银花、泽兰、陈皮、黄芩、黄连、栀子、连翘、龙胆、玄参、桔梗、附子、甘草。

〔功用〕　清热透邪，泻火解毒。

〔主治〕　温病壮热，憎寒体重，舌燥口干，上气喘吸，咽喉不利,头面猝肿,目不能开者。

[方解] 其方名清化者,以清邪中于上焦,而能化之以散其毒也。芩、连、栀、翘清心肺之火,玄参、陈皮、甘草清气分之火,龙胆清肝胆之火,而且沉阴下行,以泻下焦之湿热,僵蚕、蝉蜕散肿消毒,定喘出音,能使清阳上升,金银花清热解毒,泽兰行气解毒,附子散头面风毒,桔梗清咽利膈,为药之舟楫,蜜润脏腑,酒性大热而散,能引诸凉药至热处,以行内外上下,亦火就燥之意也。其中君明臣良,而佐使同心,引导协力,自使诸证息平矣。

10. 大清凉散

[组成] 僵蚕、蝉蜕、全蝎、当归、生地黄、金银花、泽兰、泽泻、木通、车前子、黄连、黄芩、栀子、五味子、麦冬、龙胆、牡丹皮、知母、甘草。

[功用] 通泻三焦,清热利水。

[主治] 温病表里三焦大热,胸满胁痛,耳聋目赤,口鼻出血,唇干舌燥,口苦自汗,咽喉肿痛,谵语狂乱者。

[方解] 诸药清热利水,使瘟毒伏热,从小便去;妙在三虫引药及酒达于外,使外邪俱豁然而解,是彻内彻外之方。此方通泻三焦之热,其用童便者,恐不得病者小便也。《素问》曰轮回酒,《本草纲目》曰还元汤,非自己小便,何以谓之轮回?何以谓之还元乎?夫以己之热病,用己之小便,入口下咽,直达病所,引火从小水而降其速也。此古人从治之大法。

11. 小清凉散

[组成] 僵蚕、蝉蜕、金银花、泽兰、当归、生地黄、石膏、黄连、黄芩、栀子、牡丹皮、紫草。

[功用] 清热凉血,泻火解毒。

[主治] 温病壮热烦躁,头沉面赤,咽喉不利,或唇口颊腮肿者。

〔方解〕　黄连清心火，亦清脾火；黄芩清肺火，亦清肝火；石膏清胃火，亦清肺火；栀子清三焦之火；紫草通窍和血，解毒消胀；金银花清热解毒，泽兰行气消毒；当归和血，生地黄、牡丹皮凉血以养阴而退阳也；僵蚕、蝉蜕为清化之品，散肿消郁，清音定喘，使清升浊降，则热解而证自平矣。

12. 六一顺气汤

　　〔组成〕　大黄、芒硝、厚朴、枳实、柴胡、黄芩、白芍、甘草。

　　〔功用〕　和解少阳，内泻热结。

　　〔主治〕　伤寒邪热内传，大便结实，口燥咽干，怕热谵语，揭衣狂妄，扬手掷足，斑黄阳厥，潮热自汗，胸腹满硬，绕脐疼痛者。

　　〔方解〕　本方乃大承气汤、大柴胡汤合方。

13. 加味六一顺气汤

　　〔组成〕　僵蚕、蝉蜕、大黄、芒硝、柴胡、黄连、黄芩、白芍、甘草、厚朴、枳实。

　　〔功用〕　清热解毒，泻火攻里。

　　〔主治〕　温病口燥咽干，发热消渴，谵语神昏，大便燥实，胸腹满硬，或热结旁流，绕脐疼痛，厥逆脉沉伏者。

　　〔方解〕　本方乃大承气汤、大柴胡汤合方加僵蚕、蝉蜕、黄连透邪泻火而成。

14. 理阴煎

　　〔组成〕　熟地黄、当归、干姜、炙甘草。

　　〔功用〕　温补阴分，托散表邪。

　　〔主治〕　凡真阴不足，或素多劳倦之辈，因而忽感寒邪，不能解散，或发热，头痛身痛，或面赤唇焦，或虽渴而不喜饮冷，或背心肢体畏寒，但脉见无力者。

　　〔方解〕　此理中汤之变方也。悉是假热之证，凉药不可入口,宜速用此煎,以熟地黄、当归温补阴分,干姜、炙甘草托散表邪,连进数服,使阴气渐充,则汗从阴达,而寒邪不攻自散。

15. 补阴益气煎

　　[组成]　熟地黄、当归、山药、陈皮、人参、炙甘草、柴胡、升麻、生姜。

　　[功用]　补阴益气,解表祛邪。

　　[主治]　凡属真阴不足,而寒邪外侵者,用此升散之,并治劳倦伤阴,精不化气,或阴虚内乏,以致外感不解,寒热咳疟,阴虚便结不通等证。

　　[方解]　此补中益气汤之变方也。人参扶元气以摄血,山药补脾益气。熟地黄、当归滋阴养血。陈皮、炙甘草利气和中,柴胡、升麻、生姜解表祛邪。

16. 大温中饮

　　[组成]　熟地黄、当归、白术、肉桂、干姜、炙甘草、柴胡。

　　[功用]　温中补虚,解表祛邪。

　　[主治]　凡患伤寒阳虚不足及劳倦感冒,或兼呕而泄泻等证,身虽炽热,时犹畏寒,但六脉无力,邪气不能外达者。

　　[方解]　此元阳太虚,正不胜邪之候,若非峻补托散,则寒邪日深,必致不救,温中自可散寒,即此方也。熟地黄、当归、白术、肉桂、干姜、炙甘草扶正,柴胡解表达邪。

17. 参胡三白汤

　　[组成]　柴胡、人参、白术、茯苓、白芍、生姜、大枣。

　　[功用]　益气健脾,疏利少阳。

　　[主治]　伤寒汗下不解,脉虚少气发热,或潮热口干舌燥。

　　[方解]　柯韵伯曰:伤寒汗下后不愈,里气既虚,当求之于三阴;而表热仍在,又当责之三阳。三阳以少阳为枢,其方以小柴胡

汤;三阴以少阴为枢,其方以附子汤,法当参合为治。然此热是少阳之虚,不得仍作前证之实火论,故于柴胡方中去黄芩,口燥而不呕故去半夏,少气而反去甘草者,欲其下达少阴也。于附子方中不取附子,欲其上通少阳也。所藉惟人参,故用为君,佐白术以培太阴之母,白芍以滋厥阴之血,茯苓以清少阴之水,生姜助柴胡散表邪,大枣助人参补元气,信为大病后调理之圣剂矣。

18. 黄连解毒汤

〔组成〕　黄连、黄芩、黄柏、栀子。

〔功用〕　泻火解毒。

〔主治〕　一切实热火毒,三焦热盛之证。大热烦躁,口燥咽干,错语不眠;或热病呕血、鼻出血;或热甚发斑,或身热下利,或湿热黄疸;或外科痈疡疔毒。小便黄赤,舌红苔黄,脉数有力。

〔方解〕　方中以黄连为君,泻心火兼泻中焦之火;黄芩助黄连清肺热、泻上焦之火为臣;黄柏苦寒泻下焦之火,栀子苦寒泻三焦之火导热下行共为佐药。

19. 大复苏饮

〔组成〕　僵蚕、蝉蜕、当归、生地黄、人参、茯苓、麦冬、天麻、犀角(代)、牡丹皮、栀子、黄连、黄芩、知母、甘草、滑石。

〔功用〕　益气养血,清热凉血。

〔主治〕　温病表里大热,或误服温补和解药,以致神昏不语,形如醉人。或哭笑无常,或手舞足蹈,或谵语骂人,不省人事,目不能闭者,名越经证。以及误服表药,而大汗不止者,名亡阳证。

〔方解〕　陈来章曰:热入于心经,凉之以黄连、栀子、犀角(代);心热移于小肠,泄之以滑石、甘草;心热上逼于肺,清之以黄芩、知母、麦冬。然邪之越经而传于心,与夫汗多亡阳者,皆心神不足也,故又入人参、茯苓以补之。此导赤泻心各半汤。予谓应加天麻,使之开窍,以定其搐。再加生地黄、当归、牡丹皮和血凉血以养其阴。仍用僵蚕、蝉蜕清化之品涤疵疠之气,方为的确。

20. 小复苏饮

[组成] 僵蚕、蝉蜕、神曲、生地黄、木通、车前子、黄芩、黄柏、栀子、黄连、知母、桔梗、牡丹皮。

[功用] 清热解毒,滋阴凉血。

[主治] 温病大热,或误服发汗解肌药,以致谵语发狂,昏迷不省,燥热便秘,或饱食而复者。

[方解] 方用僵蚕、蝉蜕祛风解痉、散风热,宣肺气、宣阳中之清阳为君;黄芩、黄柏、栀子、黄连、知母、生地黄、牡丹皮清热燥湿并滋阴凉血为臣;神曲、桔梗利气和胃为佐;木通、车前子导热下行为使。

21. 参胡温胆汤

[组成] 人参、柴胡、茯苓、陈皮、半夏、枳实、甘草、生姜、大枣。

[功用] 补益脾气,温胆化痰。

[主治] 治伤寒汗下后,呕而痞闷,虚烦不眠。

[方解] 脾胃虚寒,少阳不能行生发之令,故痰涎沃胆而不能眠。人参、甘草、茯苓、大枣之甘温,以补益脾气;柴胡之辛温,以升发阳气;陈皮、半夏之辛散,枳实之导滞,以开发痰饮,痰饮散而胆不寒矣。

22. 人参养荣汤

[组成] 白芍、当归、黄芪、人参、白术、茯苓、陈皮、甘草、熟地黄、肉桂、五味子、远志。

[功用] 补气养血,安神定志。

[主治] 治发汗过多,身振脉摇。通治脾肺气虚,荣血不足,气短食少,惊悸健忘,寝汗发热,身倦肌瘦,色枯毛色脱落,小便

赤涩。

〔方解〕 方中熟地黄、当归、白芍补血养阴,人参、黄芪、白术、茯苓、甘草补气益脾,阳生阴长补气以生血;远志、五味子宁心安神;肉桂能导诸药入营生血;陈皮理气,使诸药补而不滞。

23. 增损普济消毒饮

〔组成〕 玄参、黄连、黄芩、连翘、栀子、牛蒡子、板蓝根、桔梗、陈皮、甘草、蝉蜕、僵蚕、大黄。

〔功用〕 清热解毒,疏风消肿。

〔主治〕 初觉憎寒壮热体重,次传头面,肿盛目不能开,上喘,咽喉不利,口燥舌干,俗名大头瘟。

〔方解〕 东垣曰:半身以上天之阳也,邪气客于心肺,上攻头面而为肿耳。经谓清邪中于上焦,即东垣之言益信矣。黄芩、黄连泻心肺之热为君;玄参、陈皮、甘草泻火补气为臣;翘、栀、蒡、蓝、蚕、蝉散肿消毒定喘为佐;大黄荡热斩关,推陈致新以开下行之路也,桔梗载药上浮,为使。

24. 参归养荣汤

〔组成〕 人参、半夏、生姜、甘草、白芍、当归、生地黄、熟地黄、大枣。

〔功用〕 益气养血,化痰消痞。

〔主治〕 主治禀赋娇怯,或素病亏损,邪留心下,令人痞满。

〔方解〕 方中人参、当归、熟地黄益气养血,生姜、大枣、甘草、白芍调和营卫,半夏化痰消痞。

25. 桔梗杏仁煎

〔组成〕 桔梗、杏仁、甘草、枳壳、麦冬、百合、阿胶、夏枯草、金银花、连翘、川贝母、鸡血藤。

〔功用〕 清热化痰,养阴排脓。

[主治]　治咳嗽吐脓,痰中带血,或胸膈隐痛,将成肺痈者。

[方解]　方用夏枯草、金银花、连翘、川贝母、鸡血藤、甘草清热解毒,化痰排脓;桔梗、杏仁、枳壳利气排脓;麦冬、百合、阿胶养阴扶正。

26. 连翘金贝煎

[组成]　连翘、鸡血藤、金银花、蒲公英、夏枯草、土贝母。

[功用]　清热解毒,消肿排脓。

[主治]　治阳分痈毒,或在肺、膈、胸、乳、脏腑之间者。

[方解]　方中诸药皆清热解毒、消肿散结之品。

27. 人参固本汤

[组成]　人参、熟地黄、生地黄、当归、菊花、天冬、麦冬、五味子、陈皮、知母、甘草。

[功用]　益气养阴,清热透邪。

[主治]　治温病虚极热极,循衣撮空,不下必死者;下后神思稍苏,续得肢体振寒,怔忡惊悸,如人将捕之状,四肢厥逆,眩晕郁冒,项背强直。

[方解]　胃为肺之本,肺为肾之本,而肾又为生气之本,三脏互相灌溉,则根本固。人参、甘草、陈皮补胃,生熟地、当归补肾,天冬、麦冬、五味子补肺。根本固继以知母清阴分伏火,菊花透热转气。

28. 柴胡养荣汤

[组成]　柴胡、黄芩、陈皮、甘草、当归、白芍、生地黄、知母、天花粉、蝉蜕、僵蚕、大枣。

[功用]　清热透邪,养营润燥。

[主治]　治温病阴枯血燥,邪热不退。

[方解]　方用当归、白芍、生地黄、大枣和营养血,黄芩、知

母、天花粉清热泻火,柴胡、蝉蜕、僵蚕透邪,陈皮、甘草利气和中。

29. 五味子汤

[组成] 五味子、麦冬、陈皮、人参、杏仁、生姜、大枣。

[功用] 益气养阴,理气散寒。

[主治] 治喘而脉伏及寒热而厥,昏聩无脉者。

[方解] 方中五味子、麦冬、人参、大枣益气养阴,陈皮、杏仁、生姜理气散寒。

30. 苏陈九宝汤

[组成] 桑白皮、大腹皮、陈皮、紫苏叶、薄荷、麻黄、杏仁、桂枝、甘草、乌梅、生姜。

[功用] 辛温散寒,宣肺止咳。

[主治] 治暴感风寒,脉浮无汗而喘,并老幼素有喘急,遇寒暄不节,发则连绵不已,咳嗽哮吼夜不能卧者。

[方解] 本方为麻黄汤的变方,此虽用麻黄汤合紫苏叶、薄荷、生姜解表但剂量小,故老年人、体弱者都可以用。配大腹皮、陈皮、桑白皮宣肺止咳,乌梅收敛肺气,以防诸药发散过度。

31. 涤痰汤

[组成] 瓜蒌、胆南星、半夏、橘红、茯苓、枳实、黄芩、黄连、石菖蒲、竹茹、甘草、生姜。

[功用] 豁痰清热,利气燥湿。

[主治] 治膈间痰闭呃逆者。

[方解] 橘红、胆南星、半夏、茯苓、石菖蒲利气燥湿而祛痰;瓜蒌、枳实破痰利膈,竹茹清燥开郁,黄芩、黄连清热燥湿,使痰消火降;甘草、生姜和中。

32. 玉泉散

[组成]　生石膏、甘草。

[功用]　清火泻热。

[主治]　治阳明内热,烦渴头痛,二便闭结。

[方解]　生石膏清解阳明气分之热,甘草清热解毒而和中。

33. 生地黄连汤

[组成]　生地黄、当归、白芍、川芎、黄连、栀子、黄芩、防风。

[主治]　治男妇血风证。此去血过多,因而燥涸,循衣撮空,错语失神,脉弦浮而虚者。

[方解]　大承气汤气药也,自外而之内者用之;生地黄连汤血药也,自内而外之者用之。气血合病,循衣摸床证同。自气之血,血而复之气者,大承气汤主之。自血之气,气而复之血者,生地黄连汤主之。又与三黄石膏汤相表里,皆三焦包络虚火之用也。病既危急,只得降血中伏火耳。方中四物汤散血中伏火,黄芩、黄连、栀子、防风散气分热。

34. 导赤泻心各半汤

[组成]　黄连、黄芩、栀子、知母、犀角(代)、人参、麦冬、茯苓、甘草、滑石、灯心草。

[功用]　益气滋阴,清心利湿。

[主治]　主治患伤寒后,心下不硬,腹中不满,大小便如常,身无寒热,渐变神昏不语或睡中独语一二句,目赤唇焦,口干不饮水,稀粥与之则咽,不与则不思,形如醉人。

[方解]　热入心经,凉之以黄连、犀角(代)、栀子;心移热于小肠,泄之以滑石、甘草、灯心草;心热上逼于肺,清之以黄芩、栀子、知母、麦冬。然邪之越经而传于心者,以心神本不足也,故又加人参、茯苓以辅之。

35. 知母麻黄汤

〔组成〕　知母、黄芩、麻黄、桂枝、白芍、甘草。

〔功用〕　解表散寒，清热泻火。

〔主治〕　伤寒愈后，由于发汗不尽，余毒在心胞络间，有不了了证者，调至十日或半月二十日，常昏沉似失精神，言语错谬，或无寒热，有似鬼祟，或朝夕潮热颊赤，或有寒热如疟状。

〔方解〕　伤寒愈后，发汗不尽，余邪不了，故以麻黄、桂枝、甘草辛甘发散余邪，知母、黄芩、白芍酸苦清泻余热。

36. 黄连犀角汤

〔组成〕　黄连、犀角(代)、乌梅、木香。

〔功用〕　清热解毒，行气杀虫。

〔主治〕　伤寒及诸病之后，内有疮出下部烦者。狐惑，咽干唇焦，口燥热盛。肛门生虫下脱，脉数者。

〔方解〕　犀角(代)清心胃之火及肠，黄连清心脾之火及肛，木香调气醒脾胃，乌梅杀虫收脱肛。为散连滓，以诱入虫口也，使蓄热顿化，则肠胃肃清而虫自不生，亦无不化，肛门焉有下脱之虞？此清热杀虫之剂，为虫蚀脱肛之专方。

37. 解毒承气汤

〔组成〕　僵蚕、蝉蜕、黄连、黄柏、栀子、枳实、厚朴、大黄、芒硝。

〔功用〕　清热透邪，泻火攻里。

〔主治〕　温病三焦大热，痞满燥实，谵语狂乱不识人，热结旁流，循衣摸床，舌卷囊缩。瓜瓤、疙瘩温，上为痈脓，下血如豚肝等证，厥逆脉沉浮者。

〔方解〕　《黄帝内经》曰：热淫于内，治以咸寒，佐以以苦，此方是也。方用僵蚕、蝉蜕清热透邪，黄连、黄柏、栀子燥湿泻火，枳实、厚朴、大黄、芒硝泻火攻里。

38. 金沸草散

[组成] 金沸草、荆芥、前胡、半夏、茯苓、细辛、炙甘草、生姜、大枣。

[功用] 解表散寒,燥湿化痰。

[主治] 治风寒感冒,咳嗽多痰,头目昏痛,身热鼻塞声重。

[方解] 风热上壅,荆芥辛轻发汗而散风;痰涎内结,前胡、金沸草消痰而降气,半夏燥痰而散逆;甘草、生姜、大枣发散而和中,茯苓行水,细辛温经,盖痰必挟火而兼湿,故下气利湿而证自平。茯苓用赤者,入血分而泻丙丁也。

39. 地榆散

[组成] 地榆、当归、白芍、黄芩、黄连、栀子、犀角(代)、薤白。

[功用] 凉血解毒,和营导滞。

[主治] 治伤寒温病热毒不解,日晡壮热,腹痛,便利脓血,甚如烂瓜肉、屋漏水者。

[方解] 方中黄芩、黄连、栀子清热燥湿,地榆、犀角凉血解毒,薤白、当归、白芍和营血导秽滞。

40. 芳香饮

[组成] 玄参、茯苓、石膏、蝉蜕、僵蚕、荆芥、天花粉、神曲、苦参、黄芩、陈皮、甘草。

[功用] 育阴健脾,清热泻火。

[主治] 温病多头痛身痛,心痛胁痛,呕吐黄痰,口流浊水,涎如红汁,腹如圆箕,手足搐搦,身发斑疹,头肿舌烂,咽喉痹塞等症。

[方解] 诸症皆因肺胃火毒不宣,郁而成之耳。治法急宜大

清大泻之。但有气血损伤之人,恐火转闭塞而不达,此方主之。其名芳香者,以古人元旦汲清泉以饮芳香之药,重涤秽也。方用玄参育阴深火,石膏、蝉蜕、僵蚕、荆芥散郁火,天花粉、苦参、黄芩泻火,茯苓、神曲、陈皮、甘草和胃。

41. 三和汤

〔组成〕　当归、川芎、桃仁、红花、益母草、柴胡、黄芩、栀子、牡丹皮、僵蚕、蝉蜕、金银花、泽兰、甘草。

〔功用〕　清热解毒,行气活血。

〔主治〕　治产后温病,大热神昏,四肢厥逆,谵语或不语等症。

〔方解〕　加减生化、小柴胡、小清凉三方而一为之。《黄帝内经》曰:热淫于内,治以咸寒,佐之以苦。又曰:有病则病当之是也。

五、俞根初《通俗伤寒论》热病方

《通俗伤寒论》是清末浙江绍兴名医俞根初所著。俞根初是"绍派伤寒"集其大成者,他体会到《伤寒论》虽是外感热病的专书,但所论述以风寒为主,而叶香岩《外感温热篇》、王士雄《温热经纬》只讨论了温、湿二邪为主的证治,各有所偏。他提出寒温统一,主张"以六经钤百病,为确定之总诀"。使伤寒温病兼收并蓄。辨证外感热病时,既继承了仲景之学,又自出新意,可法可师,颇切临床实际。该书业经何廉臣勘校、曹炳章补苴、徐荣斋重订,现今通行本为《重订通俗伤寒论》,被推为"四时感症之诊疗全书"。

1. 苏羌达表汤

〔组成〕　紫苏叶、防风、杏仁、羌活、白芷、橘红、生姜、茯苓。

〔功用〕　疏风散寒,祛湿解表。

〔主治〕　伤寒挟湿,头身重痛,恶寒发热,脉紧无汗,鼻塞咳嗽者。

[方解] 方以紫苏叶为君,专为辛散经络之风寒而设;臣以羌活辛散筋骨之风寒,防风、白芷辛散肌肉之风寒;佐以杏仁、橘红轻苦微辛引领筋骨肌肉之风寒,俾其从皮毛而出;使以生姜、茯苓,辛淡发散为阳,深恐其发汗不彻,停水为患也。

2. 葱豉桔梗汤

[组成] 鲜葱白、桔梗、栀子、淡豆豉、薄荷、连翘、甘草、淡竹叶。

[功用] 辛凉解表,疏风清热。

[主治] 主风温、风热初起,头痛身热,微寒无汗,或有汗不多,咳嗽咽干,心烦口渴,舌尖红赤,苔薄黄,脉浮数。

[方解] 葱白、豆豉解肌发表,疏风散邪为君;薄荷、桔梗散风清热,连翘、栀子清热解毒为臣;甘草合桔梗以利咽,淡竹叶清心除烦,共为佐使。

3. 九味仓廪汤

[组成] 党参、羌活、薄荷、茯苓、防风、前胡、桔梗、炙甘草、陈仓米。

[功用] 益气发汗。

[主治] 凡气虚者,适感非时之寒邪,屡行疏表不应,邪伏幽隐不出者。

[方解] 此方妙在党参、茯苓、陈仓米益气和胃,协济羌活、防风、薄荷、前胡、桔梗、炙甘草,各走其经以散寒,又能鼓舞胃中津液上输于肺以化汗,正俞氏所谓“藉胃汁以汗之”也。

4. 七味葱白汤

[组成] 葱白、葛根、淡豆豉、生姜、麦冬、地黄、百劳水(以长流水盛桶中。以竹杆扬之数百。名百劳水)。

〔功用〕 养血解表。

〔主治〕 主病后阴血亏虚,调摄不慎,感受外邪;或失血之后,复经感冒,头痛身热,微寒无汗者。

〔方解〕 方中地黄、麦冬养血滋阴为君,以资汗源;葛根、淡豆豉解肌宣透,葱白、生姜通阳发表,共为臣药;百劳水助君药以滋阴为佐使。诸药合用,共奏养血和营,生津清热,解肌发表,辛透外邪之效。

5. 加减葳蕤汤

〔组成〕 玉竹、淡豆豉、生葱白、薄荷、桔梗、炙甘草、白薇、大枣。

〔功用〕 滋阴清热,发汗解表。

〔主治〕 阴虚体感冒风温及冬温咳嗽、咽干痰结。

〔方解〕 方中玉竹滋阴润燥为君药;淡豆豉、葱白、薄荷、桔梗疏风散热为臣药;白薇苦咸降泄,大枣甘润养血为佐药;甘草调和诸药。

6. 参附再造汤

〔组成〕 人参、附子、桂枝、羌活、黄芪、细辛、炙甘草、防风。

〔功用〕 助阳发汗。

〔主治〕 主伤寒夹阴、阳虚不能作汗、尺脉迟弱者。

〔方解〕 阳虚者阴必盛,故君以附子、桂枝破阴;阴盛者气必弱,故臣以人参、黄芪扶气;佐羌活、防风、细辛以温散阴寒;使以甘草缓细辛、附子、羌活、防风之性。

7. 香苏葱豉汤

〔组成〕 香附、陈皮、鲜葱白、紫苏子、炙甘草、淡豆豉。

〔功用〕 发汗解表,调气安胎。

〔主治〕 妊娠伤寒。恶寒发热,无汗,头身痛,胸脘痞闷,苔薄白,脉浮。

[方解] 女子善怀,每多抑郁,故表无汗,以香苏饮为主方。盖香附为气中血药,善疏气郁;紫苏子为血中气药,善解血郁;况又臣以葱、豉,轻扬发表;佐以陈皮理气,炙甘草和药,又气血调和,则表郁解而津津汗出矣。

8. 柴胡枳桔汤

[组成] 柴胡、枳壳、半夏、生姜、黄芩、桔梗、陈皮、雨前茶。

[功用] 和解表里。

[主治] 往来寒热,头痛,耳聋目眩,胸胁满痛,舌苔白滑,脉右弦滑,左弦而浮大。

[方解] 柴胡疏达腠理,黄芩清泄相火,为和解少阳之主药,专治寒热往来,故以之为君;凡外感之邪初传少阳三焦,势必逆于胸胁,痞满不通,而或痛或呕或哕,故必臣以宣气药。如枳壳、桔梗、陈皮、半夏之类,开达其上中二焦之壅塞;佐以生姜以助柴胡之疏达;使以绿茶以助黄芩之清泄。

9. 新加三拗汤

[组成] 麻黄、荆芥、桔梗、金橘饼、杏仁、薄荷、生甘草、大枣。

[功用] 宣上发汗。

[主治] 风伤肺、寒伤太阳,头痛恶寒,无汗而喘,咳嗽白痰。

[方解] 此方以麻黄汤去桂枝为君,而麻黄留节,发中有收;杏仁留尖取其发,留皮取其涩,略杵取其味易出;甘草生用,补中有散。三味与仲景法相拗,故名。俞氏佐以荆、薄疏风,桔梗、甘草宣上,使以橘饼、蜜枣,辛甘微散,变仲景峻剂为平剂。

10. 麻附五皮饮

[组成] 麻黄、附子、茯苓、大腹皮、细辛、陈皮、五加皮、生

姜皮。

［功用］　温阳化气,散寒发汗。

［主治］　一身尽肿。

［方解］　方以仲景麻附细辛汤合五皮饮为剂,君以麻黄外走太阳而上开肺气;臣以辛、附温化肾气;佐以五皮开腠理以达皮肤。

11. 柴苓双解汤 ....

［组成］　柴胡、葛根、羌活、知母、炙甘草、黄芩、石膏、防风、猪苓、豆蔻末。

［功用］　和解表里,调剂阴阳。

［主治］　少阳相火郁于腠理而不达,表邪未罢,里邪已盛,寒热身痛无汗,口渴,恶热。

［方解］　少阳相火郁于腠理而不达则作寒热,非柴胡不能达,亦非黄芩不能清。与少阳经气适然相应,故以为君;若表邪未罢,而兼寒水之气者,则发寒愈重,症必身痛无汗,故必臣以葛根、羌、防之辛甘气猛,助柴胡以升散阳气,使邪离于阴,而寒自已。里邪已盛,而兼燥金之气者,则发热亦甚。症必口渴恶热,亦必臣以知母、石膏之苦甘性寒,助黄芩引阴气下降,使邪离于阳,而热自己;佐以猪苓之淡渗,分离阴阳,不得交并;使以豆蔻之开达气机,甘草之缓和诸药。

12. 柴胡达原饮 ....

［组成］　柴胡、枳壳、厚朴、青皮、炙甘草、黄芩、桔梗、草果、槟榔、荷叶梗。

［功用］　透达膜原,和解三焦。

［主治］　痰湿阻于膜原,症见胸膈痞满,心烦懊恼,头眩口腻,咳痰不爽,间日发疟,舌苔厚如积粉,扪之糙涩,脉弦滑。

［方解］　方用柴胡、黄芩为君者,以柴胡疏达膜原之气机,黄

芩苦泄膜原之郁火也；臣以枳壳、桔梗开上，厚朴、草果疏中，青皮、槟榔达下，以开达三焦之气机，使膜原伏邪从三焦而外达肌腠也；佐以荷梗透之；使以甘草和之。

13. 蒿芩清胆汤

［组成］　青蒿、竹茹、半夏、茯苓、黄芩、枳壳、陈皮、碧玉散。

［功用］　清胆利湿，和胃化痰。

［主治］　少阳湿热证。寒热如疟，寒轻热重，口苦膈闷，吐酸苦水，或呕黄涎而黏甚则干呕呃逆，胸胁胀痛，小便黄少，舌红苔白腻，间现杂色，脉数而右滑左弦者。

［方解］　足少阳胆与手少阳三焦合为一经，其气化一寄于胆中以化水谷，一发于三焦以行腠理。若受湿遏热郁，则三焦之气机不畅，胆中之相火乃炽。故以青蒿、黄芩、竹茹为君，以清泄胆火；胆火炽，必犯胃而液郁为痰，故臣以枳壳、陈皮、半夏和胃化痰；然必下焦之气机通畅，斯胆中之相火清和，故又佐以碧玉引相火下泄；使以茯苓俾湿热下出，均从膀胱而去。

14. 柴胡桂姜汤

［组成］　柴胡、桂枝、干姜、炙甘草、天花粉、牡蛎、黄芩、阴阳水。

［功用］　和解散结，温里祛寒。

［主治］　疟寒多微有热，或但寒不热。

［方解］　其证寒多热少，肢冷胁痛，故当温和其阳，微和其阴。阳分君以柴胡，而分量独重者，以正疟不离乎少阳也。阴分君以天花粉，而分量亦独重者，以救液为急务也。臣以桂枝、干姜和太阳阳明之阳，以黄芩、牡蛎和少阳阳明之阴。佐以甘草调和阴阳，使以阴阳水分其阴阳，俾得其平也。阴阳水有三，一新汲水与百沸汤和匀，二河水与井水合用，三井泉水与天雨水同煎，拙见主天雨水与煎沸清泉水和匀，尤见妙用之深意，故阴阳水一名生

熟汤。

15. 柴平汤

〔组成〕　柴胡、半夏、厚朴、炙甘草、黄芩、茯苓、苍术、陈皮、生姜。

〔功用〕　和解少阳,祛湿和胃。

〔主治〕　湿疟,症见一身尽痛,手足沉重,寒多热少,脉濡。

〔方解〕　凡寒热往来,四肢倦怠,肌肉烦痛者,名曰湿疟。故以小柴胡合平胃二方加减。取其一则达膜,一则燥湿,为和解少阳阳明,湿重热轻之良方。

16. 新加木贼煎

〔组成〕　木贼、淡豆豉、桑叶、香附、葱白、栀子、牡丹皮、夏枯草、炙甘草、荷梗。

〔功用〕　清泄和解。

〔主治〕　伤寒少阳证,热重寒轻。

〔方解〕　木贼草味淡性温,气清质轻,色青中空,节节通灵。与柴胡之轻清疏达,不甚相远,连节用之,本有截疟之功。故张景岳代柴胡以平寒热。俞氏加减其间,君以木贼,领葱、淡豆豉之辛通。从腠理而达皮毛,以轻解少阳之表寒;臣以焦栀子,领桑、牡丹皮之清泄,从三焦而走胆络,以凉降少阳之里热;佐以香附疏通三焦之气机,夏枯草轻清胆腑之相火;使以甘草和之,荷梗透之。

17. 柴胡白虎汤

〔组成〕　柴胡、生石膏、天花粉、生粳米、黄芩、知母、甘草、鲜荷叶。

〔功用〕　清热生津,和解少阳。

〔主治〕　寒热往来,寒轻热重,心烦汗出,口渴引饮,脉弦数有力。

[方解]　柴胡达膜,黄芩清火,本为和解少阳之君药;而臣以白虎法者,以其少阳证少而轻,阳明证多而重也;佐以天花粉,为救液而设;使以荷叶为升清而用。

18. 柴胡陷胸汤

[组成]　柴胡、姜半夏、黄连、桔梗、黄芩、瓜蒌、枳实、生姜汁。

[功用]　辛开苦降,调达气机。

[主治]　少阳证具,胸膈痞满,按之痛者。

[方解]　此方妙在苦与辛合,能通能降。且瓜蒌之膜瓤似人胸中之膜膈,善涤胸中垢腻,具开膈达膜之专功。故为少阳结胸之良方。小陷胸汤加枳实、桔梗,善能疏气解结,本为宽胸开膈之良剂,俞氏酌用小柴胡中主药三味,以其尚有寒热也,减去参、草、枣之腻补,生姜用汁,辛润流利,亦其善于化裁处。

19. 柴胡四物汤

[组成]　柴胡、半夏、当归、白芍、黄芩、炙甘草、生地黄、川芎。

[功用]　和解少阳,补气养血。

[主治]　妇人虚劳日久,血虚阴亏,微有寒热,经行感冒,热入血室,经枯发热,妊娠吐衄。

[方解]　此方君以柴胡入经和气,臣以川芎入络和血,妙在佐以当归、熟地黄、白芍之养血敛阴,黄芩清热。使以半夏、甘草之辛甘化阳,庶几阴阳和,俾阴液外溢则汗出而寒热胁痛自止矣。

20. 加减小柴胡汤

[组成]　鳖血、柴胡、桃仁、当归、牡丹皮、黄芩、红花、生地黄、益元散。

[功用]　和解通瘀。

〔主治〕　妇人中风七八日,经水适断者。此为热入血室,其血必结,寒热如疟,发作有时。

　　〔方解〕　此方君以柴胡、黄芩和解寒热;臣以当归、桃仁、红花破其血结;佐以生地黄、牡丹皮凉血泄热,以清解血中之伏火;使以益元滑窍导瘀,从前阴而出。

21. 柴胡羚角汤

　　〔组成〕　鳖血、柴胡、当归、红花、碧玉散、羚羊角(代)、桃仁、青皮、穿山甲(代)、人参、醋炒生大黄、牛黄。

　　〔功用〕　清热开窍,泄热逐瘀。

　　〔主治〕　妇人温病发热,经水适断,昼日明了,夜则谵语,甚则昏厥,舌干口臭,便闭尿短。

　　〔方解〕　本方君以鳖血、柴胡入经达气,入络利血,提出少阳之陷邪。羚羊角(代)解热清肝,起阴提神;臣以当归尾、桃仁、红花破其血结,青皮下其冲气;佐以穿山甲、碧玉散、炒大黄直达瘀结之处,以攻其坚,引血室之结热,一从前阴而出,一从后阴而出;妙在人参大补元气,以协诸药而神其用;牛黄清醒神志,以专治谵语如狂。

22. 三仁承气汤

　　〔组成〕　火麻仁、松子仁、枳实、大腹皮、杏仁、生大黄、木香、猪胰略炒。

　　〔功用〕　缓下结热。

　　〔主治〕　胃燥脾约,津枯便闭。

　　〔方解〕　若发汗利小便太过,则胆火炽盛,烁胃熏脾,胃中燥而烦实,实则大便难,其脾为约,约则脾之脂膜枯缩矣。故君以火麻仁、杏仁、松子仁等多脂而香之物,濡油脾约,以滋胃燥;然胃热不去,则胆火仍炽,又必臣以生大黄、枳实去胃热以清胆火。所谓釜底抽薪是也;佐以木香、大腹皮,以脾气喜焦香,而木香则滑利脂膜,脾络喜疏通,而大腹皮又能直达脾膜也;妙在使以猪胰善去油腻而助消化。以洗涤肠中垢浊。

23. 陷胸承气汤

[组成] 瓜蒌、枳实、大黄、半夏、黄连、玄明粉。

[功用] 清热泻火,化痰通便。

[主治] 痰热蕴结,腑气不通,发热,胸膈痞满而痛,甚则神昏谵语,腹胀便闭,苔黄腻,脉沉滑者。

[方解] 肺伏痰火,则胸膈痞满而痛,甚则神昏谵语。肺气失降,则大肠之气亦痹,肠痹则腹满便闭。故君以瓜蒌、半夏辛滑开降,善能宽胸启膈;臣以枳实、黄连苦辛通降,善能消痞泄满;然下既不通必壅乎上,又必佐以玄明粉、大黄咸苦达下,使痰火一齐通解。

24. 犀连承气汤

[组成] 犀角(代)、黄连、枳实、地黄、大黄、真金汁。

[功用] 泻火通便,凉血解毒。

[主治] 温热病,热结在腑,上蒸心包,神昏谵语,甚则不语如尸者。

[方解] 此方君以大黄、黄连极苦泄热,凉泻心小肠之火;臣以犀角(代)、地黄二汁,通心神而救心阴;佐以枳实直达幽门,俾心与小肠之火作速通降也;然火盛者必有毒,又必使以金汁润肠解毒。

25. 白虎承气汤

[组成] 石膏、大黄、甘草、知母、玄明粉、粳米。

[功用] 清热生津,泻热通便。

[主治] 胃火炽盛,高热烦躁,大汗出,口渴多饮,大便燥结,小便短赤,甚则谵语狂躁,或昏不识人,舌赤老黄起刺,脉弦数

有力。

[方解]　本方由白虎汤合调胃承气汤而成,石膏、知母是白虎汤的主药,擅清气分邪热。大黄、玄明粉是调胃承气汤的主药,长于泻下通腑。一清无形的热邪,一泻有形的积滞,使热邪一去,火不上炎,甚至自然可以清醒。芒硝、大黄除具有泻积作用之外,也有釜底抽薪,导热下行之意。佐以甘草、粳米和中。

26. 俞氏桃仁承气汤

[组成]　桃仁、五灵脂、蒲黄、生地黄、大黄、玄明粉、甘草、犀角汁。

[功用]　清心凉血、祛瘀止痛。

[主治]　下焦瘀热,热结血室,谵语如狂,小腹串痛,带下如注,腰痛如折。

[方解]　此方以仲景原方去桂枝,合犀角地黄及失笑散,三方复而为剂,可谓峻猛矣。然急证非急攻不可。桃核承气汤去桂枝,通下逐瘀而又无助热伤阴之弊;犀角咸寒,清心、凉血、解毒,配生地黄一以凉血止血,一以养阴清热;蒲黄、五灵脂相须为用,组成治疗血瘀作痛的常用方失笑散,方中二药药性平和,通利血脉,祛瘀止痛。

27. 解毒承气汤

[组成]　金银花、栀子、川黄连、黄柏、连翘、黄芩、枳实、大黄、西瓜硝、金汁、白头蚯蚓。

[功用]　辟秽解毒,通腑泄热。

[主治]　温病三焦大热,痞满燥实,谵语狂乱不识人,热结旁流,循衣摸床,舌卷囊缩及瓜瓤、疙瘩温,上为痈脓,下血如豚肝,厥逆,脉沉伏者。

[方解]　此方用金银花、连翘、栀子、黄芩轻清宣上,以解疫毒。黄连合枳实善疏中焦,苦泄解毒。黄柏、大黄、西瓜硝、金汁

咸苦达下,速攻其毒。白头蚯蚓亦解火毒之良品,合而为泻火逐毒、三焦通治之良方。

28. 养荣承气汤

〔组成〕 生地黄、白芍、枳实、厚朴、当归、知母、生大黄。

〔功用〕 养荣润燥,攻下热结。

〔主治〕 阳明热实,荣阴枯涸,大便燥结。

〔方解〕 火郁便闭,不下则无以去其结热。液枯肠燥,不润则适以速其亡阴。方以四物汤去川芎,重加知母,清养血液以滋燥,所谓增水行舟也。然徒增其液,而不解其结,则扬汤止沸,转身即干,故又以小承气去其结热。

29. 厚朴七物汤

〔组成〕 厚朴、生大黄、生姜、大枣、枳实、桂枝、炙甘草。

〔功用〕 攻里解表。

〔主治〕 外感表证未罢,里实已成。腹满,大便不通,发热,脉浮而数。

〔方解〕 腹满而痛,大便不通,为内实气滞证。故君以小承气法,疏气机以泄里实;但肢冷身热,表邪未净,佐桂枝汤去白芍之酸收,解表邪而和营卫。

30. 柴芩清膈煎

〔组成〕 柴胡、生大黄、枳壳、栀子、黄芩、薄荷、桔梗、连翘、甘草、淡竹叶。

〔功用〕 攻里清膈。

〔主治〕 少阳表邪,内结膈中,膈上如焚,寒热如疟,心烦懊恼,大便不通。

〔方解〕 方中君以凉膈散法,以生大黄领栀子、黄芩之苦降,荡胃实以泄里热,佐以枳壳、桔梗,引薄荷、连翘、甘草、淡竹叶之辛凉,宣膈热以解表邪;妙在柴胡合黄芩,分解寒热。

31. 六磨饮子

[组成]　沉香、槟榔、枳实、木香、乌药、生大黄。

[功用]　下气通便。

[主治]　郁火伤中,痞满便秘。

[方解]　胃为阳府,宜通宜降。五磨饮子本为气郁上逆而设,得生大黄则疏气滞、降实火尤为得力。

32. 枳实导滞汤

[组成]　枳实、生大黄、山楂、槟榔、厚朴、黄连、神曲、连翘、紫草、木通、生甘草。

[功用]　消积下滞。

[主治]　温病热证而有里滞者。症见身热,胸腹灼热,恶心呕吐,大便溏滞不爽,舌苔黄垢腻,脉濡数。

[方解]　凡治温病热症,往往急于清火,而忽于里滞,不知胃主肌肉,胃不宣化,肌肉无自而松,即极力凉解,反成冰伏。此方用小承气合黄连、槟榔为君,苦降辛通善导里滞;臣以山楂、神曲疏中,连翘、紫草宣上,木通导下;佐以甘草和药。

33. 五仁橘皮汤

[组成]　甜杏仁、松子仁、郁李仁、桃仁、柏子仁、陈皮。

[功用]　润燥滑肠。

[主治]　体虚便秘。

[方解]　杏仁配陈皮以通大肠气闭,桃仁合橘皮以通小肠血秘,气血通润,肠自滑流矣,故以为君;郁李仁得陈皮善解气与水互结,洗涤肠中之垢腻,以滑大便,故以为臣;佐以松子仁、柏子仁通幽,幽通则大便自通。

34. 枳实导滞丸

〔组成〕 枳实、六神曲、黄芩、茯苓、白术、熟大黄、黄连、泽泻。

〔功用〕 消积导滞,清利湿热。

〔主治〕 饮食积滞、湿热内阻所致的脘腹胀痛,不思饮食,大便秘结,以及痢疾里急后重者。

〔方解〕 方中君以大黄攻积泻热,使积热从大便而下;臣以枳实行气消积,而除脘腹之胀满;佐以黄连、黄芩清热燥湿,又能厚肠止痢;以茯苓、泽泻利水渗湿,且可止泻;用白术健脾燥湿,以攻积而不伤正;神曲消食化滞,使食消而脾胃和。诸药相伍,使积去滞消,湿化热清,则诸证自解。

35. 礞石滚痰丸

〔组成〕 青礞石、沉香、大黄、黄芩。

〔功用〕 降火逐痰。

〔主治〕 痰火扰心所致的癫狂惊悸,或喘咳痰稠、大便秘结。

〔方解〕 方中大黄苦寒直降,荡涤积滞,祛热下行为君药;黄芩苦寒清肺为臣;礞石攻逐顽痰为佐;沉香疏畅气机,为诸药开导,引痰火易于下行,故为使药。

36. 代抵当丸

〔组成〕 生大黄、穿山甲(代)、玄明粉、当归、桃仁、莪术、桂枝、生地黄。

〔功用〕 活血化瘀,通经泄热。

〔主治〕 跌打损伤,瘀血内阻,经脉不通,则局部肿痛,按之痛甚;瘀积肠道,气化失司,则二便不通;或瘀热内结,而成蓄血瘀血之症。

〔方解〕 方中重用大黄攻逐瘀血,荡涤实热;玄明粉软坚,助大黄荡涤瘀热;桃仁通经,助大黄破瘀攻下;穿山甲(代)、当归通经活络,与大黄、桃仁合用,以增破瘀通经之功;桂枝助大黄以通行经脉;生地黄清热凉血,合当归则成欲下血而不伤血,能引药至血分。

37. 当归龙荟丸

〔组成〕　龙胆、当归、黄连、黄柏、芦荟、木香、黄芩、栀子、生大黄、青黛、麝香。

〔功用〕　泻火通便。

〔主治〕　肝胆火旺,心烦不宁,头晕目眩,耳鸣耳聋,胁肋疼痛,脘腹胀痛,大便秘结。

〔方解〕　方中龙胆、芦荟、青黛、栀子清泻肝经实火,黄芩清上焦燥火,黄柏清下焦湿火,大黄通腑泻热,木香调气行滞,当归养血和血。诸药配合成方,共奏泻肝火,通大便之功。

38. 雪羹合更衣丸

〔组成〕　淡海蜇、大荸荠、更衣丸。

〔功用〕　泻火通便,潜阳安神。

〔主治〕　治肝火上炎,肠热便秘,目赤易怒,头晕心烦,睡眠不安。

〔方解〕　海蜇味咸,荸荠味甘微咸,皆性寒而质滑,有清凉内沁之妙。凡肝经热厥,少腹攻冲作痛,诸药不效者,用以泄热止痛,捷如影响。惟俞氏谓其力薄,辄佐以更衣丸,屡奏殊功。

39. 张氏济川煎

〔组成〕　淡肉苁蓉、牛膝、升麻、当归、泽泻、枳壳。

〔功用〕　温肾益精,润肠通便。

〔主治〕　肾阳虚衰,精津不足之大便秘结。症见小便清长,腰膝酸软,舌淡苔白,脉沉迟等。

〔方解〕 方以肉苁蓉、牛膝温肾益精以通便也。肝主疏泄，故臣以当归、枳壳，一则辛润肝阴，一则苦泄肝气。妙在升麻升清气以输脾，泽泻降浊气以输膀胱，佐肉苁蓉、牛膝以成润利之功。

40. 仁香汤

〔组成〕 白豆蔻仁、藿香、木香、香附、砂仁、檀香、丁香、陈皮、生甘草、淡竹茹。

〔功用〕 疏肝快脾，辟秽散痧。

〔主治〕 素有肝气，一受痧秽，即胸膈烦闷，络郁腹痛。

〔方解〕 凡素有肝气，一受痧秽，即胸膈烦闷，络郁腹痛，夏秋最多。故以二仁、五香为君，芳香辟秽，辛香流气；臣以陈皮疏中，竹茹通络；使以些许生甘草以缓和辛散之气。

41. 神术汤

〔组成〕 藿香、苍术、陈皮、山楂、砂仁、厚朴、炙甘草、焦六曲。

〔功用〕 燥湿畅中，芳香化滞。

〔主治〕 饮食不洁，湿浊中阻。症见恶寒发热，胸膈痞满，腹痛吐泻，舌淡苔腻，脉沉实。

〔方解〕 素禀湿滞，恣食生冷油腻，成湿霍乱者甚多，陡然吐泻腹痛，胸膈痞满。故君以藿香、厚朴、陈皮、苍术温理中焦，臣以山楂、焦六曲消滞，佐以砂仁运气，使以甘草缓其燥烈之性。

42. 苓术二陈煎

〔组成〕 带皮茯苓、干姜、陈皮、泽泻、白术、姜半夏、猪苓、炙甘草。

〔功用〕 温脾健胃，运气利湿。

〔主治〕 痰饮水气停蓄心下，呕吐，吞酸。

〔方解〕 脾气虚寒者，最易停湿，往往腹泻溺少，脉缓舌白，肢懈神倦,胃钝气滞。故君以茯苓、白术、干姜、半夏温中化湿,臣以二苓、泽泻化气利溺,佐以陈皮疏滞,使以甘草和药。

43. 俞氏大橘皮汤

〔组成〕 陈皮、赤苓、飞滑石、槟榔汁、苍术、猪苓、泽泻、肉桂。

〔功用〕 温通中气,导湿下行。

〔主治〕 湿热内甚,心腹胀满,水肿,小便不利,大便滑泄。

〔方解〕 湿温初起,如湿重热轻,或湿遏热伏,必先用辛淡温化,始能湿开热透。故以陈皮、苍术温中燥湿为君,臣以二苓、飞滑石、泽泻化气利溺,佐以槟榔导下,肉桂为诸药通使。

44. 桂枝橘皮汤

〔组成〕 桂枝、白芍、生姜、陈皮、炙甘草、大枣。

〔功用〕 温调营卫。

〔主治〕 行痹,肩背麻木,手腕硬痛,头重鼻塞,恶风微汗,一身痛无定处。

〔方解〕 桂枝汤本为太阳经中风而设,臣以陈皮和中,以疏甘草、大枣之甘滞;而白芍分量,又重于桂枝,故为脾受寒湿,调和营卫之良方。

45. 香砂理中汤

〔组成〕 木香、人参、干姜、砂仁、白术、炙甘草。

〔功用〕 提补温运,暖培中阳。

〔主治〕 脾胃虚寒气滞,肠鸣泄泻,腹痛喜温喜按,或见呕吐,胸膈满闷,腹中雷鸣。

〔方解〕 脾为阴脏,宜温宜健。如夏月饮冷过多,寒湿内留,上吐下泻,肢冷脉微,脾阳惫甚。中气不支者,则以理中汤为正治。故君以人参、白术、甘草守补中气,臣以干姜温健中阳,佐以木香、砂仁者,取其芳香悦脾,俾脾阳勃发也。

46. 理阴煎

[组成] 熟地黄、当归、干姜、炙甘草。

[功用] 益肾健脾,温运胃阳。

[主治] 阳气虚弱,痰饮内停。症见胀满呕哕,恶心吐泻,腹中疼痛,妇人经迟血滞。

[方解] 上焦属阳,下焦属阴,而中焦则为阴阳交会之枢。脾阳虚而胃阴尚可支持者,治以香砂理中汤固已。若脾阴亏而胃阳尚能支持者,当君以当归、地黄甘润和阴,佐以干姜、甘草辛甘和阳。

47. 香砂二陈汤

[组成] 白檀香、姜半夏、茯苓、砂仁、陈皮、炙甘草。

[功用] 温运胃阳,消除积饮。

[主治] 多吃瓜果或冷酒、冷菜,胃有停饮,或伤冷食,胸痞脘痛,呕吐黄水,感寒感热,俱能触发。

[方解] 病由多吃瓜果或冷酒冷菜等而成,感寒感热,俱能触发。故以二陈温和胃阳为君;臣以茯苓化气蠲饮;佐以白檀香、砂仁运气止痛;使以甘草和药。

48. 葱白香豉汤主之

[组成] 鲜葱白、淡豆豉、生姜。

[功用] 辛散轻扬,疏达皮毛。

[主治] 四时偶感寒气,或因贪凉冒风,肌肤紧缩、皮毛粟起、头痛怕风、鼻塞声重、频打喷嚏、清涕时流,身不发热。舌如平人,苔或白薄而润。

[方解] 脉右浮,左弦而缓。浮则为风,弦而缓则为受风中之凉,此即偶尔冒寒之小疾,但袭皮毛,不入经络之病,俗称小伤

寒是也,四时皆有。《内经》云:"善治者治皮毛",又曰:"因其轻而扬之"。葱白、生姜辛温通阳而发汗,豆豉升散而发汗,此乃微辛微温之剂,可辛散轻扬疏达皮毛之邪。

49. 白术和中汤

[组成] 白术、陈皮、焦神曲、佛手花、茯苓、砂仁、五谷虫、陈仓米。

[功用] 温和脾胃,调畅气机。

[主治] 气虚中满,湿证夹食,腹中胀满,中空无物,按之不坚,亦不通,或时胀时减。

[方解] 方以黄芩、白术培中化湿为君;臣以陈皮、砂仁运中,神曲、谷虫导滞;佐以佛手花疏气宽胀;使以荷叶包陈仓米升清气以和胃,补而不滞,疏而不削。

50. 加味小建中汤

[组成] 白芍、饴糖、生姜、橘络、桂枝、炙甘草、大枣、砂仁。

[功用] 温和肝脾,调和营卫。

[主治] 过服香燥,耗气劫阴,则营卫不和,肝乘脾也。症见寒热类疟,四肢痛,手足烦热,咽干口燥,里急腹痛。

[方解] 方以白芍、炙甘草、饴糖为君,酸得甘助而生阴,以缓肝之急;臣以桂枝、生姜、大枣,甘与辛合而生阳,以健脾之气。而不加参、术扶气者,恐助肝气之横逆也。故但曰小建中;佐以橘络,使以砂仁者,深虑甘药太过,令人气滞中满耳。

51. 神香圣术煎

[组成] 白术、肉桂、公丁香、干姜、陈皮、豆蔻。

[功用] 温中补虚,缓急止痛。

[主治] 寒湿霍乱。因恣食生冷油腻及过用克伐,或寒中太阴,致伤脾肾之阳,上吐下泻,胸膈痞满,胁肋胀痛,气怯神倦,甚

至眶陷䐜瘪,四肢厥冷,小便清白,大便有生菜汁腥气,舌苔白滑,或黑润胖大,脉微似伏,证及危笃者。

　[方解]　方以白术、干姜为君,暖培脾阳;臣以肉桂温肾;佐以陈皮和中;妙在使以公丁香、豆蔻兴发气机以速干姜、肉桂通阳之烈性。

52. 玳瑁郁金汤

　[组成]　玳瑁、栀子、木通、竹沥、郁金、连翘、牡丹皮、生姜汁、鲜石菖蒲汁、紫金片。

　[功用]　开窍透络,涤痰清火。

　[主治]　热陷包络,蒸液为痰,迷漫心孔,其人妄言妄见,疑鬼疑神,神志昏蒙,咳痰不爽。

　[方解]　方以介类通灵之玳瑁,幽香通窍之郁金为君,一则泄热解毒之功,同于犀角,一则达郁凉心之力,灵于黄连;臣以连翘之辛凉直达包络以通窍,牡丹皮之辛窜善清络热以散火;引以山栀子、木通使上焦之郁火屈曲下行,从下焦小便而泄;佐以生姜、竹沥、石菖蒲三汁辛润流利,善涤络痰;使以紫金片芳香开窍,助全方诸药透灵。

53. 犀地清络饮

　[组成]　犀角(代)、牡丹皮、连翘、淡竹沥、鲜生地黄、赤芍、桃仁、生姜汁、鲜白茅根、灯心草、鲜石菖蒲汁。

　[功用]　轻清透络,通瘀泄热。

　[主治]　湿热病,热陷包络,神昏谵语。

　[方解]　方以千金犀角地黄汤凉通络瘀为君;臣以连翘透包络以清心,桃仁行心经以活血;但络瘀者必有黏涎,故又佐生姜、竹沥、石菖蒲三汁辛润以涤痰涎,而石菖蒲更有开心孔之功;妙在使白茅根善能凉血以清热,灯心草质轻味淡更能清心以降火。

54. 犀羚三汁饮

[组成] 犀角(代)、连翘、白薇、皂角刺、羚羊角片(代)、郁金、天竺黄、牡丹皮、淡竹沥、鲜石菖蒲汁、生藕汁、鲜茅根、灯心草、芦笋。

[功用] 开窍透络,豁痰通瘀。

[主治] 邪陷包络,挟痰瘀互结清窍,症必痉厥并发,终日昏睡不醒,或错语呻吟,或独语如见鬼,目白多现红丝,舌虽纯红,兼罩黏涎。

[方解] 方以犀角(代)、羚羊角(代)皮凉血息风为君;臣以连翘宣包络之气郁,郁金、牡丹皮通包络之血郁,白薇专治血厥,天竺黄善开痰厥;尤必佐皂角刺,三汁轻宣辛窜,直达病所以消痰瘀;使以芦笋、茅根、灯心草轻清透络。

55. 翘栀豉汤

[组成] 连翘、淡豆豉、枳壳、桔梗、栀子、辛夷、郁金、橘络、白豆蔻。

[功用] 清宣包络,疏畅气机。

[主治] 主治心包气郁之证。凡外邪初陷于心胸之间,轻则虚烦不眠,重即心中懊侬,反复颠倒,心窝苦闷,或心下结痛,卧起不安,舌上苔滑者。

[方解] 方以清芬轻宣心包气分主药之连翘及善清虚烦之栀子、豆豉为君;臣以辛夷拌捣郁金,专开心包气郁;佐以轻剂枳壳、桔梗宣畅心包气闷,以达归于肺;使以橘络疏包络之气,白豆蔻开心包之郁。

56. 五汁一枝煎

[组成] 生地黄汁、鲜茅根汁、鲜生藕汁、鲜淡竹沥、鲜生姜汁、紫苏旁枝。

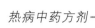

[功用] 清润心包,濡血增液。

[主治] 主治心包邪热郁蒸,心血亏虚,血虚生烦,躁扰不安,或愦愦无奈,心中不舒,间吐黏涎,呻吟错语,舌红苔少,脉象细数。

[方解] 方以鲜地黄、茅根、藕汁三味清润心包血液为君;臣以生姜、竹沥二汁辛润流利以涤络痰;妙在佐紫苏旁枝,轻清宣络,以复其旁通四本之常。

57. 增减黄连泻心汤

[组成] 黄连、黄芩、滑石、竹沥、枳实、半夏、生薏苡仁、生姜汁、冬瓜子、通草、灯心草、鲜石菖蒲叶。

[功用] 泻心通络,蠲痰泄湿。

[主治] 肺胃痰火湿热内蕴心经包络,致神昏谵语,心烦懊侬,舌苔黄腻。

[方解] 方以黄连、黄芩、枳实、半夏苦辛通降,以除痰火为君;臣以滑石、生薏苡仁、冬瓜子、通草凉淡泄湿;佐以生姜、竹沥二汁辛润涤痰;妙在使以石菖蒲、灯心草芳淡,利窍通神明以降心火。

58. 导赤清心汤

[组成] 生地黄、茯苓、木通、麦冬、牡丹皮、益元散、淡竹叶、莲子心、灯心草、白童便。

[功用] 清降心热,导火下行。

[主治] 热陷心经,内蒸包络,舌赤神昏,小便短涩赤热。

[方解] 方中生地黄凉心血而泻心火,牡丹皮凉营血而泄包络热,合用为君;茯苓、益元散、木通、竹叶淡渗而利小便,使心热有所去路,共用为臣;灯心草通小便以清神识,共为佐药;妙在以童便、莲子心为使,咸苦达下,交济心肾以速降其热。

59. 清肝达郁汤

［组成］　焦栀子、白芍、当归、柴胡、牡丹皮、炙甘草、橘白、薄荷、菊花、橘叶。

［功用］　清肝泄火,疏郁宣气。

［主治］　肝郁不伸,胸满胁痛,腹满而痛,甚则欲泄不得泄,即泄亦不畅。

［方解］　方以丹溪逍遥散法疏肝达郁为君;然气郁者多从热化,丹溪所谓气有余便是火也,故又以栀、丹、滁菊清泄肝火为臣;佐以青橘叶清芬疏气,以助柴、薄之达郁。

60. 增减旋覆代赭汤

［组成］　旋覆花、吴茱萸、黄连、香附、代赭石、半夏、陈皮、沉香、淡竹茹、枇杷叶。

［功用］　清肝降逆,佐金制木。

［主治］　肝气横逆,轻则嗳气胸痞,重则呃逆胃胀。

［方解］　方以旋、赭重降气逆为君;臣以茱、连、橘、半苦辛通降以清肝和胃,沉香、香附辛香流气,以疏肝平逆;佐以竹茹,肝气中结者使之旁达;使以杷叶,肝气上逆者使之清降。

61. 连茹绛复汤

［组成］　黄连、新绛、玫瑰瓣、丝瓜络、淡竹茹、旋覆花、青葱管、郁金。

［功用］　清通肝络,行血止痛。

［主治］　肝病日久入络,血郁不舒,郁而化火,筋脉拘挛,胸胁串痛,脉弦而涩者。

［方解］　方以连、茹、绛、覆清通肝络为君;臣以玫瑰瓣拌炒丝瓜络辛香酸泄以活络;佐以郁金活血疏郁;使以青葱管宣气通络。

62. 龙胆泻肝汤

[组成] 龙胆、柴胡、泽泻、木通、黄芩、栀子、当归、生地黄、生甘草。

[功用] 凉肝泻火,导赤救阴。

[主治] 肝胆实火上炎证。症见头痛目赤,胁痛、口苦、耳聋,耳肿等,舌红苔黄,脉弦数有力。

[方解] 方以胆、通、栀、芩纯苦泻肝为君;然火旺者阴必虚,故又臣以鲜地黄、生甘草甘凉润燥,救肝阴以缓肝急;妙在佐以柴胡轻清疏气,归须辛润舒络,使以泽泻、车前咸润达下,引肝胆实火从小便而去。

63. 羚角钩藤汤

[组成] 羚羊角片(代)、桑叶、川贝母、生地黄、钩藤、菊花、茯苓、白芍、生甘草、淡竹茹。

[功用] 凉肝息风,增液舒筋。

[主治] 肝热生风,症见高热不退,烦闷躁扰,手足抽搐,发为痉厥,甚则神昏,舌绛而干,或舌焦起刺,脉弦而数。

[方解] 以羚、藤、桑、菊息风定惊为君;臣以川贝善治风痉,茯苓专平肝风;但火旺生风,风助火势,最易劫伤血液,尤必佐以白芍、甘草、鲜生地黄酸甘化阴,滋血液以缓肝急;使以竹茹,不过以竹之脉络通人之脉络耳。

64. 连梅安蛔汤

[组成] 黄连、花椒、雷丸、乌梅、黄柏、槟榔。

[功用] 清肝安蛔,止痛定厥。

[主治] 肝火入胃,胃热如沸,饥不欲食,食则吐蛔,甚则蛔动不安,脘痛烦躁,昏乱欲死者,此为蛔厥。

[方解] 方以连、柏、椒、梅之苦辛酸泻肝救胃为君,佐以

雷丸、槟榔专治蛔厥,使蛔静伏而不敢蠕动,或竟使蛔从大便泻出。

65. 芩连二陈汤

[组成]　黄芩、半夏、竹茹、茯苓、黄连、陈皮、枳实、碧玉散、生姜汁、淡竹沥。

[功用]　清肝和胃,蠲痰泄饮。

[主治]　肝阳犯胃,症见火动痰升,或吐黏涎,或呕酸汁,或吐苦水,或饥不欲食,食即胃满不舒,甚则胀痛,或嘈杂心烦。

[方解]　方以芩、连、橘、夏苦降辛通,调和肝胃为君;臣以竹茹、枳实通络降气;佐以茯苓、碧玉,使胃中积聚之浊饮,从小便而泄;使以生姜、竹沥二汁,辛润涤痰,以复其条畅之性。

66. 加味白头翁汤

[组成]　白头翁、黄柏、黄芩、贯众、黄连、秦皮、白芍、茉莉花。

[功用]　凉血清肝,泻火坚肠。

[主治]　伤寒邪传厥阴,厥而兼呕,胸胁烦满,热利下重,继即便血,甚或便脓血,舌紫苔黄,脉寸浮数,尺弦数者。

[方解]　厥阴热痢,赤痢居多。虽属小肠,而内关肝脏,故以仲景白头翁汤疏肝达郁、纯苦坚肠为君;臣以芩、芍酸苦泄肝;佐以鲜贯仲洗涤肠中垢腻,使从大便而泄,乃痢者利也之意;使以茉莉清芬疏气,助白头翁轻清升达之力。

67. 香连治中汤

[组成]　木香、党参、黑炮姜、陈皮、黄连、白术、炙甘草、青皮。

[功用]　清肝健脾,和中止泻。

[主治]　肝旺脾虚,大便飧泄,肠鸣腹痛,欲泄而不得畅泄,

里急后重,脉左弦右弱。

[方解] 脉左弦右弱者,虽多由肝气下逼而致,然脾阳每因泄而衰。方中以香、连调气厚肠为君;臣以参、术、姜、甘温运脾阳;佐以陈皮调气和中;使以青皮泄肝宽肠。

68. 新加白虎汤

[组成] 薄荷、生石膏、鲜荷叶、粳米、知母、益元散、鲜竹叶、桑枝、芦笋、灯心草。

[功用] 辛凉甘寒,清解表里。

[主治] 邪热传入胃经,症见热汗烦渴,皮肤隐隐见疹,溺短赤热,甚则咯血昏狂。

[方解] 胃为十二经之海,邪热传入胃经,外而肌腠内而肝胆,上则心肺下则小肠膀胱,无不受其蒸灼。但尚为散漫之浮热,未曾结实,邪既离表,不可再汗,邪未入腑,不可早下。故以白虎汤法辛凉泄热、甘寒救液为君,外清肌腠,内清腑脏;臣以芦笋化燥金之气,透疹而外泄,益元通燥金之郁,利小便而下泄;佐以竹叶、桑枝通气泄热;使以荷叶、粳米清热和胃。

69. 清燥养营汤

[组成] 生地黄、知母、当归、陈皮、白芍、天花粉、生甘草、梨汁。

[功用] 滋营养液。润燥清气。

[主治] 热病数下后两目加涩,舌肉枯,津不到咽,唇口燥裂者。

[方解] 缘其人阳脏多火,热病数下后重亡津液而阴亏也。故君以地、芍、归、甘养营滋液;臣以知母、花粉生津润燥;佐以陈皮运气疏中,防清滋诸药碍胃滞气也;使以梨汁味甘而鲜,性凉质润,醒胃气以速增津液也。

70. 阿胶鸡子黄汤 ···

〔组成〕　阿胶、白芍、石决明、钩藤、生地黄、炙甘草、生牡蛎、络石藤、茯苓、鸡子黄。

〔功用〕　滋阴养血,柔肝息风。

〔主治〕　邪热久羁,阴血不足,虚风内动证。筋脉拘急,手足瘛疭,心烦不寐或头目眩晕,舌绛少苔,脉细数。

〔方解〕　方以阿胶、鸡子黄为君,取其血肉有情、液多质重以滋血液而息肝风;臣以芍、草、茯苓,一则酸甘化阴以柔肝,一则以木制木而息风;然心血虚者,肝阳必亢,故佐以决明、牡蛎介类潜阳;筋挛者络亦不舒,故使以钩藤、络石通络舒筋也。

71. 坎气潜龙汤 ···

〔组成〕　净坎气、青龙齿、珍珠母、白芍、生地黄、牡蛎、磁朱丸、白薇、熟地黄。

〔功用〕　补肾滋任,镇肝纳冲。

〔主治〕　热病肾经阴虚,则阳无所附而上越,任阴不足,则冲气失纳而上冲,舌绛心悸,自汗虚烦,手足躁扰,时时欲厥,右脉浮大,左脉细数。

〔方解〕　阴下竭,阳上厥,欲潜其阳以定厥,必先滋其阴以镇冲。故以坎气、二地为君。坎气即初生脐带,一名命蒂,以其前通神阙,后通命门,最得先天之祖气。二地质重味浓,填精益髓,善滋后天之真阴。阴平阳秘,则龙雷之火不致上升;臣以龙、牡、珍珠母滋潜龙雷;佐以磁朱交济心肾,阳得所附,火安其位矣;妙在使以芍、薇,一为敛肝和阴所必要,一为纳冲滋任之要药。君佐合度,臣使咸宜。若肢厥脉细,额汗如珠,宜再加人参、附子、五味子等品急追元阳以收汗,但病势危笃如斯,亦多不及救矣。

72. 当归四逆汤 ....

〔组成〕 当归、桂枝、细辛、葱白、白芍、炙甘草、通草、陈绍酒。

〔功用〕 养血滋阴,活络通脉。

〔主治〕 血虚寒厥证。手足厥寒,或腰、股、腿、足、肩臂疼痛,口不渴,舌淡苔白,脉沉细或细而欲绝。

〔方解〕 方以归、芍荣养血络为君;臣以桂、辛辛通经脉,使经气通畅,络气自能四布;佐以绛通、葱、酒者,一取其速通经隧,一取其畅达络脉;使以炙甘草,辛得甘助而发力愈速也。

73. 四物绛复汤 ....

〔组成〕 生地黄、白芍、真新绛、橘络、当归、川芎、旋覆花、青葱。

〔功用〕 轻清滋阴,辛润活络。

〔主治〕 血虚则脉络郁涩,络涩则血郁化火,每致郁结伤中,脘胁串痛,甚则络松血溢,色多紫黯。

〔方解〕 《内经》云:血主濡之。故以生地黄、当归、白芍滋阴养血为君;臣以绛、覆、川芎辛润通络;佐以橘络舒络中之气;使以葱通络中之瘀。

74. 新加酒沥汤 ....

〔组成〕 细生地黄、当归、广橘白、薄荷、白芍、炙甘草、柴胡、玫瑰花、陈绍酒、淡竹沥。

〔功用〕 滋阴养血,调气疏郁。

〔主治〕 阴虚血亏,气滞郁结。

〔方解〕 方以归、地、芍、草养血柔肝为君,遵肝苦急,急食甘以缓之经旨;臣以橘白、柴、荷清芬疏气,以肝喜散。急食辛以散之也;佐以竹沥、绍酒涤痰行血,以肝性刚,宜柔宜疏是也;使以玫瑰花者,色能活血,香能疏气,足为诸药之先导。

75. 补阴益气煎

〔组成〕　党参、山药、陈皮、升麻、熟地黄、当归、炙甘草、鳖血、柴胡。

〔功用〕　滋阴补气。

〔主治〕　男子便血,妇人血崩,无论去血多少,但见声微气怯,面白神馁,心悸肢软者,属气不摄血,血从下脱也。

〔方解〕　本证若用清凉止血方,必致气脱。故以滋补阴气之党参、滋填阴血之熟地黄为君,景岳称为两仪,本为气血双补之通用方;臣以山药、当归滋脾阴而养肝血,归身醋炒,尤得敛血之妙用。佐以升、柴、陈皮升清气而调胃气,柴胡用鳖血拌炒,虽升气而不致劫动肝阴;使以甘草和药,缓肝急而和脾阴。

76. 加味金匮肾气汤

〔组成〕　熟地黄、山药、牡丹皮、附子、山茱萸、茯苓、泽泻、肉桂、五味子、童便。

〔功用〕　滋阴温肾,纳阳归元。

〔主治〕　伤寒夹阴误服升散,及温热多服清凉克伐,以致肾中虚阳上冒。而见口鼻失血,气短息促者,其足必冷,小便必白,大便或溏、或泻,上虽假热,下显真寒。

〔方解〕　阳既上越,阴必下虚。宜于滋阴之中,暂假热药冷服以收纳之。故以六味地黄为君,壮水之主以镇阳光;臣以桂、附益火之源以消阴翳;妙在佐以五味子酸收咸降,引真阳以纳归命门;使以童便速降阴火以清敛血溢。

77. 回阳急救汤

〔组成〕　附子、肉桂、人参、麦冬、干姜、姜半夏、白术、五味子、陈皮、炙甘草、麝香。

［功用］　回阳生脉。

［主治］　少阴病下利脉微,甚则利不止,肢厥无脉,干呕心烦者。

［方解］　方以四逆汤加桂温补回阳为君;而以生脉散为臣者,以参能益气生脉,麦冬能续胃络脉绝,五味子能引阳归根也。佐以白术、二陈健脾和胃,上止干呕,下止泻利。妙在使以些许麝香,斩关直入,助参、附、姜、桂,以速奏殊功。

78. 附姜归桂汤 ....

［组成］　炮附子、干姜、肉桂、当归、白蜜。

［功用］　温经回阳。

［主治］　卒暴中寒,其人腠理素虚,自汗淋漓,身冷手足厥逆,或外显假热躁烦。

［方解］　中寒暴病用附、姜回阳后继用此方者,因附姜专主回阳,而其所中之阴寒必先伤营。故加归、桂驱营分之寒,冲以白蜜者,柔和阳药之刚烈也。

79. 附姜归桂参甘汤 ....

［组成］　附子、当归、人参、干姜、肉桂、炙甘草、生姜、大枣。

［功用］　温肾回阳,双补血气。

［主治］　卒暴中寒,服附姜汤、附姜归桂汤后阳气将回,阴寒少杀者。

［方解］　阴寒渐衰,阳气将回,病势已有转机。故君以附、姜轻剂温和阳气;臣以归、桂暖血,参、草益气;佐以生姜,使以大枣,调和营卫也。

80. 新加八味地黄汤 ....

［组成］　附子、熟地黄、山茱萸、紫石英、肉桂、山药、茯苓、泽泻。

［功用］　补阳镇冲。

［主治］　肾气虚喘,动则喘甚,腰痛足冷,小便不利,肾水上泛为痰,嗽出如沫而味咸。

［方解］　以八味地黄温补肾气为君,去牡丹皮者恐其辛散肺气也。臣以紫石英温纳冲气。

六、吴又可《瘟疫论》热病方

《瘟疫论》作者为明朝末年的医学家吴有性(字又可),是中国第一部系统研究急性传染病的医学书籍。《温疫论》认为伤寒等病是由于感受天地之常气而致病,而疫病则是感天地之疫气致病,从而使传染病病因突破了前人六气学说的束缚。《温疫论》指出戾气的传染途径是通过空气与接触,由口鼻进入而致病,并记载了不少治疗传染病的新方法。如书中认为传染病初起宜用达原饮,等到病深一些,不厌急证急攻。这些方法都为后世传染病的治疗奠定了基础。其提出的“达原”“三消”等治法,后世一些著名医家如戴北山、杨栗山、刘松峰、叶天士、吴鞠通等,都或多或少地在此基础上有所发挥,有所创造。

1. 达原饮

［组成］　槟榔、厚朴、草果、知母、黄芩、白芍、甘草。

［功用］　开达膜原,辟秽化浊。

［主治］　瘟疫或疟疾,邪伏膜原证。憎寒壮热,或一日三次,或一日一次,发无定时,胸闷呕恶,头痛烦躁,脉弦数,舌边深红,舌苔垢腻,或苔白厚如积粉。

［方解］　槟榔能消能磨,除伏邪,为疏利之药,又除岭南瘴气;厚朴破戾气所结;草果辛烈气雄,除伏邪盘踞,三味协力,直达其巢穴,使邪气溃败,速离膜原,是以为达原也。热伤津液,加知母以滋阴;热伤营气,加白芍以和血;黄芩清燥热之余;甘草为和中之用。

2. 三消饮

［组成］　槟榔、草果、厚朴、白芍、甘草、知母、黄芩、大黄、葛根、羌活、柴胡。

［功用］　开达膜原,表里分消。

［主治］　瘟疫毒邪表里分传,膜原尚有余结,舌根渐黄至中央者。

［方解］　本方以达原饮消不内外之膜原,以大黄消内,葛根、羌活、柴胡消三阳表邪,故曰三消。

3. 举斑汤

［组成］　白芍、当归、升麻、白芷、柴胡、穿山甲(代)。

［功用］　托里举斑。

［主治］　疫气留血分,里气壅闭,不下则斑不出,出则毒邪从外解矣。如下后斑渐出,更不可下,设有下证,宜少与承气缓服。倘大下则元气不振,斑毒内陷则危,宜此方。

［方解］　此方系专为下后中气不振,斑毒内陷者设,故用归、芍托里;升、柴、白芷以举斑;穿山甲(代)以走窜经络,则卫气疏畅,而斑可渐出矣。

4. 三甲散

［组成］　鳖甲、龟甲、穿山甲(代)、蝉蜕、僵蚕、牡蛎、䗪虫、白芍、当归、甘草。

［功用］　滋阴养血,搜剔透邪。

［主治］　瘟疫伏邪已溃,正气衰微,不能托出表邪,客邪胶固于血脉,主客交浑,肢体时痛,脉数身热,胁下锥痛,过期不愈,致成痼疾者。

［方解］　方中以鳖甲、龟甲、穿山甲(代)三甲为主,扶正不恋邪,达邪不伤正;蝉蜕、僵蚕祛邪息风;牡蛎平肝,归、芍和血,甘草

和中,加䗪虫诸药入血脉,搜剔血中之邪。

5. 柴胡养荣汤

〔组成〕 柴胡、黄芩、陈皮、甘草、当归、白芍、生地黄、知母、天花粉。

〔功用〕 解肌清热,养营润燥。

〔主治〕 主瘟疫病后,阴枯血燥,表有余热者。

〔方解〕 方中当归、白芍、生地黄养营润燥为君;柴胡解表,黄芩、知母、天花粉清里为臣;陈皮行气为佐;甘草和中为使。

6. 桃仁承气汤

〔组成〕 大黄、芒硝、桃仁、当归、白芍、牡丹皮。

〔功用〕 逐瘀泻热。

〔主治〕 瘟疫昼夜发热,日晡益甚,既投承气,昼日热减,至夜独热,由于瘀血未行者。

〔方解〕 方中大黄、芒硝性寒,攻下逐瘀为君;白芍、牡丹皮性寒,凉血逐瘀为臣;桃仁、当归性温,养血逐瘀为佐使。

七、余师愚《疫疹一得》热病方

《疫疹一得》作者为清代余师愚。全书重点论述疫诊证治,对疫疹现症的论述很详细,尤详于疫疹之危重证候。余师愚认为疫疹是"淫热之疫",病机是热毒在胃,创制余氏清心凉膈散和清瘟败毒饮等效方。治疗上重用石膏治疫疹、温病,并兼顾扶正养阴。其学术思想和用药规律在一定程度上丰富和发展了疫诊治法。

1. 活人败毒散

〔组成〕 羌活、独活、茯苓、川芎、枳壳、柴胡、薄荷、前胡、桔梗、甘草。

〔功用〕 散寒祛湿,益气解表。

[主治]　治时行疫疠头痛,憎寒壮热,项强睛暗,鼻塞声重,咳嗽痰喘,眼赤口疮,热毒流注,足肿腮肿,诸疮斑疹,喉痹吐泻,疫症初起,服此先去其爪牙,使邪不盘踞经络,有斑即透。

[方解]　羌活入太阳而理游风;独活入太阴而理伏邪,兼能除痛;柴胡散热升清,协川芎和血平肝,以治头痛目昏;前胡、枳壳降气行痰,协桔梗、茯苓以泄肺热而除湿消肿;甘草和里;而发表更以薄荷为君,取其辛凉,气味俱薄,疏导经络,表散能除高癫顶邪热。

2. 余氏清心凉膈散

[组成]　连翘、甘草、黄芩、薄荷、栀子、桔梗、生石膏、淡竹叶。

[功用]　清心凉膈,宣肺透疹。

[主治]　疫疹初起,壮热口渴,烦躁,咽喉红肿糜烂,肌肤丹痧显露,舌红,苔黄,脉数。

[方解]　方中黄芩、栀子、连翘清解气分热毒;生石膏有解肌达热出表之功,淡竹叶配少许薄荷可轻清宣透,使气热有外达之机;桔梗配生甘草,泄火利咽喉而止咽痛。

3. 清瘟败毒饮

[组成]　生石膏、生地黄、犀角(代)、黄连、栀子、桔梗、黄芩、知母、赤芍、玄参、连翘、甘草、牡丹皮、鲜淡竹叶。

[功用]　清热解毒,凉血泻火。

[主治]　瘟疫热毒,充斥内外,气血两燔,表里俱盛,狂躁烦心,口干咽痛,大热干呕,错语不眠,吐血衄血,热盛发斑。

[方解]　此十二经泻火之药也。斑疹虽出于胃,亦诸经之火有以助之。重用石膏直入胃经,使其敷布于十二经,退其淫热;佐以黄连、犀角(代)、黄芩泄心肺火于上焦,牡丹皮、栀子、赤芍泻肝经之火,连翘、玄参解散浮游之火,生地黄、知母抑阳扶阴,泄其亢

甚之火,而救欲绝之水,桔梗、竹叶载药上行;使以甘草和胃也。此皆大寒解毒之剂,故重用石膏,先平甚者,而诸经之火自无不安矣。头痛倾侧者,加石膏、玄参、甘菊花。骨节烦痛,腰如被杖者,加石膏、玄参、黄柏。遍体炎炎者,加石膏、生地黄、川连、黄芩、牡丹皮。静躁不常者,加石膏、黄连、犀角(代)、牡丹皮、黄芩。火扰不寐者,加石膏、犀角(代)、琥珀、黄连。周身如冰者,加石膏、黄连、犀角(代)、黄柏、牡丹皮。四肢逆冷者,加石膏。筋抽脉惕者,加石膏、牡丹皮、龙胆。大渴不已者,加石膏、天花粉。胃热不食者,加石膏、枳壳。胸膈遏郁者,加黄连、枳壳、桔梗、瓜蒌霜。昏闷无声者,加石膏、黄连、犀角(代)、黄芩、羚羊角(代)、桑白皮。筋肉瞤动者,加生地黄、石膏、黄柏、玄参。冷气上升者,加石膏、生地黄、牡丹皮、黄连、犀角(代)、黄胆。口秽喷人者,加石膏、黄连、犀角(代)。满口如霜者,加石膏、黄连、连翘、犀角(代)、黄柏、生地黄。咽喉肿痛者,加石膏、桔梗、玄参、牛蒡子、射干、山豆根。嘴唇焮肿者,加石膏、黄连、连翘、天花粉。脸上燎疱者,加石膏、生地黄、银花、板蓝根、紫花地丁、马勃、当归、牡丹皮、玄参。大头天行者,加石膏、当归、板蓝根、马勃、紫花地丁、金银花、玄参、僵蚕、生大黄脉实者量加。痄腮者,加石膏、当归、金银花、玄参、紫花地丁、牡丹皮、马勃、连翘、板蓝根。颈颌肿痛者,加石膏、桔梗、牛蒡子、夏枯草、紫花地丁、玄参、连翘、金银花、山豆根。耳后痛硬者,加石膏、连翘、生地黄、天花粉、紫花地丁、牡丹皮、金银花、板蓝根、玄参。耳聋口苦者,加生地黄、玄参、柴胡、黄柏。嗒舌弄舌者,加石膏、黄连、犀角(代)、黄柏、玄参。红丝绕目者,加菊花、红花、蝉蜕、谷精草、当归。头汗如涌者,加石膏、玄参。咬牙者,加石膏、生地黄、牡丹皮、龙胆、栀子。鼻血泉涌者,加石膏、生地黄、黄连、羚羊角(代)、桑白皮、玄参、棕灰、黄芩。舌上珍珠者,加石膏、黄连、犀角(代)、连翘、净金银花、玄参、天花粉。舌如铁甲者,加石膏、犀角(代)、黄连、知母、天花粉、连翘、玄参、黄柏。舌丁者,加石膏、黄连、犀角(代)、连翘、金银花。疫疹之形松浮者,加大青叶、玄参。紧束有根者,加石膏、生地黄、犀角(代)、玄参、桃仁、紫草、黄连、红花、连翘、当归。疫疹之色红活者,加大青叶、玄参。淡红者,加大青叶、玄参。深红者,加大青叶、玄参、生地黄。艳红者,加大青叶、生地黄、石膏、牡丹皮、玄参。紫赤者,加石膏、生地黄、玄参、黄连、犀角(代)、牡丹皮、桃仁。红白砂者,小剂加生地黄、当归、蝉衣。

八、张锡纯《医学衷中参西录》热病方

《医学衷中参西录》为近代中西汇通医家张锡纯所著。书中收录了大量的病例、方剂及张锡纯先生的评点文章,其中张锡纯自拟方约 200 首,古人成方或民间验方亦约 200 首。其于热病临床的主要贡献是在中西医汇通思想基础上充分发挥生石膏治疗热病的功效。他认为,生石膏性微寒,凉而能散,透表解肌,善清上焦及中焦实热,外感病有实热者,放胆用之直胜金丹。1954 年,石家庄组织中医运用张锡纯重用石膏的经验治疗流行性乙型脑炎,获得良好的效果,卫生部门曾作为重大科技成果向全国推广。

1. 资生汤

[组成] 山药、玄参、白术、鸡内金、牛蒡子。

[功用] 补脾健胃,滋阴清热。

[主治] 治劳瘵羸弱已甚,饮食减少,喘促咳嗽,身热,脉虚数者。

[方解] 此汤用于术以健脾之阳,脾土健壮,自能助胃。山药以滋胃之阴,胃汁充足,自能纳食(胃化食赖有酸汁)。特是脾为统血之脏,《内经》谓"血生脾",盖谓脾系血液结成,故中多函血。西医亦谓脾中多回血管,为血汇萃之所。此证因心思怫郁,心血不能调畅,脾中血管遂多闭塞,或如烂炙,或成丝膜,此脾病之由。而脾与胃相助为理,一气贯通,脏病不能助腑,亦即胃不能纳食之由也。鸡内金为鸡之脾胃,中有瓷、石、铜、铁,皆能消化,

其善化有形郁积可知。且其性甚和平,兼有以脾胃补脾胃之妙,故能助健补脾胃之药,特立奇功,迥非他药所能及也。方中以此三味为不可挪移之品。《神农本草经》谓玄参微寒,善治女子产乳余疾,且其味甘胜于苦,不至寒凉伤脾胃可知,故用之以去上焦之浮热,即以退周身之烧热;且其色黑多液,《神农本草经》又谓能补肾气,故以治劳瘵之阴虚者尤宜也。牛蒡子体滑气香,能润肺又能利肺,与山药、玄参并用,大能止嗽定喘,以成安肺之功,故加之以为佐使也。地黄生用,其凉血退热之功,诚优于玄参。西医谓其中含铁质,人之血中,又实有铁锈。地黄之善退热者,不但以其能凉血滋阴,实有以铁补铁之妙,使血液充足,而蒸热自退也。又劳瘵之热,大抵因真阴亏损,相火不能潜藏。生山药,即坊间所鬻之干山药,而未经火炒者也。此方若用炒熟山药,则分毫无效。于术色黄气香,乃浙江于潜所产之白术也,色黄则属土,气香则醒脾,其健补脾胃之功,迥异于寻常白术。

2. 十全育真汤

〔组成〕 党参、黄芪、山药、知母、玄参、龙骨、生牡蛎、丹参、三棱、莪术。

〔功用〕 补益气血,滋阴补阳。

〔主治〕 治虚劳,寒热不时,肌肤甲错,形体羸瘦,饮食不壮筋力,或自汗,或咳逆,或喘促,或多梦纷纭,精气不固。

〔方解〕 方中党参、黄芪补气健脾,山药补脾生津;知母以滋阴,玄参益阴;三棱、莪术、丹参活血化瘀;龙骨、牡蛎,重镇安神,镇惊安神,敛汗固精。此方寻常药十味,汇集成方,补助人身之真阴阳、真气血、真精神,故曰十全育真也。

3. 醴泉饮

〔组成〕 山药、生地黄、人参、玄参、代赭石、牛蒡子、天冬、甘草。

[功用]　滋补肺阴,清火化痰。

[主治]　治虚劳发热,或喘或嗽,脉数而弱。

[方解]　人参补气生津,山药补脾生津,生地黄清热凉血,生津润燥。玄参滋阴,天冬滋阴润燥、清肺降火。佐以代赭石苦寒降逆,吸引上焦之逆气浮火下行也。牛蒡子体滑气香,能润肺又能利肺,与山药并用止嗽之效明显。甘草与天冬并用,最善润肺。

4. 一味薯蓣饮

[组成]　山药。

[功用]　润肺补脾,益肾固肠。

[主治]　治劳瘵发热,或喘或嗽,或自汗,或心中怔忡,或因小便不利,至大便滑泻,及一切阴分亏损之证。

[方解]　山药味甘归脾,液浓益肾,能滋润血脉,固摄气化,宁嗽定喘,强志育神。《日华子本草》说其能"助五脏,强筋骨,长志安神",《神农本草经》则把山药列为上品,"补中益气力,长肌肉,久服耳聪目明,轻身不饥,延年。"

5. 珠玉二宝粥

[组成]　山药、薏苡仁、柿霜饼。

[功用]　补脾益肺。

[主治]　治脾肺阴分亏损,饮食懒进,虚热劳嗽,并治一切阴虚之证。

[方解]　山药、薏苡仁皆清补脾肺之药。山药补脾养胃,生津益肺,薏苡仁健脾利湿、补肺。又用柿霜之凉可润肺、甘能归脾者,以为之佐使。

6. 来复汤

[组成]　山茱萸、龙骨、牡蛎、白芍、党参、甘草。

[功用]　滋补肝肾。

[主治]　寒温外感诸证,大病瘥后不能自复,寒热往来,虚汗淋漓;或但热不寒,汗出而热解,须臾又热又汗,目睛上窜,势危欲脱;或喘逆,或怔忡,或气虚不足以息。

　　[方解]　山茱萸补益肝肾,涩精固脱;龙骨、牡蛎重镇安神,镇惊安神,敛汗固精;党参补气健脾,白芍滋养肝血。

7. 清金益气汤

　　[组成]　黄芪、生地黄、知母、甘草、玄参、沙参、川贝母、牛蒡子。

　　[功用]　补益肺气,滋养肺阴。

　　[主治]　尪羸少气,劳热咳嗽,肺痿失音,频吐痰涎,一切肺金虚损之病。

　　[方解]　黄芪补气,生地黄清热凉血、生津润燥,知母养阴润燥,玄参滋阴,沙参滋阴润燥,贝母润肺,牛蒡子体滑气香,能润肺又能利肺,甘草止咳兼调和药性。大队清火润肺药中,加黄芪一味以助肺气。

8. 清降汤

　　[组成]　山药、清半夏、山茱萸、生赭石、牛蒡子、白芍、甘草。

　　[功用]　滋阴降逆。

　　[主治]　治因吐衄不止,致阴分亏损,不能潜阳而作热,不能纳气而作喘。甚或冲气因虚上干为呃逆、为眩晕。心血因虚其不能内荣,为怔忡、为惊悸不寐。或咳逆、或自汗诸虚证蜂起之候。

　　[方解]　山药生津益肺,半夏降逆,山茱萸补益肝肾之阴,赭石苦寒降逆,吸引上焦之逆气浮火下行也。牛蒡子体滑气香,能润肺又能利肺平喘,金虚木反侮金,则肝火横而上逆,故加白芍平肝。甘草调和药性。

9. 通变白虎加人参汤

〔组成〕 生石膏、白芍、生山药、人参、甘草。

〔功用〕 清热生津。

〔主治〕 治下痢,或赤、或白、或赤白参半,下重腹痛,周身发热,服凉药而热不休,脉象确有实热者。

〔方解〕 此方即《伤寒论》白虎加人参汤,以白芍代知母、山药代粳米也。生石膏辛甘大寒,除阳明气分之热,以人参助石膏,能使深陷之邪徐徐上升外散,加白芍揉肝止痛,甘草以理下重腹痛,山药滋阴生津,诸药合用无不热退而痢愈者。

10. 麻黄加知母汤

〔组成〕 麻黄、桂枝、甘草、杏仁、知母。

〔功用〕 发汗解表兼清热。

〔主治〕 伤寒无汗。

〔方解〕 麻黄味苦辛性温,为肺经专药,能发越人体阳气,有发汗解表、宣肺平喘的作用,所以是方中的君药,并用来作为方名。由于营涩卫郁,单用麻黄发汗,但解卫气之郁,所以又用温经散寒,透营达卫的桂枝为臣,加强发汗解表而散风寒,除身痛。本证之喘,是由肺气郁而上逆所致,麻黄、桂枝又都上行而散,所以再配降肺气、散风寒的杏仁为佐药,同麻黄一宣一降,增强解郁平喘之功。知母兼清热,自无汗后不解之虞。炙甘草既能调和宣降之麻、杏,又能缓和麻、桂相合的峻烈之性,使汗出不致过猛而伤耗正气,是使药而兼佐药之义。

11. 加味桂枝代粥汤

〔组成〕 桂枝、白芍、甘草、生姜、大枣、黄芪、知母、防风。

〔功用〕 解肌发表,调和营卫。

〔主治〕 伤寒有汗。

［方解］ 桂枝辛温,辛能散表之风邪,助卫阳而通经络,故为君药。白芍酸寒,酸能敛汗,寒走阴而益营。桂枝君白芍,是于发散中寓敛汗之意;白芍臣桂枝,是于固表中有微汗之道焉;营卫同治,相辅相成,相制相成。生姜之辛,佐桂枝以解肌表;大枣之甘,佐白芍以和营里。加黄芪升补气,防风宣通营卫,而又恐黄芪温补之性,服后易至生热,故又加知母,以预防也。甘草甘平,有安内攘外之能,用以调和中气,即以调和表里,且以调和诸药矣。

12. 通变大柴胡汤

［组成］ 柴胡、薄荷、知母、大黄。

［功用］ 和解少阳,内泻热结。

［主治］ 治伤寒温病,表证未罢,大便已实者。

［方解］ 方中重用柴胡以解在经之邪,配大黄内泻阳明热结。知母清热养阴,薄荷以辛凉散之,防邪之内陷,用柴胡以升之,所以防邪之下陷也。总之,本方既不悖于少阳禁下的原则,又可和解少阳,内泻热结,使少阳与阳明合病得以双解,可谓一举两得。

13. 清解汤

［组成］ 薄荷、蝉蜕、生石膏、甘草。

［功用］ 解表透热。

［主治］ 治温病初得,头痛,周身骨节酸痛,肌肤壮热,背微恶寒无汗,脉浮滑者。

［方解］ 石膏性微寒,透达其热。知母苦寒清热,配石膏其清火之力则倍之。蝉蜕性微凉,散风除热,当去足而用,去起开破之力。薄荷清凉解表,力可到脏腑经脉、皮毛腠理。甘草调和药性。

14. 凉解汤 ....

　　〔组成〕　薄荷、蝉蜕、生石膏、甘草。

　　〔功用〕　透热兼解表。

　　〔主治〕　治温病,表里俱觉发热,脉洪而兼浮者。

　　〔方解〕　石膏性微寒,透达其热,实为平和之品;知母苦寒清热,配石膏其清火之力则倍之;蝉蜕性微凉,散风除热,薄荷清凉解表,能透达,力可到脏腑经脉,皮毛腠理;甘草调和药性。取凉而能散之意。

15. 寒解汤 ....

　　〔组成〕　生石膏、知母、连翘、蝉蜕。

　　〔功用〕　清热泻火。

　　〔主治〕　治周身壮热,心中热而且渴,舌上苔白欲黄,其脉洪滑。或头犹觉痛,周身犹有拘束之意者。

　　〔方解〕　生石膏清热泻火,除烦止渴,知母苦寒清热,助石膏清火之力倍之。蝉蜕性微凉,散风除热,连翘清热解毒,透邪外出。方中重用石膏、知母以清胃腑之热,少用连翘、蝉蜕善于达表,引胃中化而未散之热,还太阳做汗而解,是调理阴阳,让其自汗而解,非强发汗。

16. 和解汤 ....

　　〔组成〕　连翘、蝉蜕、生石膏、白芍、甘草。

　　〔功用〕　清解表里。

　　〔主治〕　治温病表里俱热,时有汗出,舌苔白,脉浮滑者。

　　〔方解〕　生石膏清热泻火,除烦止渴;蝉蜕性微凉、散风除热;连翘清热解毒,透邪外出;白芍平肝养血,甘草调和药性。

17. 宣解汤 ....

〔组成〕 滑石、甘草、连翘、蝉蜕、白芍。

〔功用〕 清热解表,利水通淋。

〔主治〕 治感冒久在太阳,致热蓄膀胱,小便赤涩。或因小便秘,而大便滑泻。兼治湿温初得,憎寒壮热,舌苔灰色滑腻者。

〔方解〕 滑石利尿通淋,清热解暑;蝉蜕性微凉,散风除热;连翘清热解毒,透邪外出。白芍平肝养血,甘草调和药性。

18. 狄龙汤 ....

〔组成〕 连翘、生石膏、蝉蜕、牛蒡子。

〔功用〕 清解表里。

〔主治〕 治胸中素蕴实热,又受外感。内热为外感所束,不能发泄。

〔方解〕 蝉蜕性微凉,散风除热,连翘清热解毒,透邪外出;生石膏清热泻火,除烦止渴,牛蒡子体滑气香,能润肺又能利肺。胸中痛者,加丹参、没药各 9g;胁下痛者,加柴胡、川楝子各 9g。

19. 仙露汤 ....

〔组成〕 生石膏、玄参、连翘、粳米。

〔功用〕 清热解毒,养阴生津。

〔主治〕 治寒温阳明证,表里俱热,心中热,嗜凉水,而不至燥渴,脉象洪滑,而不至甚实,舌苔白浓,或白而微黄,或有时背微恶寒者。

〔方解〕《伤寒论》白虎汤,为阳明腑病之药,而兼治阳明经病。此汤为阳明经病之药,而兼治阳明腑病。为其所主者,责重于经,故于白虎汤方中,以玄参之甘寒(《神农本草经》言苦寒,细嚼之实甘而微苦,古今药或有不同),易知母之苦寒。又去甘草,少加连翘,欲其轻清之性,善走经络,以解阳明在经之热也。方中粳米,不可误用糯米(俗名浆米)。粳米清和甘缓,能逗留金石之药于胃中,使之由胃输脾,由脾达肺,药力四布,经络贯通。糯米质黏性热,大能固闭药力,留中不散,若错用之,即能误事。

九、郭志邃《痧胀玉衡》热病方

《痧胀玉衡》为清代医学家郭志邃所著,这是我国最早的一部比较系统的痧症专著。痧,又名痧气、痧胀。指夏秋之间,因感受风寒暑湿之气,或因接触疫气、秽浊之邪,阻塞于内,出现恶寒发热、腹痛闷乱或吐或泻的一种病症。因痧气胀塞胃肠,壅阻经络,主要是由风、湿、火三气相搏而为病。夏秋之际,风、湿、热三气旺盛,人若劳逸过度,则容易感邪,而常发痧。若体质虚弱,暑热或暑湿秽浊之气会乘虚而入。痧,作为病症名,首见于元代危亦林《世医得效方》中。《痧胀玉衡》在痧症的因、证、脉、治等各方面多有发挥,在病因上,他提出痧症为病不同于一般外感,而是感受了一种痧毒之气而致。这种痧毒之气属时行疫气、厉气、秽气,多于夏月暑热时作乱。在传感途径上,郭氏承袭了明代医家吴又可"戾气自口鼻侵入人体"之说,认为痧毒往往从鼻吸而入、搏激肌表。痧症的主要病机则为热毒逆乱,气血壅闭。郭氏对痧气胀塞肠胃、阻塞经路之痧胀有独到见解,指出此病总以攻毒开泄为主,痧在肌表者用刮法,痧在血内者宜放痧,痧在肠胃经络与肝脾肾三阴则投以药,痧气肆行者可三法兼用。

1. 防风散痧汤 ....

[组成]　防风、陈皮、细辛、金银花、荆芥、枳壳。

[功用]　疏风清热,行气导滞。

[主治]　痧有因于风者,此方主之。

[方解]　方用防风、荆芥、细辛疏散在表之风寒,陈皮、枳壳行气导肠间之滞气,金银花清暑热。

2. 荆芥汤

[组成] 荆芥、防风、川芎、陈皮、青皮、连翘。

[功用] 疏风清热,行气导滞。

[主治] 痧有郁气不通者,此方主之。

[方解] 方用防风、荆芥疏散在表之风寒,陈皮、青皮、川芎行气活血,连翘清热解毒。

3. 棱术汤

[组成] 三棱、莱菔子、莪术、青皮、乌药、槟榔、枳实。

[功用] 行气导滞,破血消积。

[主治] 痧有因于食积者,此方主之。

[方解] 方用三棱、莪术破血消积,莱菔子、青皮、乌药、槟榔、枳实行气导滞。

4. 藿香汤

[组成] 藿香、香附、薄荷、枳壳、山楂、连翘。

[功用] 芳香辟秽,清热化滞。

[主治] 痧有因于秽气者,此方主之。

[方解] 方用藿香、香附芳香化浊,枳壳、山楂行气导滞,薄荷、连翘清热解毒。

5. 防风胜金汤

[组成] 防风、乌药、延胡索、桔梗、枳壳、莱菔子、槟榔、金银花、山楂、连翘、赤芍。

[功用] 凉血化积,疏风清热。

[主治] 痧有因于食积血滞者,此方主之。

[方解] 方用山楂、赤芍凉血化积为君;莱菔子、槟榔行气消积,金银花、连翘清热解毒,共为臣药;乌药、延胡索、桔梗、枳壳行

气活血为佐;防风疏风通肠为使。

6. 必胜汤 ....

[组成] 红花、香附、桃仁、大黄、贝母、山楂、赤芍、青皮、五灵脂。

[功用] 行气活血,清热化滞。

[主治] 痧有因于血实者,此方主之。

[方解] 方中香附、青皮行气,红花、桃仁、山楂、赤芍、五灵脂活血化瘀,大黄、贝母清热化滞。

7. 紫朴汤 ....

[组成] 厚朴、山楂、莱菔子、三棱、莪术、枳实、连翘、青皮、陈皮、细辛。

[功用] 活血消积,行气化滞。

[主治] 痧有食气壅盛者,此方主之。

[方解] 方中厚朴、莱菔子、枳实、青皮、陈皮、细辛行气化滞,山楂、三棱、莪术活血消积,连翘清解郁热。

8. 如圣散 ....

[组成] 牛蒡子、紫苏梗、薄荷、菊花、金银花、川贝母、连翘、枳壳、桔梗、乌药。

[功用] 清热解毒,行气化痰。

[主治] 治痧咽喉肿痛,此方主之。

[方解] 方中牛蒡子、薄荷、菊花、金银花、连翘清热解毒,紫苏梗、枳壳、桔梗、乌药、川贝母行气化痰。

9. 沉香郁金散 ....

[组成] 沉香、木香、郁金、乌药、降香、细辛。

[功用] 温中散寒,行气活血。

［主治］ 此治痧气过服冷水痞闷寒凝之剂。

［方解］ 方中沉香、乌药、细辛温中散寒,木香、郁金、降香行气活血。

10. 和脾宣化饮

［组成］ 陈皮、莱菔子、细辛、前胡、大腹皮、麦芽、山楂。

［功用］ 行气消食。

［主治］ 治痧气食结,胸中饱闷,腹内绞痛,此汤主之。

［方解］ 方中山楂、麦芽消食为君,陈皮、大腹皮、莱菔子行肠间滞气为臣,细辛、前胡宣肺行气为佐使。

11. 加味活命饮

［组成］ 穿山甲(代)、金银花、大黄、当归、陈皮、天花粉、薄荷、赤芍、甘草、生地黄、白芷、防风、贝母、乳香、皂角刺、没药。

［功用］ 疏风消肿,活血解毒。

［主治］ 治一切痧后留滞热毒,发为肿毒疔疮,以此方消之。

［方解］ 本方乃仙方活命饮加大黄、薄荷、生地黄而成。大黄攻下肠中积热,薄荷散肌腠之热毒,生地黄凉血中留滞之热毒。

12. 参归化毒汤

［组成］ 人参、当归、黄芪、甘草、金银花、牛膝、贝母、红花、山楂、皂角刺、白芷。

［功用］ 益气养血,化瘀解毒。

［主治］ 治痧后余毒流连,气血虚,不能即溃,以此化毒托出之。

［方解］ 方用金银花、贝母清热化滞为君;人参、当归、黄芪、甘草益气养血以托毒外出为臣;红花、山楂、牛膝活血化瘀为佐;皂角刺、白芷透毒外出为使。

13. 参苓归术散

〔组成〕 人参、茯苓、当归、白术、白芍、陈皮、黄芪、川芎、熟地黄、甘草。

〔功用〕 益气养血,健脾化滞。

〔主治〕 痧退之后痧气已绝,气血虚弱者,以此补之。

〔方解〕 方中人参、黄芪益气,当归、白芍、川芎、熟地黄养血,白术、茯苓、陈皮健脾化滞。

十、其他古籍经典热病方

1. 甘露消毒丹(《温热经纬》)

〔组成〕 滑石、茵陈、黄芩、石菖蒲、川贝母、木通、藿香、射干、连翘、薄荷、豆蔻。

〔功用〕 利湿化浊,清热解毒。

〔主治〕 湿温时疫,邪在气分,湿热并重证。发热倦怠,胸闷腹胀,肢酸咽痛,身目发黄,颐肿口渴,小便短赤,泄泻淋浊,舌苔白或厚腻或干黄,脉濡数或滑数。

〔方解〕 方中藿香芳香化浊,宣透上焦之湿;豆蔻、石菖蒲芳香宣化中焦之湿;茵陈、滑石、木通渗利下焦之湿,从而三焦分消以治湿;热毒上攻,颐肿咽痛,故佐以连翘、射干、贝母、薄荷,合以清热解毒,散结消肿而利咽止痛。

2. 清暑益气汤(《温热经纬》)

〔组成〕 西洋参、石斛、麦冬、黄连、淡竹叶、荷梗、知母、甘草、粳米、西瓜翠衣。

〔功用〕 清热益气,养阴生津。

〔主治〕 因夏热火盛,耗气伤津所致的暑热耗伤气津证。症见身热气高,汗多溺黄,心烦口渴,小便短赤,自汗脉虚,体倦少气,精神不振,脉虚数。

[方解] 方中西洋参益气生津,养阴清热,西瓜翠衣解暑清热,为君药;石斛、麦冬助西洋参养阴生津,为臣药;黄连苦寒清热燥湿,以助清解暑热之力,知母苦寒质润,滋阴泻火,竹叶甘淡清热除烦,均为佐药;甘草、粳米益胃和中,为使药。

3. 不换金正气散(《温热经纬》)

[组成] 厚朴、藿香、甘草、半夏、苍术、陈皮。

[功用] 解表化湿,和胃止呕。

[主治] 主风寒外感,食滞内停,或兼湿邪,或吸秽气。或伤生冷,或水土不服等症,头痛壮热,腰背拘急;山岚瘴气,寒热往来,霍乱吐泻,赤白下利;五膈气噎,咳嗽痰涎,行步喘乏。

[方解] 本方由平胃散加藿香、半夏而成。平胃散燥湿运脾,行气和胃。藿香对外有辛温发散的作用,对内有化湿和中作用,所以表里之湿兼去,增加解表化湿的力量;半夏擅长燥湿化痰、和胃降逆,增加平胃散和胃止呕的作用。

4. 五积散(《温热经纬》)

[组成] 白芷、枳壳、麻黄、苍术、干姜、桔梗、厚朴、甘草、茯苓、当归、肉桂、川芎、白芍、半夏、陈皮。

[功用] 散寒祛湿,化痰消积。

[主治] 外感风寒湿,内伤生冷,心腹痞闷,头目昏痛,肩背拘急,肢体怠惰,寒热往来,饮食不进。

[方解] 麻黄、桂、芍、甘草,即各半汤也;苍术、甘草、陈皮、厚朴,即平胃散也;枳壳、桔梗、陈皮、茯苓、半夏,即枳杏二陈汤也。又川芎、当归治血,兼干姜、厚朴散气。此数药相合,为解表、温中、泄湿之剂,去痰、消痞、调经之方。

5. 人参败毒散（《寓意草》）·····························

　　[组成]　柴胡、前胡、川芎、枳壳、羌活、独活、茯苓、桔梗、人参、甘草、生姜、薄荷。

　　[功用]　益气解表,散风祛湿。

　　[主治]　气虚,外感风寒湿表证。憎寒壮热,头项强痛,肢体酸痛,无汗,鼻塞声重,咳嗽有痰,胸膈痞满,舌淡苔白,脉浮而按之无力。

　　[方解]　方中羌活走表以散游邪,独活行里以宣伏邪。薄荷、柴胡、桔梗散热升清,枳壳、前胡消痰降气。川芎芳香以行血中之气,茯苓淡渗以利气中之湿。甘草协和各药,使之不争,生姜辟秽祛邪,令其无滞。于是各建其长,以收全功,皆赖人参之大力,驾驭其间耳。至于治痢用此者,此喻氏逆流挽舟之法,以邪从表而陷里,仍使里而出表也。

6. 荆防败毒散（《摄生众妙方》）·····················

　　[组成]　羌活、独活、柴胡、前胡、枳壳、茯苓、防风、荆芥、桔梗、川芎、甘草。

　　[功用]　解表散寒,败毒消肿。

　　[主治]　疮疡初起有表证者,或外感风寒,头痛、身痛、咳嗽等症。

　　[方解]　荆防败毒散于败毒散去参、姜、薄,再加荆、防,故解表发散之力增强,宜于外感风寒湿邪而正气不虚之表证及疮疡、瘾疹。荆、防疏风发表,羌活入太阳而理游风;独活入太阴而理伏邪,兼能除痛;柴胡散热升清,协川芎和血平肝,以治头痛目昏;前胡、枳壳降气行痰,协桔梗、茯苓以泄肺热而除湿消肿;甘草和里。

7. 加味香苏散《医学心悟》·····························

　　[组成]　紫苏叶、陈皮、香附、炙甘草、荆芥、秦艽、防风、蔓荆

子、川芎、生姜。

［功用］　发汗解表。

［主治］　四时感冒。证见头痛项强,鼻塞流涕,身体疼痛,发热恶寒或恶风,无汗,舌苔薄白,脉浮者。

［方解］　方中取辛温芳香之苏叶、荆芥为君药,以发表散寒;防风辛温、秦艽苦辛平可祛腠理之风湿以除湿止痛,蔓荆子辛苦微寒,善上行祛风止头痛,三者为臣药;香附理三焦之气血,陈皮舒肺脾之气,川芎行血中之气,生姜解表散寒四药共为佐药以助君臣调和气血,解表散邪;甘草调和诸药为使药。

8. 升麻葛根汤(《阎氏小儿方论》)

［组成］　升麻、葛根、白芍、炙甘草。

［功用］　解肌透疹。

［主治］　麻疹初起。疹发不出,身热头痛,咳嗽,目赤流泪,口渴,舌红,苔薄而干,脉浮数。

［方解］　足阳明之脉,抵目夹鼻,故目痛鼻干。其不能眠者,阳明之经属胃,胃受邪则不能安卧,此其受邪之初,犹未及乎狂也。无汗、恶寒、发热者,表有寒邪也。药之为性,辛者可使达表,轻者可使去实。升麻、葛根辛轻者也,故用之达表而去实。寒邪之伤人也,气血为之壅滞,佐以白芍用和血也;佐以甘草,用调气也。

9. 竹叶柳蒡汤(《先醒斋医学广笔记》)

［组成］　西河柳、荆芥、葛根、蝉蜕、薄荷、牛蒡子、知母、玄参、甘草、麦冬、淡竹叶。

［功用］　透疹解表,清泻肺胃。

［主治］　治痧疹透发不出,咳嗽喘急,烦闷躁乱,咽喉肿痛。

［方解］　方中西河柳、牛蒡子、淡竹叶辛凉宣透为君药;蝉蜕、薄荷、葛根、荆芥助君药祛风解表透疹为臣;知母、麦冬、玄参

滋阴清热共为佐药；甘草调和诸药为使。

10. 再造散（《伤寒六书》）..

〔组成〕　黄芪、细辛、人参、羌活、桂枝、防风、甘草、川芎、附子、煨生姜、白芍、大枣。

〔功用〕　助阳益气，发汗解表。

〔主治〕　阳气虚弱，外感风寒。恶寒发热，热轻寒重，无汗肢冷，倦怠嗜卧，面色苍白，语言低微，舌淡苔白，脉沉无力，或浮大无力。

〔方解〕　《黄帝内经》曰：阳之汗，以天之雨名之。太阳病汗之无汗，是邪盛而真阳虚也，故以参、芪、甘草、姜、桂、附子大补其阳，而以羌、防、芎、细发其表邪。加白芍者，于阳中敛阴，散中有收也。

11. 清胃散（《兰室秘藏》）..

〔组成〕　生地黄、当归、牡丹皮、升麻、黄连。

〔功用〕　清胃凉血。

〔主治〕　胃经积热，上攻口齿，上下牙痛不可忍，牵引头脑，满面发热，其齿喜冷恶热，或牙龈溃烂，或牙宣出血，或唇口腮颊肿痛，口气臭热，舌咽干燥，舌红苔黄，脉滑大而数者。

〔方解〕　方中黄连泻心火，亦泻脾火；脾为心子，而与胃相表里者也，当归和血，生地黄、牡丹皮凉血，以养阴而退阳也；升麻升阳明之清阳，清升热降，则肿消而痛止矣。

12. 芍药汤（《素问病机气宜保命集》）..

〔组成〕　白芍、甘草、当归、大黄、黄连、黄芩、槟榔、肉桂、木香。

〔功用〕　调和气血，清热解毒。

〔主治〕　湿热痢疾。腹痛，便脓血，赤白相兼，里急后重，肛门灼热，小便短赤，舌苔黄腻，脉弦数。

〔方解〕　方用大黄荡涤邪滞,木香、槟榔理气,当归、肉桂行血;病多因湿热而起,故用芩、连之苦寒以燥湿清热;用白芍、甘草者,缓其急而和其脾。

13. 仙方活命饮(《校注妇人良方》)

〔组成〕　白芷、贝母、防风、赤芍、当归、甘草、皂角刺、穿山甲(代)、天花粉、乳香、没药、金银花、陈皮。

〔功用〕　清热解毒,消肿散结。

〔主治〕　阳证痈疡肿毒初起。红肿灼痛,或身热凛寒,苔薄白或黄,脉数有力。

〔方解〕　此方纯用行血之药,加防风、白芷,使达肤表;加穿山甲(代)、皂角刺,使透乎经脉。然血无气不行,故以陈皮、贝母散利其气,血因火结,故以金银花、天花粉清解其火。

14. 二妙散:(《湿热条辨》)

〔组成〕　炒黄柏、苍术。

〔功用〕　清热燥湿。

〔主治〕　湿热下注,筋骨疼痛,两足痿软无力;或足膝红、肿、热、痛;或下部湿疮,小便短赤;以及湿热带下、淋浊等症,舌苔黄腻。

〔方解〕　苍术生用入阳明,能发二阳之汗,黄柏炒黑入太阴,能除至阴之湿。一生一熟相为表里,治阴分之湿热,有如鼓应桴之妙。

15. 六神通解散(《伤寒六书》)

〔组成〕　麻黄、甘草、黄芩、苍术、石膏、滑石、淡豆豉、川芎、羌活、细辛。

〔功用〕　发散风寒,兼清里热。

〔主治〕　时行三月后,谓之晚发,头痛,身热恶寒,脉洪数。

〔方解〕　麻黄、羌活、细辛、川芎辛温发汗以散寒,黄芩、石膏、滑石清解里热,苍术辛苦而温,发汗祛湿,淡豆豉解表散热,甘草调和药性。

16. 犀角大青汤(《医学心悟》)

[组成] 犀角(代)、大青叶、玄参、甘草、升麻、黄连、黄芩、黄柏、栀子。

[功用] 清热解毒,凉血化斑。

[主治] 治伤寒,斑出已盛,心烦大热,错语呻吟不得眠,或咽痛不利。

[方解] 犀角咸寒,凉血清心解毒。大青叶清热凉血,玄参凉血滋阴生津;黄连、黄芩、黄柏清热燥湿,泻火解毒,清上、中、下三焦之火;升麻升举透发,清热解毒,栀子苦寒清降,能清泻三焦火邪、泻心火而除烦。

17. 普济消毒饮(《东垣试效方》)

[组成] 黄芩、黄连、陈皮、生甘草、玄参、柴胡、桔梗、连翘、板蓝根、马勃、牛蒡子、薄荷、僵蚕、升麻。

[功用] 清热解毒,疏风散邪。

[主治] 大头瘟。恶寒发热,头面红肿灼痛,目不能开,咽喉不利,舌燥口渴,舌红苔白兼黄,脉浮数有力。

[方解] 方中芩连苦寒,泻心肺之热为君;玄参苦寒,陈皮苦辛,甘草甘寒,泻火补气为臣;连翘、薄荷、牛蒡子辛苦而平,板蓝根甘寒,马勃、僵蚕苦平,散肿消毒定喘为佐;升麻、柴胡苦平,行少阳、阳明二经之阳气不得伸;桔梗辛温为舟楫,不令下行,为载也。

18. 温胆汤(《三因极一病证方论》)

[组成] 半夏、竹茹、枳实、陈皮、炙甘草、茯苓。

[功用] 理气化痰,清胆和胃。

[主治] 治大病后,虚烦不得眠;惊悸自汗,触事易惊者。

[方解]　橘、半之辛温,以之导痰止呕,即以之温胆;枳实破滞,茯苓渗湿,甘草和中,竹茹开胃土之郁,清肺金之燥,凉肺金之所以平肝木也。如是则不寒不燥而胆常温矣。《内经》曰:胃不和则卧不安;又曰:阳气满不得入于阴,阴气虚故目不得瞑。半夏能和胃而通阴阳,故《黄帝内经·素问》用治不眠。二陈非特温胆,亦以和胃也。

19. 导赤散(《小儿药证直诀》)

　　[组成]　生地黄、木通、淡竹叶、生甘草。

　　[功用]　清心养阴,利水通淋。

　　[主治]　心经火热证,心经有热或心移热于小肠。症见口渴面赤,心胸烦热,渴欲冷饮,口舌生疮;或心火移热于小肠,症见小便赤涩,尿时刺痛,舌红,脉数。

　　[方解]　心与小肠为表里也,然所见口糜舌疮、小便黄赤、茎中作痛、热淋不利等症,皆心移热于小肠之证。故不用黄连直泻其心,而用生地黄滋肾凉心,木通通利小肠,佐以甘草,取易泻最下之热,茎中之痛可除,心经之热可导也。此则水虚火不实者宜之,以利水而不伤阴,泻火而不伐胃也。若心经实热,须加黄连、淡竹叶,甚者更加大黄,亦釜底抽薪之法也。

20. 桂枝红花汤(《类证活人书》)

　　[组成]　桂枝、白芍、炙甘草、红花。

　　[功用]　祛邪通络,表里同解。

　　[主治]　妇人伤寒,发热恶寒,四肢拘急,口燥舌干,经脉凝滞,不得往来,热入血室及结胸。

　　[方解]　此方为桂枝汤加减方,方中桂枝助卫阳,解肌发表而祛在表之风邪,为君药;白芍取其敛阴和营的功效,为臣;红花活血通经、散瘀止痛,与桂枝配伍可增强温经通络活血功效,为佐药;炙甘草调和诸药,为使药。

21. 葱豉汤(《肘后方》)·····························

〔组成〕 葱白、淡豆豉。

〔功用〕 通阳发汗,解表散寒。

〔主治〕 外感风寒轻证。症见微恶风寒,或微热,无汗,鼻塞流清涕,喷嚏,舌苔薄白,脉浮。

〔方解〕 方中葱白通阳而发汗,淡豆豉升散而发汗,邪初在表,宜先服此以解散之。

第三章　热病当代效方

一、流行性感冒

流行性感冒简称流感,是由流感病毒引起的急性呼吸道传染病。临床特点为急起高热,全身酸痛、乏力,或伴轻度呼吸道症状。该病潜伏期短,传染性强,传播迅速。流感病毒分甲、乙、丙三型,其中甲型流感威胁最大,常引起世界性大流行和不同规模的流行。

1. 抗感方

重庆市合川区疾病预防控制中心报道,自拟抗感方治疗邪郁阳明型流行性感冒可显著缓解临床症状体征,提高生活质量。选取邪郁阳明型流行性感冒患者 170 例,分为对照组和观察组,每组各 85 例;其中对照组患者给予利巴韦林静脉滴注,每次 100 毫克,每日 3 次,观察组患者加用自拟抗感方辅助治疗;结果对照组和观察组患者临床治疗总有效率分别为 77.65%、94.12%;观察组患者临床疗效显著优于对照组;观察组患者治疗后中医证候积分显著优于治疗前及对照组。

［组成］　金银花 20 克,蒲公英 15 克,板蓝根 15 克,连翘 10 克,杏仁 10 克,荆芥 10 克,川芎 10 克。加水 400 毫升煎煮留汁 150 毫升,每日分 3 次口服;2 组患者治疗时间均为 3 天。

［方解］　方中金银花凉血清热,蒲公英消肿泄热,板蓝根解热利咽,连翘散结消肿,杏仁宣肺祛邪,荆芥解表散风,川芎祛湿散浊。诸药合用共奏疏风祛邪、解表散结之功效。

〔出处〕 中医临床研究,2015,7(9):90-91.

2. 凉血解毒方

浙江中医药大学附属嘉兴中医院报道;将患者随机分为2组,治疗组121例予凉血解毒方;对照组111例按西医常规治疗;并均治疗3日后评效。结果中药治疗组有效率高于对照组,两组总有效率的差异有统计学意义。

〔组成〕 水牛角30克,生地黄15克,石膏(先煎)30克,知母20克,赤芍15克,牡丹皮15克,连翘15克,牛蒡子15克,淡竹叶10克,黄芩10克,栀子15克,甘草6克。每日1剂,水煎分次温服。

〔方解〕 本方以苦寒入心、肝经之水牛角为君药,凉血清心而解热毒,且寒而不遏,直入血分而凉血,使热清毒解血宁。以甘寒入心、肝、肾之生地黄,入肺、胃之石膏,归肺、胃、肾之知母,共为臣药,其中生地黄可凉血养阴生津,助水牛角清热凉血,水牛角解血分之热收复失之津血;合用石膏及知母,以清肺胃之热而清热生津除烦,以清阳明、气分之热。赤芍、牡丹皮共为佐药,以凉血活血散瘀,可收化斑之功,又可避免苦寒凉血之剂应用过多而有冰伏留瘀之弊。合用黄芩、栀子亦为佐药以清热解毒泻火,除三焦之实火,使邪有出路。虽温病之邪进展迅速,旋即出现营血分症状,但卫分难免留邪,遂合用牛蒡子、连翘为佐药并走于上,以疏散风热,宣肺解毒祛痰,增强宣透之力,清热透邪利咽。使以淡竹叶清热泻火,除烦生津,治温以清,淡竹叶专清心气,味淡利窍,导热下行,使心经热血分解。甘草清热解毒,调和诸药同为使药。诸药共用既清气分之火,又凉血分之热,以收清热解毒,凉血散瘀之效。

〔出处〕 中国中医急症,2014,23(1):156-157.

3. 妊娠外感方 ··

　　广州中医药大学附属第一医院报道,将 100 例患者随机分为 2 组,均给予基础治疗,治疗组在此基础上服用妊娠外感方;对照组服用维生素 C,2 疗程均为 3 日。观察 2 组患者体温和中医证候的变化。结果治疗组临床总有效率 86.00%,中医证候疗效总有效率 92.00%,均高于对照组的 64.00%、68.00%。

　　〔组成〕　紫苏叶 10 克,柴胡 10 克,白术 15 克,茯苓 15 克,砂仁(后下)10 克,黄芩 10 克,半夏 10 克,杜仲 15 克,炙甘草 10 克。水煎服,每日 1 剂。

　　〔方解〕　方中紫苏叶与柴胡疏风解表、理气宽中为君;白术、茯苓、黄芩、半夏健脾利湿,清热化痰,为臣药;佐以砂仁化湿和胃,杜仲补益肝肾;炙甘草益气健脾,调和诸药为使。且方中紫苏叶、白术、砂仁、黄芩、杜仲均有安胎之效。诸药合用,共奏疏风解表、理气化痰、清热安胎之效。

　　〔出处〕　中国中医急症,2013,22(11):1941-1942.

4. 流感方 ··

　　上海中医药大学附属龙华医院儿科报道,将 61 例风热型流行性感冒患儿随机分为 2 组,其中治疗组 30 例,对照组 31 例;治疗组给予流感方口服,对照组口服健儿清解液,均治疗 3 日。结果治疗组、对照组中医证候疗效总有效率分别为 66.7%、32.3%;两组中医证候疗效比较,差异有统计学意义。治疗组发热、咽痛、流涕和咳嗽症状积分较治疗前下降,对照组治疗后发热、流涕症状积分较治疗前下降;组间治疗后比较,发热、咽痛及流涕积分差异有统计学意义。

　　〔组成〕　中药免煎粉剂(每包相当于生药柴胡 2.5 克、黄芩 2.5 克,防风 2.5 克,板蓝根 2.5 克,前胡 2.5 克,蝉蜕 1.5 克)。体重<20 千克者,每次 1 包,每日 2 次,开水冲服;体重 20～40 千

克者,每次 1 包,每日 3 次,开水冲服;体重＞40 千克者,每次 2 包,每日 2 次,开水冲服。以 3 日为 1 个疗程,共治疗 1 个疗程。

　　[方解]　方中柴胡味苦,性辛、微寒,可透表泄热,条达肝气;黄芩味苦、性寒、清热解毒,助柴胡解表祛邪退热;防风性辛,味甘、微温,功能祛风解表、胜湿止痛、止痉;板蓝根味苦,性寒,清热解毒,凉血利咽;前胡味苦辛,性微寒,能降气化痰,疏散风热;蝉蜕味甘,性寒,可疏散风热,利咽开音,息风止痉。全方祛邪泄热,利咽止咳,兼能息风止痉。

　　[出处]　上海中医药杂志,2011,45(12):58-60.

5. 自拟止咳汤

　　上海市杨浦区中心医院报道,以自拟止咳汤治疗流行性感冒,取得较满意疗效。

　　[组成]　基本方:辛夷 9 克,僵蚕 6 克,紫菀 9 克,海蛤壳 30克,鱼腥草 30 克,薄草 30 克,白芥子 6 克,紫苏子 9 克,莱菔子 9克。属于风寒证者,基本方加射干麻黄汤(射干 6 克,麻黄 9 克,细辛 3 克,款冬花 6 克,大枣 3 枚,半夏 9 克,五味子 3 克)属于风热证者,基本方加银翘散(金银花 9 克,连翘 9 克,桔梗 6 克,荆芥 6 克,淡竹叶 6 克,牛蒡子 9 克),症状重者,加用蒲公英 30 克或板蓝根 30 克。每天 1 剂,水煎 2 次,分次服用,连服 7 日。

　　[方解]　方中基本方用辛夷疏风散邪,宣肺通窍;僵蚕祛风化痰;紫菀润肺下气,消痰止咳,海蛤壳、鱼腥草、薄草止咳化痰。对于有咳嗽气喘者,加用三子养亲汤:白芥子、紫苏子、莱菔子顺气降逆,消食化痰。属于风寒证者(既往有反复咳嗽史,现感冒,咳吐白痰,效果尤好),联合射干麻黄汤宣肺祛痰,下气止咳。属于风热证者,联合银翘散辛凉透表,清热解毒。症状重者,可重用清热解毒之品。西医学研究证明麻黄中所含麻黄碱,伪麻黄碱有扩张支气管、解痉平喘效果,鱼腥草煎剂中挥发油对金黄色葡萄球菌、肺炎双球菌等多种革兰阳性、阴性菌都有不同程度抑制作

用,对流感病毒、冠状病毒有抑制作用。综上所述,诸药合用,以达疏风宣肺,化痰止咳功效。

[出处] 内蒙古中医药,2011,3:54-55.

二、人感染高致病性禽流感

禽流感是禽类的病毒性流行性感冒的简称,是由 A 型流感病毒引起禽类的一种从呼吸系统到严重全身败血症等多种症状的传染病,禽类感染后死亡率很高。

1. 自拟辨证清热方

中日友好医院报道,中医学认为人感染高致病性禽流感发展符合温疫范畴,认为该病发热时间较长,有同于温病学家描述温疫之发热,具有起病急、来势猛、传变快、变化多的温(瘟)疫病特点。具备了毒、热、湿、瘀、虚、脏衰的证候要素表现,乃病毒潜于半表半里发病,邪传于表发于卫分,传于里而入肺,毒热伤及脏腑阴阳。在国家中医药管理局医政司组织下,晁恩祥老中医参加的中医人禽流感防治专家组对人禽流感病例病情表现进行了认真分析,并吸取了中医老专家的意见,不断修改提出了临床证候诊治方案,以供同行参考。

[组成]

(1)毒犯肺卫,当以清热解毒,宣肺透表。参考方:柴胡 10 克,黄芩 12 克,炙麻黄 6 克,炒杏仁 10 克,金银花 10 克,连翘 15 克,牛蒡子 15 克,羌活 10 克,茅根、芦根各 15 克,生甘草 6 克。加减:咳嗽甚者,加炙枇杷叶、浙贝母;恶心呕吐者,加竹茹、紫苏叶。

(2)毒伤肺胃,当以清热解毒,祛湿和胃。参考方:葛根 20 克,黄芩 10 克,黄连 6 克,鱼腥草 30 克,苍术 10 克,藿香 10 克,姜半夏 10 克,厚朴 6 克,连翘 15 克,白芷 10 克,白茅根 20 克。加减:腹痛甚者,加炒白芍、炙甘草;咳嗽重者,加炒杏仁、蝉蜕。

(3)毒热壅肺,当以清热泻肺,解毒化瘀。参考方:炙麻黄 9

克,生石膏(先煎)30克,炒苦杏仁10克,黄芩10克,知母10克,浙贝母10克,葶苈子15克,桑白皮15克,蒲公英15克,草河车10克,赤芍10克,牡丹皮10克。加减:高热、神志恍惚,甚则神昏谵语者,加用安宫牛黄丸,也可选用清开灵注射液、痰热清注射液;口唇紫绀者,加黄芪、三七、当归;大便秘结者加生大黄,芒硝。

(4)内闭外脱,当以扶正固脱,回阳救逆,清热开窍。参考方:生晒参15克,麦冬15克,五味子10克,炮附子(先煎)10克,干姜10克,山茱萸30克,炙甘草6克。加减:汗出甚多者,加煅龙骨、煅牡蛎;痰多,喉中痰鸣、苔腻者,加金荞麦、苏合香丸、猴枣散。注射剂如醒脑静注射液、生脉注射液、参麦注射液、参附注射液、血必净注射液等选择应用。

[方解] 略。

[出处] 中华中医药学会急诊分会第六次学术会论文集,2006.

2. 自拟清化湿气方

广州中医药大学第二临床医学院报道,为了有效防治人感染高致病性禽流感,国家中医药管理局组织相关专家制定中医药防治人感染高致病性禽流感的指南,周仲瑛教授参考目前所报道的人禽流感患者资料,利用其丰富的中医临床与理论知识,提出对中医防治人感染高致病性禽流感的认识与建议。

[组成]

(1)基本治则:解表清肺,化湿和中;若发展到变证、逆证,随症治疗。基本方:连翘10克,黄芩10克,藿香10克,紫苏叶10克,桔梗5克,重楼12克,贯众10克。热盛者,加金银花15克;咳甚者,加杏仁10克;湿阻者,加厚朴6克;身痛者,加白芷10克。

(2)温毒(热)犯肺证治法:解表清肺。代表方:银翘散、麻杏石甘汤加减。主药:麻黄5克,杏仁10克,石膏20～30克,黄芩10克,金银花15克,连翘15克,桔梗5克,牛蒡子10克,甘草

5 克。

（3）湿热中阻证治法：化湿和中。代表方：藿香正气散、三仁汤加减。主药：藿香 10 克，紫苏叶 15 克，连翘 10 克，茯苓 15 克，半夏 10 克，厚朴 5 克，黄芩 10 克，杏仁 10 克，豆蔻（后下）3 克。

（4）温热夹湿证治法：清肺解毒，芳化湿浊。代表方：五味消毒饮、藿朴夏苓汤加减。主药：金银花 15 克，连翘 15 克，蒲公英 15 克，野菊花 15 克，桔梗 5 克，杏仁 10 克，石膏 20～30 克，藿香 10～15 克，茯苓 15 克，半夏 10 克，青蒿（后下）20 克，厚朴 5 克，黄芩 15 克。

（5）并发症治疗昏迷者，选用清开灵、醒脑净、苏合香丸；厥脱者，选用生脉散、参附汤加山茱萸；喘脱者，多为虚实夹杂证，既有正气外脱，又有邪热闭肺。若患者出现特殊的个别症状，随症施治。

（6）预防措施方一：黄芪、白术、麦冬、生甘草、绿豆。君药黄芪 15 克，臣药白术 10 克，佐药麦冬 10 克，绿豆 10 克，使药生甘草 3 克。方二：玉屏风散加生甘草。

〔方解〕　略。

〔出处〕　中华中医药学会急诊分会第六次学术会论文集，2006.

3. 加味葛根芩连汤

香港理工大学中医药临床研究服务中心报道，回顾了 1997 年香港人感染高致病性禽流感发病和防治情况及其最新研究进展，用中医理论分析了人感染高致病性禽流感的发病规律。认为 H5N1 病毒是属性为火的疫毒，疫毒从口、鼻、眼进入人体，首先犯肺，下及胃肠，逆传心包，伤津动风。侵害人群以儿童和青壮年为主体。临床上以"邪气盛则实"为常见病型。李春生在这种认识指导下，拟定出加味葛根芩连汤，作为治疗人感染高致病性禽流感的参考主方。

热病中药方剂

［组成］　葛根 8 克，黄芩 3 克，黄连 3 克，炙甘草 2 克，生石膏 15 克，僵蚕 4 克，重楼 3 克，石菖蒲 3 克。恶寒重者，加荆芥 3 克，防风 3 克；咳喘甚者，加桑白皮 5 克，川贝母 3 克；大便不泻反见便秘者，加大黄 4 克；神疲脉微者，加党参 5 克。此为小儿剂量，成年人用量加倍。高热患者每日 2 剂，水煎 4 次，每 6 小时服 1 煎，直到热退、喘平、泻止、神志改善为度。若重楼缺货，可改用大青叶 5 克。

［方解］　本方由《伤寒论》治疗发热下利、喘而汗出的葛根芩连汤加味而成，属于表里双解之剂。方用葛根、石膏为君药，清肺胃肌表之大热。黄芩、黄连为臣药之一，清里热而直折其邪火；僵蚕、重楼为臣药之二，息内风而化痰解毒。再佐以石菖蒲开窍宁神、化湿辟秽；使以炙甘草调和诸药、扶助正气，共奏祛邪匡正之效。现代研究表明，葛根能够使免疫亢进动物的细胞免疫功能反应性恢复，并与石膏、石菖蒲均有退热功效；重楼、黄芩既对包括亚洲甲型病毒在内的流感病毒有较强的抑制作用，还可缓解支气管平滑肌痉挛；僵蚕镇静抗凝，黄连抑菌消炎；甘草有类似肾上腺皮质激素样的抗炎作用，能够保持护喉头和气管黏膜。

［出处］　中华中医药杂志 2006,21(3):134.

三、传染性非典型肺炎(SARS)

传染性非典型肺炎是由 SARS 冠状病毒引起的一种具有明显传染性、可累及多个脏器系统的特殊肺炎，WHO 将其命名严重急性呼吸综合征。临床上以发热、乏力、头痛、肌肉关节酸痛等全身症状和干咳、胸闷、呼吸困难等多种呼吸道症状为主要表现，部分病例可有腹泻等消化道症状；胸部 X 线检查可见肺部炎性浸润影；实验室检查外周血白细胞计数正常或降低；抗菌药物治疗无效是其重要特征。重症病例表现明显的呼吸困难，并可迅速发展成为急性呼吸窘迫综合征。

1. 退热饮加减

广东省江门市五邑中医院报道,2003 年 2—5 月,隔离病区共收治 SARS 确诊病例 6 例,所有病例均予西医常规治疗,同时制订并采用了一套系列中医中药治疗方案。确诊病例中,1 例入院时即为重症 SARS 患者,经本方案治疗 3 天后,体温降至 37.5℃以下,7 天后体温完全恢复正常,其余病例均在 3 天内退热;所有患者肺部渗出、浸润性病灶的进展均在 8 天内得到有效控制,其中有 1 例 3 天内开始吸收好转。其他临床症状,如咳嗽、气促、头痛、肌肉酸痛、乏力、纳差等均较快得到改善,全部患者均临床治愈出院。

[组成]

(1)初期证候特点:发热,微恶寒,或少部分患者无临床自觉症状,较快出现高热,体温 38.5℃以上,不恶寒,或有轻微咳嗽,舌质偏红,或红,苔薄黄,或腻,脉浮略滑数。即卫分和气分初期的临床表现。治法:辛凉解表,清热祛湿。方剂:退热饮加减。金银花 20 克,连翘 15 克,香薷 10 克,杏仁 10 克,生甘草 10 克,石膏 20 克,藿香 15 克,苍术 15 克,静脉滴注金维康注射液(鱼腥草制剂)每次 8～12ml,每日 1 次。

(2)极期证候特点:高热持续不退,咳嗽,多为干咳、少痰,偶有血丝痰。严重者出现呼吸困难,动则加重,或不能平卧,舌质暗红,苔黄厚腻,脉滑数。常常出现急性呼吸窘迫综合征,即气分营分初期的临床表现。①气分热盛治法:辛寒清热,化湿辟秽。白虎加术汤合甘露消毒丹加减。石膏 40 克,知母 15 克,甘草 10 克,藿香 15 克,佩兰 15 克,厚朴 12 克,杏仁 12 克,石菖蒲 15 克。②热邪壅肺,闭阻气机治法:清热宣肺,宽胸理气。瓜蒌薤白半夏汤加黄芩石膏等合心脑饮(红景天制剂)。瓜蒌 15 克,薤白 15 克,半夏 15 克,生石膏 30 克,杏仁 10 克,黄芩 15 克,藿香 15 克,生甘草 10 克。③热传入营治法:清营凉血,透热转气。清营汤合心脑饮。水牛角 30 克,生地黄 40 克,牡丹皮 15 克,玄参 15 克,蒲公英 20 克,金银花 15 克,厚朴 15 克,杏仁 10 克。

(3)后期证候特点:发热已退,轻咳,疲劳,或活动后气促,舌质红少苔,脉细数等;证属余邪未尽,气郁结胸,气阴两虚。治法:清除余邪,宽胸散结,益气养阴。瓜蒌薤白半夏汤合生脉饮或生脉注射液。

〔方解〕 退热饮方中金银花、连翘清热解毒为君,石膏、杏仁清肺、肃肺为臣,香薷、藿香、苍术芳香化湿为佐,生甘草解毒和胃为使。

〔出处〕 中医杂志,2003,451(6):44.

2. 葶苈大枣泻肺汤合千金苇茎汤等方加减

天津中医学院第一附属医院报道,观察中医辨证施治配合西药治疗渗出期和吸收期传染性非典型肺炎的临床疗效。中医学按发热期、渗出期和吸收期进行分期论治。渗出期治以清热宣肺、开闭平喘、解毒化瘀,方用葶苈大枣泻肺汤合千金苇茎汤加减;吸收期治以益气养阴、健脾除湿、清热解暑,方用清暑益气汤合沙参麦门冬汤加减,并辅以西医抗菌、抗病毒、对症支持疗法、镇咳祛痰、保肝及补充人体清蛋白、免疫增强治疗及应用激素甲泼尼龙、吸氧或无创呼吸机辅助治疗等。结果 10 例患者中 9 例(90%)痊愈出院,1 例(10%)好转。结论:中医辨证施治配合西药治疗渗出期和吸收期"非典"患者有效。

〔组成〕

(1)渗出期主症:喘促气急、胸闷、憋气、心悸、汗出、神疲、乏力,活动后加剧,严重者不能平卧和下地活动,干咳少痰或无痰、咳声不洪亮、纳少、舌质红或暗红、苔薄黄或黄腻。X 线:两肺或一肺之多叶有明显阴影。方药:葶苈大枣泻肺汤合千金苇茎汤加减。由苇茎、桃仁、薏苡仁、冬瓜仁、紫苏子、白芥子、桑白皮、葶苈子、地龙、重楼、丹参、莪术等药组成。为加强清热解毒之力,配合口服梅花点舌丹,一次3片,每日2次。静脉用药:清开灵注射液80毫升,每日1次,静脉滴注。双黄连粉针3.6克,每日1次,静脉滴注;鱼腥草注射液80～100毫升,每日1次,静脉滴注,以上诸药具有清热解毒消炎及抗病毒、减轻炎症渗出作用。同时还可以用复方丹参注射液16毫升,每日1次,静脉滴注;化瘀通脉注射液(院内制剂,由丹参、当归、玄参、鸡血藤等组成)250毫升,每日1次,静脉滴注,以活血化瘀、软坚散结。防止或减轻肺炎纤维化改变,防止病灶扩散,以及加快炎症、渗出病灶早日吸收。

(2)吸收期主症:干咳或呛咳,气短动则尤甚,汗出心悸,体倦神疲,舌暗红,苔薄黄或黄腻或白腻或薄少。次症:脘腹胀满、纳呆、大便稀软或正常。方药:东垣清暑益气汤合沙参麦冬汤加减。由西洋参、麦冬、沙参、丹参、茯苓、白扁豆、天花粉、薏苡仁、淡竹叶、五味子、败酱草、大青叶等药组成。静脉用药:生脉注射液80毫升,每日1次,静脉滴注;化瘀通脉注射液250毫升,每日1次,静脉滴注;复方丹参注射液16毫升,每日1次,静脉滴注。中医扶正疗法,对气阴两亏、正虚邪恋,尤其是吸收期患者,神疲、气短懒言、胸闷憋气、汗出心悸,动则加剧者,可配合冬虫夏草或西洋参水煎剂,每日1次,口服。以扶正提高抵抗力,纠止免疫低下状态。西医治疗方案参考卫生部的传染性非典型肺炎推荐治疗方案。

[方解] 葶苈大枣泻肺汤合千金苇茎汤、清暑益气汤合沙参麦门冬汤方解同前。

[出处] 中国国际中医药博览会论文集,2003:73-78.

3. 自拟方

煤炭总医院报道,2003年4月30日至5月5日收入院传染性非典型肺炎(严重急性呼吸综合征,SARS)患者92例,尝试按疾病的发展阶段,辨证分型治疗,取得了良好的疗效。

[组成]

(1)早期阶段(1~6天)①卫气同病,热邪偏胜:高热,恶寒,身痛,舌质红苔薄黄。治法:解表清里。方药:生石膏50克,知母10克,金银花30克,忍冬藤30克,连翘10克,羌活10克,薄荷(后下)6克,生甘草6克,羚羊角粉(代)(分冲)0.6克。干咳者,加川贝母、枇杷叶。每日2剂,每剂2煎,分4次服用。②卫气同病,挟有湿邪:发热,恶寒,身痛,腹泻,舌质红,苔薄腻。治法:解表清里,散风祛湿。方药:生石膏50克,知母10克,羌活10克,秦艽10克,薏苡仁30克,藿香、佩兰各10克,升麻6克,防风10克,羚羊角粉(代)(分冲)0.6克。咳嗽者,加枇杷叶,每日2剂,每剂2煎,分4次服用。

(2)中期阶段(7~21天)①湿热阻遏气机(普通型):发热,气短,乏力,蜷卧于床,胸闷气憋,舌苔黄腻。治法:清热化湿,调畅气机。方药:生石膏30克,茵陈10克,虎杖10克,滑石30克,黄芪15克,秦艽10克,藿香、佩兰各10克,羚羊角粉(代)(分冲)0.6克。咳嗽者,加瓜蒌皮10克,桑白皮10克,莱菔子10克;偏湿重者,可用达原饮,每日1剂,每剂2煎。②湿热蕴毒,邪盛正虚重症:高热,喘促,呼吸困难,蜷卧于床,动则气不得续,舌苔黄厚腻。治法:益气清热,辟秽化浊。方药:黄芪20克,生石膏30克,羚羊角粉(代)(分冲)0.6克,天竺黄10克,丹参10克,三七粉(分冲)3克。面色紫暗、舌质绛暗者,可加安宫牛黄丸。每日2剂,每剂2煎,分4次服用。③湿热下注大肠:身热,下利,里急后重,苔黄腻。治法:清热化滞止利。方药:葛根10克,黄芩10克,黄连10克,白头翁10克,秦艽10克,金银花10克,连翘10克,赤芍10克,藿香、紫苏梗各10克,生甘草10克。咳嗽者,加竹茹、桑白皮。每日2剂,每剂2煎,分4次服用。

(3)恢复期(14天以后)①气虚邪恋,挟有湿邪:气短乏力,偶咳,舌质暗,苔根腻。治法:益气化湿,活血通络。方药:太子参10克,黄芪20克,苍术、白术各10克,扁豆15克,薏苡仁30克,瓜蒌皮10克,丝瓜络10克,丹参30克。每日1剂,每剂2煎。②气阴耗竭,余邪未清:气短乏力,盗汗,干咳,舌质红绛,苔少。治法:益气养阴,清解余邪。方药:太子参10克,沙参10克,麦冬10克,丹参30克,扁豆30克,淡竹叶10克,玫瑰花15克,丝瓜络10克,瓜蒌皮30克,三七粉3克。每日1剂,每剂2煎。③气虚血瘀:胸闷时作,乏力,舌暗苔薄。治法:益气活血。方药:黄芪30克,太子参10克,当归10克,丹参30克,扁豆30克,三七粉3克,茯苓30克,砂仁10克,生甘草10克。服法:每日1剂,每剂2煎。

〔方解〕 略。

〔出处〕 中医杂志,2003,44(9):683-684.

4.五虎汤合葶苈大枣泻肺汤等方加减 ....

北京中医药大学东直门医院报道,自2003年4月19日~2003年5月2日在本院传染性非典型肺炎(SARS)隔离区,共诊治SARS确诊病例30例,经过2周的中西医结合治疗,至5月1日全部患者转定点医院时,出院3例,死亡4例,其余患者病情基本平稳。

〔组成〕

(1)疫病犯肺,气分热盛。肺热炽盛,肺气不利:高热不退,面赤无汗,肌肤灼热,干咳少痰或无痰。口中黏腻不渴,或见纳差,急躁,小便黄,大便正常,舌红少津,苔黄腻。治法:清热宣肺、涤痰止咳。方药:五虎汤合葶苈大枣泻肺汤加减。炙麻黄5克,杏仁10克,桃仁10克,生石膏(先煎)30克,生甘草6克,牛蒡子10克,黄芩15克,桔梗6克,蝉蜕3克,地龙10克,桑叶10克、桑白皮10克,葶苈子10克,大枣5枚,细茶1克。加减:舌质暗者,加红花10克、赤芍10克;手足发凉者,加柴胡10克、白芍10克,枳实10克;口渴者,加知母10克、南沙参10克;大便干者,加瓜蒌30克。

(2)热毒不解,气营两伤。主症:持续高热或热度有所降低,或身热夜凉,干咳痰少或见血丝,烦躁不安或夜不能寐,胸闷喘促,食纳差,舌红或红绛,苔有剥脱。治法:清气凉营,泻火涤痰。方药:清瘟败毒饮合礞石滚痰汤加减。生石膏(先煎)30克,生地黄15克,水牛角(先煎)30克,黄连5克,栀子10克,黄芩15克,桔梗6克,知母10克,赤芍10克,连翘15克,牡丹皮20克,生甘草6克,青礞石(先煎)30克,沉香末1克,大黄5克,杏仁10克,桃仁10克。加减:痰多者,加鲜竹沥10ml,大便稀者,加车前子(包煎)10克。

(3)热入营血,蒙闭清窍。主症:喘息急促,胸闷不可平卧,呼吸困难,惊恐烦躁,唇面指端发绀,继则神昏不明,或有皮肤瘀斑,发热或高或低,舌质紫暗。治法:凉血清心,涤痰开窍。方药:犀角地黄汤合桃红四物汤加减。水牛角30克,生地黄20克,白芍30克,牡丹皮20克,桃仁10克,红花20克,赤芍10克,川芎10克,郁金10克,石菖蒲10克。上药煎汤送服至宝丹,神昏者加用安宫牛黄丸。

[方解] 葶苈大枣泻肺汤、清瘟败毒饮、犀角地黄汤、桃红四物汤方解同前。

[出处] 中医杂志,2003,44(9):715-716.

5. 加味银翘汤

中国人民武装警察部队总医院中心实验室等报道,武警总医院教授、武警部队防治传染性非典型肺炎(SARS)专家组成员许建阳教授根据中医四诊合参,总结出武警部队治疗SARS的4首协定处方,在临床上收到了良好的效果。上述4方是许教授临床治愈56例SARS患者总结出的经验方,临床疗效良好,保持住院患者零死亡率的纪录。

[组成]

(1)早期多在发病后1~5天,常见症状有发热、微恶寒、身重疼痛、乏力,伴有头痛、关节痛、咽干或咽痛、口干饮水不多、干咳少痰,或伴有胸闷脘痞、无汗或汗出不畅,舌偏红、苔薄黄微腻,脉浮数。证属外感风热夹湿。治以辛凉解表,芳香化湿。方选加味银翘汤:金银花 15 克,连翘 6 克,荆芥 6 克,黄芩 10 克,薄荷 6 克,桔梗 12 克,白芷 12 克,沙参 12 克,藿香 10 克,佩兰 10 克,生甘草 5 克。水煎服,每日 2～3 次。

(2)中期多在发病后 3～10 天,症见发热、面色潮红、汗出、胸闷、心烦、干咳或呛咳、气促,或伴有咽痛、口苦,舌偏红、舌苔黄或黄腻,脉滑洪数。证属邪热壅肺,痰湿中阻。治以清热宣肺,止咳利湿。方选麻杏白虎汤:炙麻黄 12 克,生石膏 36 克,杏仁 12 克,知母 12 克,薏苡仁 20 克,沙参 12 克,瓜蒌 30 克,半夏 15 克,贝母 15 克,生甘草 6 克。水煎服,每日 2～3 次。

(3)极期(高峰期)多在发病后 7～14 天。临床突出表现为身热汗出、面色潮红、气促喘憋明显,或伴有发绀、喘促烦躁,甚则不能活动,呛咳或有咯血,口干、气短乏力,舌红绛、苔薄,脉细数。证属瘀热互结,邪阻心肺。治宜泻肺强心,宽胸化瘀。方选瓜蒌泻白汤:瓜蒌 30 克,桑白皮 15 克,地骨皮 15 克,葶苈子 15 克,半夏 15 克,贝母 15 克,桂枝 9 克,茯苓 15 克,丹参 20 克,生甘草 6 克。水煎服,每日 2～3 次。

(4)恢复期多在发病后 10～14 天以后,症见热退、心烦、口干、汗出、乏力、气短、纳差,舌淡红、质嫩、苔少或苔薄少津,脉细或细略数。证属气阴两伤。治以益气养阴。方选益气增液汤:太子参 20 克,淡竹叶 15 克,生石膏 20 克,麦冬 10 克,生地黄 12 克,葛根 30 克,玄参 15 克,陈皮 6 克,生甘草 6 克。水煎服,每日 2～3 次。

[方解]　加味银翘汤方中金银花、连翘、薄荷、荆芥清热解毒,辛凉透表;桔梗、沙参轻宣肺气,养阴清热;黄芩清热燥湿,泻火解毒;藿香、佩兰、白芷芳香解表,化湿止痛。此方主要针对受邪初期,卫分症状明显的患者。麻杏白虎汤方中石膏配麻黄一升一降,邪热得除,咳喘得平;石膏配知母寒凉则热去汗止;瓜蒌、半夏、贝母、沙参、杏仁、薏苡仁止咳化痰,除湿畅中,生甘草调和诸

药。瓜蒌泻白汤方中瓜蒌配葶苈子,佐以泻白散、半夏、贝母清宣肺热,止咳定喘;瓜蒌配桂枝、茯苓、丹参宽胸化瘀强心;生甘草调和诸药。益气增液汤方中太子参、生甘草益气;麦冬、生地黄、葛根、玄参养阴生津;淡竹叶、生石膏除烦止汗,清透余热;陈皮止咳化湿,防养阴之药阻碍脾胃,而助养脾胃运化。

[出处] 中医杂志,2003,44(1):813-814.

6. 自拟方

首都医科大学宣武医院报道,将收治的 220 例"非典"患者随机分为中西医结合组和西医组,进行治疗前后 2 组在发热天数、临床症状、肺部炎症明显吸收、激素和呼吸机使用、血氧饱和度恢复时间等方面的对照研究。结果:中西医结合组在缩短发热时间、改善临床症状、促进肺部炎症吸收、缩短激素和呼吸机使用时间、促进血氧饱和度恢复时间方面,均优于西医组,但差异无显著性。中西医结合组在提高治愈率、降低病死率方面明显优于西医组,且差异有显著性。

[组成] 中西医结合组在常规西药治疗的基础上,应用中药进行治疗。将 SARS 分为 4 期,初期(发热期):热毒炽盛,阻遏肺卫,治以清热解毒,宣肺退热。方用金银花、炙麻黄、杏仁、生石膏、茵陈、羚羊角粉(代)等;中期(炎症期):湿热内蕴,疫毒侵肺,治以清热化湿,泻肺和血。方用葶苈子、炙枇杷叶、紫菀、黄芩、枳壳、丹参、三七粉等;极期(加重期):热入营血,毒伤肺络,治以凉血散血,清肺解毒。方用水牛角、生地黄、赤芍、红景天、仙鹤草、三七粉等;恢复期(吸收期):气阴两虚,余邪未尽,治以益气养阴,清除余邪。方用太子参、沙参、麦冬、黄芪、丹参、百合、青蒿等。

[方解] 现代研究认为,清热解毒中药有消炎、抑菌及降解、清除内毒素的作用,如黄芩、金银花、板蓝根等;中药调节免疫有独特作用,如甘草有糖皮质激素类作用而无毒副作用;补益类中药如黄芪、冬虫夏草等既促进免疫功能,又调节过高的免疫功能;

而大青叶、黄芩、金银花等能抑制免疫功能,但当清除致病的病原体后也能促进免疫功能。

［出处］ 中医杂志,2004,45(7):510-511.

7. 三仁汤合升降散等方加减

广东省防治非典型肺炎科技攻关专题组报道,广东省中医院对收治的103例传染性非典型肺炎住院患者进行中西医结合治疗。结果103例患者中重症7例,转入ICU治疗29例。出院96例(93.21%),死亡7例(6.79%);入院治疗后退热时间为(6.72±3.95)天;胸片复查病灶完全吸收94例,病灶吸收时间(18.13±8.9)天;2例胸片局部呈纤维条索状改变。结果显示中医药在SARS治疗中有积极作用。

［组成］

(1)早期多在发病后1～5日。辨证属湿热遏阻肺卫证者,治宜宣化湿热,透邪外达。方选三仁汤合升降散加减,药用:杏仁12克,滑石15克,通草6克,白豆蔻(打、后煎)5克,淡竹叶10克,厚朴10克,薏苡仁20克,半夏10克,僵蚕6克,郁金9克,蝉蜕6克,苍术6克,青蒿(后下)10克,黄芩10克。辨证属表寒里热挟湿证者,治宜辛凉解表,宣肺化湿,方选银翘散、麻杏石甘汤合升降散加减,药用:麻黄6克,生石膏(先煎)30克,炒杏仁10克,炙甘草6克,僵蚕10克,温郁金9克,蝉蜕6克,薄荷(后下)6克,连翘15克,金银花15克,黄芩10克,芦根15克,薏苡仁20克。

(2)中期多在发病后3～10日。辨证属湿热蕴毒证者,治宜清热化湿解毒,方选甘露消毒丹加减,药用:生石膏(先煎)30克,炒杏仁10克,茵陈15克,虎杖15克,白豆蔻6克,滑石20克,半夏9克,僵蚕10克,蝉蜕6克,苍术6克,姜黄10克,石菖蒲10克,柴胡12克,黄芩10克。辨证属邪阻少阳证者,治宜清泄少阳,分消湿热,方选蒿芩清胆汤加减,药用:青蒿(后下)10克,竹茹10克,半夏9克,茯苓15克,黄芩10克,炒杏仁10克,陈皮6克,薏苡仁 30 克,滑石 20 克,青黛(包煎)6 克,苍术 6 克,郁金 10 克。辨证属邪伏膜原证者,治宜疏达透达膜原湿浊,方选达原饮加减,药用:厚朴 6～9 克,知母 10 克,草果(后下)1～3 克,黄芩 12 克,柴胡 15 克,半夏 10 克,杏仁 10 克,薏苡仁 30 克,滑石 20 克,槟榔 10 克,黄连 3 克,苍术 6 克。

(3)极期(高峰期)多在发病后 7～14 日,临床突出表现为气促喘憋明显,呼吸困难,或伴有发绀,病机以湿热毒盛、壅塞肺气为主要特点,治疗以清热化湿,宣肺理气除壅,方选五虎汤、葶苈大枣泻肺汤合连朴饮加减,药用:炙麻黄 6 克,生石膏(先煎)30 克,炒杏仁 10 克,炙甘草 6 克,绿茶 15 克,葶苈子 10 克,黄连 10 克,厚朴 10 克,枳实 10 克,栀子 10 克,淡豆豉 10 克,石菖蒲 10 克,芦根 20 克,半夏 9 克,桔梗 9 克。患者出现呕吐明显,根据寒热、夹湿轻重不同,辨证选用紫苏梗、藿香、白豆蔻、生姜、竹茹、橘皮等;如出现大便秘结,则以肺肠同治,加用生大黄、虎杖、枳实、瓜蒌等;泄泻根据寒热、夹湿轻重不同,可辨证选用晚蚕沙、火炭母、葛根、车前草、木香等。少数可表现为邪入营血,辨证属热入营分、耗气伤阴证者,治宜清营解毒,益气养阴,方选清营汤合生脉散加减,药用:水牛角 30 克,生地黄 15 克,玄参 15 克,金银花 15 克,西洋参(另炖服)5 克,麦冬 10 克,山茱萸 15 克。辨证属邪盛正虚、内闭外脱证,属热厥者,选用参麦注射液每日 100～200 毫升,分次静脉滴注或静脉注射;并用西洋参 10 克,山茱萸 30 克煎汤送服安宫牛黄丸半粒,每日 1～2 次;属寒厥者,选用参附注射液每日 20～100 毫升,分次静脉滴注或静脉注射;红参 10 克,炮附子 6～10 克,煎汤送服苏合香丸半丸,每日 1～2 次。此期患者如无明显活动出血征象的患者均加用活血化瘀中药,可选用以下针剂中的一种静脉滴注:①香丹注射液 30 毫升加入 5％葡萄糖注射液 250 毫升中静脉滴注,每日 1 次;②川芎嗪注射液 160 毫克加入 5％葡萄糖注射液或 0.9％氯化钠注射液 250 毫升中静脉滴注,每日 1 次。

（4）恢复期多在发病后 10～14 日以后,病机以正虚邪恋、易挟湿挟瘀为主要特点,治疗强调扶正透邪,并重视化湿、活血。辨证属气阴两伤证者,治宜益气养阴,方选参麦散或沙参麦冬汤加减化裁,药用太子参 15 克,沙参 10 克,麦冬 10 克,白扁豆 12 克,炙甘草 3 克,山药 20 克,玉竹 10 克,半夏 6 克,芦根 15 克;辨证属气虚挟湿挟瘀证,治宜益气化湿活血通络,可据虚实不同可分别选用李氏清暑益气汤、参苓白术散或血府逐瘀汤等加减化裁,药用:太子参 15～30 克,白术 15 克,茯苓 15 克,扁豆 10 克,薏苡仁 30 克,佩兰 10 克,郁金 10 克,半夏 9 克,桃仁 10 克,丹参 12 克,当归 10 克,赤芍 12 克,忍冬藤 30 克。属气阴两虚者,参麦注射液 50 毫升静脉滴注,每日 1 次,7 日为 1 个疗程,用 1～2 个疗程;或选生脉饮口服液口服,每次 10 毫升,每日 3 次,7 日为 1 个疗程,连服 2～3 个疗程。属气虚明显者,黄芪注射液 30 毫升加入 5％葡萄糖注射液或 0.9％生理盐水 250 毫升中静脉滴注,每日 1 次,7 日为 1 个疗程,用 1～2 个疗程;并加用血府逐瘀口服液 10 毫升口服,每日 3 次,7 天为 1 个疗程,连服 2～3 个疗程。患者还可加服百令胶囊 5 粒,每日 3 次,7 日为 1 个疗程,连服 2～3 个疗程。

　　［方解］　三仁汤、升降散、银翘散、麻杏石甘汤、甘露消毒丹、蒿芩清胆汤、达原饮、葶苈大枣泻肺汤、连朴饮、清营汤、生脉散等方方解同前。

　　［出处］　广东医学,2003,24:SARS 专辑:104-107.

四、流行性腮腺炎

　　流行性腮炎简称流腮,是儿童和青少年中常见的呼吸道传染病,由腮腺炎病毒所引起。临床特征为发热及腮腺非化脓性肿痛,并可侵犯各种腺组织或神经系统及肝、肾、心脏、关节等器官,可引起睾丸炎、胰腺炎和脑膜炎等并发症。

1. 银翘小柴胡汤加减

云南省昆玻社区卫生服务中心报道,将160例确诊的患者随机分为2组,治疗组80例采用银翘小柴胡汤加减治疗及中药外敷,对照组采用西医常规治疗及中药外敷。结果痊愈率与总有效率治疗组分别为85.0%、97.5%,对照组分别为72.5%、86.25%,治疗组疗效显著优于对照组。

[组成] 金银花15克,连翘15克,柴胡15克,黄芩12克,半夏9克,党参15克,重楼10克,夏枯草12克,牡蛎15克,郁金15克,橘核12克,赤芍10克,生姜3片,大枣10克。每日1剂,煎煨取汁250毫升,分3次内服。10天为1个疗程。以上药物剂量视患者年龄、病情轻重酌量加减。如病情严重者出现变证,邪毒内陷心肝,壮热,昏迷,抽搐。治宜清热解毒、息风镇痉为主,用普济消毒饮加减,另服紫雪丹、至宝丹等,随症选用。邪毒引睾窜腹,少腹痛,治宜清泻肝火,活血镇痛,用龙胆泻肝汤加减。外治:可用紫金锭或青黛散醋调局部外涂,每日数次。

[方解] 本方的治则是疏风清热,和解少阳,行气散结,消肿止痛。方中金银花、连翘、重楼、夏枯草疏风清热解毒,消痈散结(有很好的消炎抗菌,抗病毒的作用);小柴胡汤中柴胡透达少阳半表之邪,黄芩清泄少阳半里之热,半夏和胃降逆,党参能增强网状内皮细胞吞噬功能,对提高免疫力有较强的促进作用,和甘草一起扶正达邪,生姜、大枣调和营卫,共同组成小柴胡汤和解少阳,透表泄热,疏泄少阳胆经之邪;赤芍清热凉血,攻痈疮;郁金祛瘀止痛,行气解郁;生牡蛎软坚散结;橘核能行气散结止痛。故诸药合用,使风温邪毒在少阳胆经时就被祛除,防止了其向厥阴经传变,避免了并发症的发生。

[出处] 光明中医,2015,30(11):2447-2449.

2. 普济消毒饮加减 ⋯⋯⋯⋯⋯⋯⋯⋯⋯⋯⋯⋯⋯⋯⋯⋯⋯⋯⋯⋯⋯⋯⋯

　　广东边防武警总队深圳医院报道,采用普济消毒饮内服与如意金黄散等外敷,治疗流行性腮腺炎 36 例,总有效率 100％。

　　[组成]　普济消毒饮加减:黄芩 15 克,黄连 15 克,橘红 6 克,玄参 6 克,生甘草 6 克,连翘 3 克,牛蒡子 3 克,板蓝根 3 克,马勃 3 克,炙僵蚕 2.1 克,升麻 2.1 克,柴胡 6 克,桔梗 6 克。用水 300 毫升,煎至 150 毫升,去渣,温热服,时时服之。腹泻者,加煨葛根、金银花炭;便秘者,加瓜蒌(打碎)、玄明粉(分冲);溲赤者,加滑石、车前子;泛恶者,加厚朴、藿香;头痛者,加石决明(先煎)。外敷药以清热解毒、散结消肿为原则,用如意金黄散、玉露膏、青黛散等,亦可用鲜蒲公英或鲜仙人掌捣烂如泥,外敷肿处。

　　[方解]　方中重用芩、连清泄上焦热毒为君;牛蒡子、连翘、薄荷、僵蚕疏散上焦风热为臣;玄参、马勃、板蓝根、桔梗、甘草清利咽喉,并增强清热解毒之功;陈皮理气,疏通壅滞,使气血流通,有利于肿毒消散,共为佐药;升麻、柴胡升阳散火,疏散风热,使郁热疫毒之邪宣散透发,并协助诸药上达头面,共为使药。诸药相合,可使疫毒得以清解,风热得以疏散。配合清热解毒、活血散瘀之药外治,作用协同,故疗效可靠。

　　[出处]　湖南中医药导报,2001,7(9):453.

3. 逍遥散合五味消毒饮加减 ⋯⋯⋯⋯⋯⋯⋯⋯⋯⋯⋯⋯⋯⋯⋯⋯⋯⋯⋯⋯

　　广西医学院中医学教研室报道,采用逍遥散合五味消毒饮加减治疗流行性腮腺炎 11 例,效果较好。11 例均治愈。疗程最短 3 天,最长 5 天。

　　[组成]　柴胡 5 克,白芍 5 克,茯苓 10 克,甘草 5 克,玄参 10～12 克,板蓝根 15 克,金银花 10～15 克,蒲公英 12～15 克,紫花地丁 5～8 克,连翘 10～12 克,夏枯草 8～12 克。发热高者,加石膏、葛根;咽痛者,加薄荷、射干;烦躁者,加灯心草、僵蚕;咳嗽

者,加浙贝母、鱼腥草;口渴者,加芦根、天花粉、麦冬;大便秘结者,加生地黄、大黄。病程超过1周以上且无寒热者,加赤芍、牡丹皮。有6例配合局部外敷仙人掌、吊钟花叶。

[方解] 基础方中之柴胡性凉,能清胆胃之热;其味辛,善散,入肝经,疏肝以散热。蒲公英、金银花、紫花地丁、连翘、夏枯草、板蓝根、玄参清热解毒,且能清肝(胆)热,消肿散结。白芍能养血柔肝,补肝体以助肝用。茯苓健脾渗湿,和中开胃。甘草清热解毒,调和诸药。综观全方诸药的协同作用,共奏疏肝泄胆,健脾和胃,清热解毒,消肿散结之功效。临床实践表明,应用本方加减施治,均能在短期内痊愈。

[出处] 广西医学院学报,1993,10(2):211-212.

4. 柴胡葛根汤加减

武威市凉州区中医医院报道,以柴胡葛根汤为主,配合口服西药双嘧达莫(潘生丁)治疗儿童流行性腮腺炎105例,临床疗效显著。105例患儿全部治愈,疗程最短3天,最长15天。

[组成] 以柴胡葛根汤为主方:柴胡6～10克,黄芩6～10克,牛蒡子6～10克,桔梗6～10克,薄荷3～5克,僵蚕6～10克,金银花6～15克,连翘6～15克,板蓝根6～15克,赤芍6～15克,夏枯草10～30克,生石膏(先煎)10～30克,葛根5～15克,大黄(后下)3～10克,生甘草3～6克。头痛者,加蔓荆子;恶心者,加芦根;咽喉肿痛者,加金果榄;食欲缺乏,舌苔厚腻者,加焦山楂、焦麦芽、焦神曲。水煎服,每日1剂,7剂为1个疗程。

[方解] 方中柴胡、黄芩清泻少阳;牛蒡子、桔梗疏风利咽;薄荷、葛根解肌退热;金银花、连翘、板蓝根清热解毒;赤芍、夏枯草、僵蚕散结通络消肿;生石膏清热泻火,大黄通腑泻热,散结消肿;生甘草清热解毒,调和诸药。全方共奏清热泻火解毒,散结消肿通络之功。笔者体会,生石膏和大黄配合使用,常能迅速退热,逆转病情,腮腺肿胀疼痛很快消失。

[出处] 甘肃中医,2008,21(11):40-41.

5.自拟"消腮饮"

甘肃中医学院附属医院报道,依据中医辨证论治,以自拟"消腮饮"治疗腮腺炎,疗效比较满意。

[组成] 板蓝根、蒲公英、大黄、醋柴胡、地龙、马勃、僵蚕、赤芍、忍冬藤、络石藤、前胡、玄参、桔梗、白茅根。每味药的用量可根据患儿年龄的不同略做调整。先用大火急煎 15 分钟,后改文火慢煎,每日 1 剂,个别高热患儿应夜晚再加 1 剂,采用少量多次频服。高热者,加生石膏、青蒿;腮腺肿而不消者,加夏枯草、浙贝母;头痛头闷者加蔓荆子;咽痛而肿者,加锦灯笼、山豆根;舌苔黄厚、纳差者,加藿香、山楂。

[方解] 本方板蓝根、蒲公英清热解毒,凉血利咽;大黄泻火解毒,活血化瘀,通里攻下;醋柴胡疏解少阳风热,以达散火解郁共为君药;地龙咸寒降泄,清热通络;马勃消散血中之毒;僵蚕清热散结;赤芍清热凉血,活血化瘀共为臣药;忍冬藤、络石藤清热通络,凉血消肿;前胡功专降气,气降则火降而痰消共为佐药;玄参凉血解毒散结;桔梗与泻下药同用,能使肺气开而腑气通,引诸药直达病所;白茅根泻火凉血共为使药。综观全方,共奏清热解毒、化瘀散结之功效。现代药理学研究表明,方中板蓝根、蒲公英、柴胡、赤芍、忍冬藤等均不同程度地对肺炎球菌、脑膜炎球菌、流感病毒、金黄色葡萄球菌、大肠埃希菌产生一定的抑制作用,诸药相伍能明显发挥解热、消炎、镇痛、消肿的作用。

[出处] 中医儿科杂志,2007,3(4):44-45.

6.贯蓝煎剂

鹤壁市公费医疗医院报道,应用贯蓝煎剂治疗流行性腮腺炎184 例,治愈率为 100%。该方法具有疗程短(一般均在 10 天以内治愈)、疗效可靠、简便易行的优点。

[组成]　贯众、板蓝根各 15 克,金银花、牛蒡子、蒲公英、连翘各 12 克,党参、白术、黄芩、焦三仙各 10 克,生甘草、柴胡各 6 克,黄连 5 克。每天 1 剂,分 2 次水煎,各取药液 50 毫升混合后分 4 次口服,3 天为 1 个疗程。便秘者,加火麻仁 10 克、大黄 6 克;邪毒引睾窜腹,睾丸肿胀疼痛者,加龙胆 6 克,玄参、川楝子、延胡索各 10 克,荔枝核 8 克。

　　[方解]　方中贯众、板蓝根、金银花、连翘、黄芩、黄连、蒲公英清热解毒;柴胡、牛蒡子疏散少阳风热;党参、白术、焦三仙、甘草扶正祛邪,帮助消化,顾护脾胃。全方共奏疏风清热、解毒消肿、调理脾胃之功效。

　　[出处]　四川中医,2003,21(6):65.

7. 自拟清瘟解毒汤

　　河南省第三建筑公司职工医院报道,用自拟清瘟解毒汤配合仙人掌外用,治疗 36 例腮腺炎患者,收效甚佳。2 天治愈者 13 例,3 天治愈者 20 例,4 天治愈者 2 例,5 天治愈者 1 例。平均治愈天数为 3.5 天。

　　[组成]　金银花 15～30 克,连翘 10～20 克,板蓝根 45～60 克,大青叶 20～30 克,蒲公英 30 克,紫花地丁 15～30 克,夏枯草 15～30 克,玄参 15～30 克。每日 1 剂,水煎 2 次混合,分 3 次口服,连用 3 日。以上剂量根据患者年龄大小和体质强弱而灵活掌握。伴发热、全身不适者,加柴胡、防风、薄荷;伴咽喉肿痛者,加牛蒡子,并加大玄参剂量。同时用仙人掌捣烂加冰片适量,用胶布固定于肿大的腮腺,每日换 1 次。

　　[方解]　方中金银花、连翘、板蓝根、大青叶清散温热邪毒;蒲公英、地丁清热解毒,消痈散肿;玄参凉血养阴,清热解毒;夏枯草性苦寒,入肝胆经,清肝火,散郁结;仙人掌苦寒,清热解毒。诸药合用,散少阳胆经郁火,清少阳胆经温热邪毒,共奏清热解毒、散结消肿之功效。

〔出处〕 中医研究,2003,16(4):49-50.

8. 安腮消毒饮

宁夏永宁县医院中医科报道,以安腮消毒饮治疗流行性腮腺炎 92 例,获得了满意的疗效。治疗组 92 例,3 天治愈 25 例,5 天治愈 40 例,7 天治愈 21 例,好转 6 例。总有效率 100%。对照组 36 例,7 天痊愈 8 例,好转 11 例,总有效率 52.8%。

〔组成〕 金银花 8 克,连翘 8 克,板蓝根 10 克,黄芩 6 克,黄连 3 克,蒲公英 10 克,全蝎 3 克,僵蚕 8 克,柴胡 6 克,升麻 6 克,牛蒡子 8 克,薄荷 6 克,玄参 8 克,陈皮 8 克,甘草 3 克。每日 1 剂,分 2 次各水煎取药液 50 毫升混合后分 4 次口服,3 日为 1 疗程。便秘者,加大黄 5 克,邪毒引睾窜腹,睾丸肿胀疼痛者,加龙胆 3 克、川楝子 6 克、荔枝核 8 克。

〔方解〕 方中金银花、连翘、板蓝根、黄芩、黄连、蒲公英清热解毒,柴胡、薄荷、升麻、牛蒡子疏散少阳风热,全蝎、僵蚕清热解毒散结,息风镇痉,可防止患儿惊厥。玄参可清热养阴、解毒散结,陈皮、甘草调和诸药,顾护脾胃。全方功可疏风清热,解毒散结,息风镇痉。

〔出处〕 中国社区医师,1998,12:31.

9. 自拟腮腺炎合剂

呼市回民区医院报道,采用自拟腮腺炎合剂治疗腮腺炎 37 例,疗效显著。37 例患儿全部治愈。其中热退时间平均在 1.5 天;疼痛缓解,平均 2 天;全身症状消失,平均 2 天;腮腺硬结消散为 4 天。

〔组成〕 板蓝根、大青叶、金银花、连翘、蒲公英、海藻、僵蚕、夏枯草、荆芥、赤芍、马勃、黄芩加减。伴有恶心、呕吐加姜半夏、竹茹;伴神昏嗜睡者,加郁金、石菖蒲;伴大便秘结者,加大黄(后下);伴睾丸肿痛者,加橘核、荔枝核。高热重者,可适当采用对症治疗。

[方解] 方中板蓝根、金银花、连翘、大青叶、黄芩能清热解毒;荆芥解表散风;僵蚕祛风、止痛散结;海藻软坚散结;夏枯草清热散结;蒲公英、马勃解毒、消痈散结;赤芍能祛瘀止痛,消痈散肿。全方配伍,则热毒清除,经脉通畅,硬肿自然消散而愈。

[出处] 内蒙古中医药,1998:18.

10. 升降散加味

山西省广灵县作瞳中心卫生院报道,用升降散加味治疗流行性腮腺炎120例,经3～5天治疗,结果痊愈106例,好转10例,无效4例。

[组成] 炒僵蚕10克,蝉蜕12克,姜黄6克,大黄10克,黄芩10克,生石膏15克,板蓝根15克。每日1剂,水煎分服。

[方解] 方中蝉蜕疏风散热宣通肺气;僵蚕祛风散结;姜黄通气止痛,引药上行;大黄、石膏清泻阳明之热毒;黄芩清少阳之火;板蓝根清热解毒。全方寒热并用,辛开宣泄,有升有降,使热毒或从外解,或从下泄,疗效较为满意。

[出处] 江苏中医,1998,19(3):21.

11. 银花解毒汤

广东省深圳市中医院报道,采用银花解毒汤加味配合外敷治疗腮腺炎80例,并与用西药治疗的40例作对比观察。治疗组总有效率100%,退热平均天数2.75天,腮腺消肿平均3.52天;对照组总有效率92.5%,退热平均天数3.95天,腮腺消肿平均5.07天。

[组成] 金银花10克,连翘10克,黄连3克,夏枯草9克,甘草4克,茯苓9克,紫花地丁9克,牡丹皮6克,赤芍6克,贝母6克,丝瓜络4克。高热烦躁者,加钩藤6克,羚羊角粉(代)1.5克,随汤冲服;口渴引饮者,加玄参9克,天花粉3克;大便干结者,加

生大黄 3 克,芒硝 15 克。上述剂量为 5 岁儿童用量,可随年龄大小增减。每日 1 剂,每剂药 2 煎后药汁混合分服,学龄前儿童取药汁 100~150 毫升,少量频服,学龄儿童取药汁 200~300 毫升分早、中、晚饭后 1 小时口服。腮部肿胀处用青黛粉、淡米醋调敷,每日 3 次。因高热、疼痛不能进食者配合输液,疗程 5~7 天。

〔方解〕 方中金银花味甘,性寒,最善清热解毒;夏枯草辛苦而寒,属厥阴经药,最善清泻火热,疏通郁滞,消肿散结;紫花地丁叶苦性寒,解毒、凉血、消肿,与金银花、连翘配伍,用于温邪疫毒所致的高热烦躁之症;黄连清泻心胃之热,凉肝胆,解热毒;茯苓清热利湿,引热下行,使热邪从小便而出;甘草生用,甘而微凉,泻火解毒力佳,且能补虚护胃;牡丹皮、赤芍凉血化瘀;贝母软坚散结;丝瓜络理气通络;青黛粉外敷清热消肿止痛。诸药合用,共奏清热解毒,凉血化瘀,软坚散结,消肿止痛之功效。

〔出处〕 湖南中医杂志,1998,9:36.

12. 自拟中药内服与外敷方

安徽省六安市中医院报道,用中药内服与外敷为主治疗腮腺炎 50 例,获效满意。50 例全部治愈,病程 3~7 天。

〔组成〕 金银花 9 克,连翘 9 克,大青叶 15 克,夏枯草 9 克,桔梗 6 克,炒栀子 9 克,生甘草 6 克。热毒炽盛,壮热烦躁,口渴便干者,加生石膏 30 克、大黄(后下)6 克,以清热除烦,通便泻火;热生动风者,加钩藤 9 克、僵蚕 9 克;睾丸肿痛者,加赤芍 9 克、龙胆 12 克,以清肝泻火。煎汁后口服,每日 2~3 次,每日 1 剂,或保留灌肠每日 1~2 次。中药外敷:自拟清热消肿方:青黛 100 克,生石膏 200 克,冰片 30 克,黄芩 100 克,三七 20 克。共研末,取适量醋调敷患处。部分高热不退,进食差,有明显脱水,电解质紊乱者,或并发脑膜炎出现频繁呕吐,颈项强直惊厥者,可配合液体疗法、降颅压等。

〔方解〕 金银花、连翘利咽散结,炒栀子清少阳之火。热毒炽盛,加生石膏以清热除烦,大黄以引火下行,导毒外出。中药外敷,直达病所,清除蕴结之热毒,疏散壅滞之气血。由于热毒壅滞少阳,在男儿易引睾窜腹,乃为肝火上炎所致,治疗当配以赤芍、龙胆草等清肝凉血泻火之品。

〔出处〕 现代中医药,2003,4:27.

13. 自拟辨证方

山东临沂地区中医院报道,对 60 例腮腺炎并发脑炎的患儿以中医辨证施治为主,配合西药病毒唑及对症治疗,取得了满意疗效。

〔组成〕 黄芩 10 克,夏枯草 15 克,蒲公英 15 克,连翘 15 克,大青叶 30 克,板蓝根 30 克,牛蒡子 10 克,钩藤 9 克,僵蚕 9 克,地龙 12 克,半夏 9 克。高热不退者,加生石膏 60~90;大便秘结者,加大黄 6~9 克。每日 1 剂,水煎 200 毫升,分 4 次口服。昏迷者给鼻饲。同时用紫金锭研末醋调外敷患处,每日 1 次,连用3~5 次。

〔方解〕 方中用黄芩、蒲公英、连翘、大青叶、板蓝根清热解毒;夏枯草、牛蒡子清热泻火,疏风散结;钩藤、僵蚕、地龙平肝息风;半夏降逆止呕,配夏枯草加强化痰散结之功。同时配合紫金锭外敷,有助于局部消肿止痛。

〔出处〕 中国中医急症,1994,3(6):259.

五、麻 疹

麻疹是麻疹病毒引起的急性呼吸道传染病。临床特征为发热、流涕、咳嗽、眼结膜炎、科氏斑及全身皮肤斑丘疹。

1. 清热解毒透疹方

解放军第三○二医院报道,将 90 例麻疹患者随机分为对照组、自拟方"清热解毒透疹方"治疗组、板蓝根治疗组,每组 30 例。

对照组采用常规对症退热、止咳、保肝等治疗;"清热解毒透疹方"治疗组在常规治疗基础上给予中药汤剂;板蓝根治疗组在常规治疗的基础上加用板蓝根。结果"清热解毒透疹方"治疗组的住院时间、退热时间短于其他两组,差异有统计学意义。

[组成] 金银花、黄芩、栀子、大青叶、桑叶、淡竹叶、紫草、芦根、牛蒡子、桔梗、蝉蜕、甘草。临症加味:麻疹初期疹未出透者,加升麻、葛根、浮萍透疹;鼻塞流涕、咽喉肿痛者,加用辛夷、苍耳子、玄参、射干利咽通窍;麻疹色紫暗,为血分热结者,加赤芍、牡丹皮、生地黄清热凉血活血;咳嗽、气喘者,加炙麻黄、生石膏、杏仁、桑白皮清热化痰平喘;恶心呕吐者,加竹茹、陈皮、紫苏梗;泄泻者,加用茯苓、薏苡仁、滑石健脾化湿;正气虚弱、疹出不透、疹子色淡者,加黄芪、党参扶正透疹。

[方解] 方用黄芩、栀子、大青叶、桔梗、甘草清热解毒,金银花、桑叶、淡竹叶、紫草、芦根、牛蒡子、蝉蜕解毒透疹。

[出处] 武警医学,2016,27(1):12-14,17.

2. 三黄石膏汤等方加减

河南省罗山县中医院报道,选取收治的96例麻疹合并肺炎患儿按照治疗方法不同分为观察组(中医辨证治疗组)46例和对照组(西药治疗组)50例,比较2组患儿的临床疗效。对照组患儿给予常规西药抗感染治疗,青霉素、氨苄西林、利巴韦林。观察组患儿采用中医辨证论治。结果:①观察组显效43例,有效3例,显效率为93.5%,总有效率为100%;对照组显效36例,有效12例,显效率为72.0%,总有效率为96.0%。2组患者显效率及总有效率比较,差异有统计学意义。②2组患儿体温恢复、麻疹消失、咳喘消失时间比较差异有统计学意义。

[组成]

(1)邪热闭肺证:发热不退,气急鼻扇,咳嗽剧烈或见呼吸不规则,苔黄腻或薄白。方用麻杏甘石汤加减:麻黄5克,杏仁10

克,黄芩 10 克,生石膏 30 克,板蓝根 30 克。痰多者,加葶苈子 10 克,热重者,加大石膏用量。

(2)毒热燔灼证:壮热,嗜睡或烦躁,口渴气粗,舌绛,苔黄少津,疹色紫红、密集成片。方用三黄石膏汤加减:黄连 3 克,大青叶 30 克,生石膏 30 克,紫草 12 克,黄芩 12 克,栀子 10 克。舌红少苔者,加沙参 30 克、石斛 15 克、麦冬 12 克、天花粉 15 克;热入血分者,加生地黄 30 克、牡丹皮 10 克、赤芍 12 克;热毒炽盛者,加大黄 10 克;热毒内陷心包合并脑炎者,加石决明 30 克、龙胆 10 克、地龙 10 克、钩藤 15 克、羚羊角粉(代)5 克。

(3)内闭外脱证:面色苍白,肢冷,脉细数,呼吸浅表,舌淡神倦。方用参附龙牡汤加减:红参 10 克,附子 10 克,龙骨 15 克,牡蛎 15 克,山茱萸 30 克,炙甘草 5 克。以上水煎服,每日 1 剂,连续服用 5 日为 1 个疗程。

〔方解〕 麻杏甘石汤、三黄石膏汤方解同前。

〔出处〕 光明中医,2012,27(7):1368-1369.

3. 银翘散加减

云南省昆明市延安医院报道,共收治麻疹并发肺炎患者 18 例,采用中西医结合的方法进行治疗,取得较好效果。

〔组成〕 金银花 15 克,连翘 15 克,荆芥 10 克,牛蒡子 10 克,淡竹叶 10 克,淡豆豉 10 克,薄荷 10 克,黄芩 10 克,葛根 10 克,蝉蜕 10 克,射干 10 克,赤芍 10 克,生甘草 10 克。加减:喘甚者,加麻杏石甘汤;咳嗽者,加桔梗、前胡;口干者,加天花粉;便秘者,加大黄。水煎服,每日 1 剂。同时给予 5% 葡萄糖注射液 250 毫升加清开灵注射液 40 毫升,静脉滴注,每日 1 次。西医治疗 5% 葡萄糖注射液 250 毫升加入氨苄西林或先锋霉素静脉滴注,每日 1 次。

〔方解〕 金银花、连翘清热解毒,轻宣透表;荆芥、薄荷、淡豆豉辛散表邪,透热外出,且荆芥虽辛温与主药相配可增本方辛散解表之功;牛蒡子、射干、生甘草解毒利咽散结,宣肺祛痰;淡竹叶甘凉轻清;黄芩清泻里热;葛根解肌透疹并生津;蝉蜕透疹解毒;赤芍清热凉血。全方疏散风热、解肌透疹、凉血解毒,从而宣肺达邪以治其标,凉血清营以治其本。

〔出处〕 现代中西医结合杂志,2011,20(33):4252.

4. 自拟辨证方 ....

浙江省丽水市中医院报道,采用随机对照方法,将 38 例患者分成对照组、治疗组,对照组采用抗感染、抗病毒及对症处理;治疗组在对照组治疗的基础上通过中医辨证分型加服中药。结果在退热时间、呼吸困难改善时间及住院时间上,治疗组优于对照组,差异有统计学意义;喘鸣消失时间及啰音消失时间的差异性比较上,治疗组优于对照组,差异有统计学意义。

〔组成〕 ①出疹初期:治宜解表宣肺,化痰平喘。药用:麻黄、生甘草各 6 克,石膏(先煎)30 克,苦杏仁、紫苏子、紫菀、桑白皮各 10 克,升麻 5 克。②出疹中期:治宜清热宣肺,止咳解表。药用:金银花、连翘各 15 克,荆芥、薄荷、大青叶、菊花、板蓝根、川贝母、百部各 10 克,麻黄、生甘草各 6 克。③出疹后期:治宜滋阴润肺生津。药用:北沙参、川贝母、百部、麦冬各 10 克,玉竹、天花粉、冬桑叶各 15 克,生甘草 6 克。

〔方解〕 出疹初期选用麻杏石甘汤加减,方中麻黄、紫苏子、升麻开宣肺气,平喘止渴;苦杏仁降利肺气,与麻黄相配一宣一降,以复肺气之升降,增强宣肺平喘之功。出疹中期选用银翘散加减,方中金银花、连翘、荆芥辛凉透表,清热解毒;板蓝根、川贝母、百部、麻黄止咳润肺。出疹后期,宜滋阴润肺生津,方中沙参、麦冬、玉竹甘寒生津,清养肺卫;天花粉清肺润燥生津;桑叶轻清宣透;百部生津止咳。

〔出处〕 浙江中医杂志,2009,44(3):174-175.

5. 沙参麦冬汤等加减

广州中医药大学第一附属医院内科报道,运用吴鞠通宣肺泄热透疹法治疗成人麻疹 18 例,结果痊愈 17 例,好转 1 例。

[组成]

(1)出疹前期辛凉解表、宣肺泄热,用银翘散加减:金银花、大青叶、连翘各 15 克,牛蒡子 9 克,杏仁、葛根、桔梗、芦根各 10 克,薄荷(后下)、蝉蜕各 6 克,黄芩 12 克。咽痛者,加岗梅根、马勃、射干散风热,清肺利咽。

(2)出疹期泄热透疹,用银翘散去豆豉,加生地黄、牡丹皮、大青叶倍玄参方:金银花 10 克,连翘 10 克,淡竹叶 10 克,牛蒡子 10 克,桔梗 6 克,生地黄 15 克,大青叶 15 克,玄参 20 克,牡丹皮 5 克,甘草 2 克,薄荷(后下)3 克,蝉蜕 5 克。疹出不畅者,加浮萍、西河柳,以免疹毒内陷;若见口渴、心烦、面赤等胃热炽盛者,加生石膏、知母;血热盛者,加红条紫草、水牛角以凉血;咳嗽剧烈者,加杏仁、桑叶、枇杷叶宣肺止咳;热邪伤阴者,加麦冬、天花粉清热养阴,生津止渴。

(3)恢复期养阴护津、清涤余邪,用沙参麦冬汤加减:沙参、麦冬、芦根、桑叶、杏仁、淡竹叶、浙贝母、玄参、生地黄各 10 克,枇杷叶 15 克。

[方解] 因麻疹为热毒,根据中医温病“疹宜透发”的原则,故发疹期热毒较重者用泄热解毒透疹法,方用温病名家吴鞠通银翘散去淡豆豉,加生地黄、牡丹皮、大青叶,玄参方。疹出不畅者加用葛根、浮萍、蝉蜕、西河柳宣透,促使麻疹透发,防止麻毒内陷。皮疹密集成片者,加红条紫草、水牛角清热凉血,解表透疹;高热渐消,皮疹渐退者,以生地黄、玄参、天花粉、麦冬养阴清余热透表。

[出处] 广州中医药大学学报,2002,19(3):224-225.

6. 麻黄汤等方加减

济宁医学院附属第一人民医院报道,探讨治疗麻疹并发支气管肺炎更有效方法。将患儿分为治疗组及对照组,对照组采用抗感染、抗病毒及对症处理;治疗组在对照组西药治疗的基础上通过中医辨证分型加服中药,2组治疗后进行比较。结果治疗组疗效明显优于对照组。

[组成] 风寒束表、麻毒内陷、肺卫郁闭者,症见恶寒、发热、咳嗽、喘促为主者,治宜辛温,选用麻黄汤加减(麻黄3克、桂枝3克,苦杏仁2克,甘草2克,荆芥2克)。风热壅闭、邪热内伏者,症见发热、口渴、咳嗽、咽干痛者,治宜辛凉,选用银翘散。如兼见呼吸急促、高热不退、胸满而喘者,应两解表里,用麻杏石甘汤加减(麻黄3克,苦杏仁2克,石膏6克,甘草2克,桔梗2克,前胡3克)。疹后余热未尽、气津两伤、邪留阴分,症见身热、多汗、咳嗽不止、口渴多饮、大便硬结者,应调和肺胃,治宜甘寒,选用竹叶石膏汤加减(竹叶6克,生石膏6克,沙参6克,麦冬3克,淡竹叶3克,知母3克,桔梗3克,甘草3克)。另外对麻疹并发支气管肺炎的其他兼症,如疹出腹泻者,应在温散剂中加升麻、葛根等升提之品,以防麻毒内陷,更致逆症。如疹出胃肠积滞、停食腹胀者,应在发散剂中加焦三仙、枳实、厚朴等消导剂,或亦可稍加清利之品(大黄),使胃肠通利,疹透而喘平。

[方解] 麻黄汤、银翘散、竹叶石膏汤方解同前。

[出处] 济宁医学院学报,2002,25(2):32-33.

7. 犀角地黄汤化裁

浙江省苍南县人民医院报道,观察中西医结合治疗小儿重型麻疹的疗效。全部患儿均给予吸氧、补液、抗炎及平衡液和电解质、对症支持等综合治疗。中西医结合治疗组60例辨证分型,分为麻毒闭肺型和热毒内陷型,在综合治疗基础上,加用犀角解毒汤化裁;西药对照组 42 例单用上述综合治疗。结果:治疗组显效率显著优于对照组;出疹时间治疗组明显短于对照组。

[组成]　按辨证分为麻毒闭肺型和热毒内陷型。基本方用犀角解毒汤化裁:犀角(代)1.0~1.5 克(或水牛角 15~30 克),连翘 6 克,桔梗 4 克,生地黄 12 克,赤芍 6 克,黄芩 6 克,紫草 6 克,蒲公英 9 克。麻毒闭肺型:基本方合麻杏石甘汤加味(炙麻黄 5 克,生石膏 20 克,杏仁 6 克,甘草 3 克,桑白皮 6 克,牛蒡子 6 克);热毒内陷型:基本方加安宫牛黄丸半丸,双钩藤 9 克,玄参 9 克。上述 2 型,临症见疹出未透或未透即收者,酌加升麻 6 克,葛根 6 克、防风 6 克。方中用量随年龄适当增减,每日 1 剂,每次加水 500 毫升,中火煎 20 分钟,取汁 150 毫升,煎 2 次,共取汁 300 毫升,分 3 次口服。

[方解]　基本方中主药犀角(水牛角代)有清热解毒、凉血定惊之功。现代药理研究证明,水牛角提取物及煎剂可增强心脏收缩力,并有抗感染和抗炎、镇惊作用;黄芩、连翘具有解热、抗炎作用。方中生地黄、赤芍助主药犀角(水牛角)清热凉血,蒲公英助黄芩、连翘清泄肺热,紫草、桔梗凉血透疹。随症佐以麻杏石甘汤、桑白皮、牛蒡子宣泄郁热、清肺平喘;安宫牛黄丸、双钩藤豁痰开窍、息风止痉;升麻、防风、葛根宣肺透疹,表毒外出。

[出处]　中国中西医结合急救杂志,2000,7(5):310-311.

8. 三黄石膏汤等方加减

河南省淮滨县中医院报道,选取麻疹合并肺炎患儿 80 例,随机分组,就西药常规治疗(对照组,40 例)与中医辨证治疗(观察组,40 例)效果展开对比。结果观察组麻疹合并肺炎患儿总有效率经统计为 100%,明显高于对照组(80%),观察组患儿体温正常恢复时间、哮喘消失时间、麻疹消失时间均少于对照组,差异有统计差异。

[组成]　①毒热燔灼证:病见疹密集成片、紫红,口渴气粗,

壮热。取三黄石膏汤加减:栀子10克,黄连3克,黄芩12克,紫草12克,生石膏30克,大青叶30克。热入血分者,加赤芍12克、牡丹皮10克、生地黄30克;舌红少苔者,加天花粉15克、沙参30克、麦冬12克、石斛15克;热毒炽盛者,加大黄10克。②邪热闭肺证:症见呼吸不规则、发热不退、咳嗽剧烈等。取麻杏石甘汤加减:板蓝根30克,麻黄5克,生石膏30克,黄芩10克,杏仁10克。热重者,生石膏用量加重,痰多者,加葶苈子10克。③内闭外脱证:症见呼吸浅表、面色苍白、神倦舌淡、肢冷等。取参附龙牡汤加减:山茱萸30克,人参10克,牡蛎15克,龙骨15克,附子10克,炙甘草5克。上述均水煎,每日1剂,口服,共用5日。

〔方解〕 麻杏石甘汤加减,方中麻黄为君药,可泄邪热、宣肺,配石膏为臣药,宣肺不助热,杏仁为佐药,降肺气,诸药合用,可清肺平喘、辛凉宣泄,主治邪热壅肺、外感风邪证,麻疹合并肺炎属热邪壅肺、表证未尽。三黄石膏汤加减,可发挥表里双解效果,进而发汗解表、泻火解毒。参附龙牡汤加减,具扶正固脱、潜阳、敛汗之效。

〔出处〕 光明中医,2016;31(8):1121-1122.

9. 前胡汤

天津市传染病医院报道,对80例重型麻疹合并肺炎患儿在住院开始即用中西医药合治。中医组除7例病儿在治疗后症状显著好转、平均住院4天时自动要求出院外,其余均治愈出院。西医对照组有18例在治疗后症状有不同程度好转,平均住院7天半时自动要求出院,其余亦均治愈出院。

〔组成〕 对肺胃蕴热型基本上用前胡汤治疗。前胡、白前、黄芩、连翘、金银花、桔梗、杏仁、紫草、薄荷、鲜芦根。在随症加减方面,除热重加羚羊角粉(代)外,一般无甚改变。

〔方解〕 方中前胡、白前、桔梗、杏仁宣肺,黄芩、连翘清热解毒,金银花、紫草、薄荷、鲜芦根透疹外达。

〔出处〕 中医杂志,1965,1:15-20.

10. 升麻葛根汤加减

福建省武夷山市劳改支队医院报道,在临床上,重视初热期发表透彻,治疗麻疹 50 例,效果满意。50 例初热期患者,经辛凉透表,服药一剂,麻疹发透完毕 37 例,服药二剂麻疹透发全身 13 例。无一例内陷症,预后良好,中医治疗期间停止西药,总有效率为 100%。

〔组成〕 升麻葛根汤去白芍加牛蒡子、连翘、桔梗、荆芥、蝉蜕、山楂。

〔方解〕 升麻葛根汤方解同前。

〔出处〕 河北中医,1994,16(6):9-10.

11. 清金一贯饮

汶上县中医院报道,杨允升老中医以内、儿科见长,尤精于痘疹。毕生治愈不少险症逆症,对麻疹的治疗独具匠心。

〔组成〕 基本方药清金一贯饮:炒黄芩 9 克,牛蒡子 6 克,荆芥 6 克,桔梗 6 克,木通 3 克,赤芍 9 克,前胡 6 克,青皮 6 克,甘草 2 克。水煎服。可根据患儿年龄,酌定药物之剂量。

加减:凡有郁证者,加大黄;血热者,加生地黄;瘀点粗大者,加大黄、蝉蜕;瘀点稠密者,加大黄、山楂;疹色深红者,加生地黄、玄参、牡丹皮;疹色暗红者,加生地黄、玄参、牡丹皮、大黄、生石膏;疹色紫暗者,加大黄、紫草、生地黄、牡丹皮、生石膏;色白者,加大黄、当归、紫草、桃仁;气分大热者,加生石膏;烦渴者,加生石膏、天花粉、大黄;四肢厥冷者,加大黄、生石膏、牡丹皮;谵语者,加大黄、生地黄、生石膏、犀角(代)、黄连;痰迷神昏者,加黄连、犀角(代)、川贝母、羚羊角粉(代);咳嗽喘促者,加生石膏、枳壳、桑皮、川贝母;咽喉肿痛者,加大黄、生石膏、山豆根、金银花;鼻出血者,加大黄、栀子、生地黄、犀角(代);腹泻者,加泽泻、茯苓,大便不通者,加大黄、滑石。疹后咳嗽,乃是肺经余热未清,宜用黄芩、黄连、牛蒡子、桔梗、贝母、甘草,清肺止咳。

[方解]　方中牛蒡子、荆芥穗宣毒透疹,散热解毒;黄芩泻肺胃之火,清肌表之热;前胡、桔梗、甘草宣散风热,润肺祛痰;木通清热利尿,宣通壅滞;青皮行气开郁,散积化滞;赤芍活血凉血,行血散瘀。全方共奏宣肺透疹、清热解毒、祛痰活血化瘀之效。

[出处]　山东中医杂志,1990,9(5):39-40.

六、水痘-带状疱疹

水痘是由水痘-带状疱疹病毒所引起的急性呼吸道传染病,是一种病毒引起的 2 种不同表现的疾病。水痘是原发性感染,多见于儿童,临床上以轻微全身症状和皮肤、黏膜分批出现迅速发展的斑疹、丘疹、疱疹与结痂为特征。水痘痊愈后,水痘-带状疱疹病毒可在体内感觉神经节长期潜伏下来,潜伏在感觉神经节的水痘-带状疱疹病毒再激活引起带状疱疹。带状疱疹则多见于成人,表现为成簇的疱疹,沿身体一侧的周围神经做带状分布,常伴局部神经痛。

1. 银翘散加减配合六神丸,外用云南白药

云南省祥云县禾甸中心卫生院报道,临床上以银翘散内服外熏洗,配合六神丸、云南白药外敷患处治疗带状疱疹 37 例,痊愈 20 例,好转 15 例,未愈 2 例,总有效率为 94.6%,取得满意疗效。

[组成]　内服法:以银翘散为主,金银花 20g,连翘 15g,淡竹叶 15g,牛蒡子 18g,荆芥 15g,薄荷 12g,桔梗 12g,淡豆豉 12g,甘草 8g。每日 1 剂,煎汁 400 毫升,分 3 次温服。局部灼热疼痛者,加延胡索、乳香、没药;局部疱疹破溃湿润者,加薏苡仁、茯苓、白术;疹发于头面部者,加白芷、羌活;疹发于胸腹部者,加柴胡、黄芩。外用法:以银翘散煎水趁热熏洗患处,待患处皮肤晾干后再以六神丸 3 粒用醋充分溶解后加入云南白药胶囊 2 粒(取粉末),

调糊涂搽患处,每日 3 次。若局部疱疹溃破流水,则直接用六神丸研末与云南白药胶囊粉末调匀撒于患处,每日 3 次。

[方解] 方中金银花、连翘既能辛凉透邪清热,又能芳香辟秽解毒;荆芥穗、淡豆豉能开皮毛以祛邪;薄荷、牛蒡子、桔梗疏风热宣肺气;甘草清热解毒、淡竹叶清泄上焦而除烦。诸药同用共奏疏风透风、清热解毒之功效。六神丸出自《雷允上诵芬堂方》,具有清热解毒,消肿止痛的作用。云南白药有活血散瘀、消肿消炎、排脓祛毒之功效,陈醋有收敛浸入的功效,三者协同,起到促进局部血循环和镇痛、消炎、散瘀的作用。中医学认为,带状疱疹与湿热邪毒有关,坚持内外合一的原则,内以清热利湿、活血止痛为主,外"以皮行皮",因势利导,引邪外出,表里同治,使邪毒得清,气血通畅,疱疹得以痊愈,以期达到减轻症状,缩短疗程,预防后遗神经痛及并发症的目的。

[出处] 云南中医中药杂志,2013,34(2):85-86.

2. 柴胡疏肝散及桃仁红花煎加减

河南省偃师市中医院报道,运用活血化瘀、行气止痛疗法治疗带状疱疹后遗神经痛,治疗组 50 例中治愈 47 例占 94%,总有效率 100%。对照组 40 例中治愈 18 例占 45%,总有效率 55%。2 组总有效率比较差异有统计学意义。

[组成] 以柴胡疏肝散及桃仁红花煎加减为基本方,柴胡、当归、红花、陈皮、川芎、生地黄、枳壳、延胡索、香附各 10 克、赤芍、丹参各 15 克,甘草 6 克。气虚者,加党参、黄芪;纳差者,加焦三仙;夜寐不安者,加龙骨、牡蛎、珍珠母;脾虚者,加白术、茯苓;发于头面部者,加菊花;发于上肢者,加姜黄;发于下肢者,加牛膝;火盛者,加黄芩、连翘;湿盛者,加龙胆、茵陈;疼痛呈阵发性窜痛者,加青皮、川楝子、白芍;疼痛较剧者,加乳香、没药;根据患者年龄、体质、病情等加减变化,每日 1 剂,水煎 2 次合并分 3 次饭后半小时温服。以上治疗最长不超过 2 周(14 日)。

〔方解〕 柴胡疏肝散、桃仁红花煎中柴胡、香附疏肝解郁,治疗胁肋作痛、脘腹胀痛;赤芍清热凉血、祛瘀止痛;四物汤补血活血止痛;桃仁、红花、延胡索活血祛瘀止痛;枳壳行气宽中除胀;丹参活血化瘀;党参、黄芪益气固正;焦三仙醒脾悦胃;龙骨、牡蛎、珍珠母安神止痛;白术、茯苓补气健脾;黄芩、连翘清热泻火解毒;龙胆、茵陈清热祛湿;青皮、川楝子行气止痛;乳香、没药活血化瘀、行气止痛。

〔出处〕 现代中西医结合杂志,2011,20(15):1869-1870.

3. 龙胆泻肝汤加瓜蒌红花青紫汤化裁

福建省明溪县医院中医科报道,将中医皮肤科诊治的 156 例带状疱疹患者随机分为 2 组,对照组(78 例)予以阿昔洛韦片等口服、刺疱放液、高能红光照射、季德胜蛇药片外用等综合疗法治疗;治疗组(78 例)在对照组治疗的基础上加用中医辨证论治内服中药治疗,疗程 10 日。观察两组皮疹愈合消退时间、疼痛消失时间及治疗结束时的临床疗效。结果:治疗 10 日后,治疗组的总有效率为 94.87%,明显高于对照组的 82.05%。

〔组成〕 红斑、水疱多发于腰腹部及以上部位,症见皮损鲜红、灼热疼痛、疱壁紧张、口苦咽干、心烦易怒、舌质红、苔薄黄或黄厚、脉弦滑数为肝经郁热证。以龙胆泻肝汤加瓜蒌红花青紫汤化裁,基本方:龙胆 9 克,生地黄 12 克,黄芩 10 克,当归 10 克,栀子 10 克,泽泻 15 克,车前子 10 克,柴胡 9 克,瓜蒌 20 克,红花 3 克,板蓝根 15 克,大青叶 15 克,紫草 10 克,甘草 6 克。水疱多发于腰部以下部位,症见皮损色淡、疱壁松弛、疼痛不显、食少腹胀、大便时溏、舌淡苔白或白腻、脉沉缓或滑、为脾虚湿蕴证。以除湿胃苓汤加瓜蒌红花青紫汤化裁,基本方:苍术 8 克,陈皮 6 克,厚朴 8 克,茯苓 15 克,猪苓 10 克,泽泻 15 克,黄芩 10 克,薏苡仁 30 克,白术 10 克,瓜蒌 20 克,红花 3 克,板蓝根 15 克,大青叶 15 克,紫草 10 克,甘草 6 克。发于头面者,加牛蒡子、野菊花;发于下肢者,加牛膝、黄柏;有恶寒、发热、一身酸痛不舒等表证者,加荆芥、防风、羌活;有血疱者,加牡丹皮;热盛者,加石膏;便秘者,加大黄;疼痛明显者,加延胡索、乳香、没药;脘腹胀满者,加木香、砂仁;瘙痒明显者,加白鲜皮、地肤子;水疱大而多者,加土茯苓、萆薢;气滞血瘀明显者,加桃仁、延胡索,红花加倍使用。每日1剂,水煎服,早晚分服,疗程10日。

[方解]　肝经郁热证者治以龙胆泻肝汤清泻肝火、解毒止痛,方中龙胆草既泻肝胆实火,又能利肝经湿热,泻火除湿,切中病机,为君药;黄芩、栀子泻火解毒、燥湿清热,加强君药泻火除湿解毒止痛之力;泽泻、车前子利水渗湿,导湿热从水道而去;生地黄、当归养血滋阴使邪去而阴血不伤,且有活血、凉血、止痛之功;方中多苦寒降泻之品,易抑肝气,故用柴胡疏畅肝胆之气,并引诸药归于肝胆之经。脾虚湿蕴证则以除湿胃苓汤以健脾祛湿、解毒止痛,方中以平胃散之苍术、陈皮、厚朴及白术燥湿健脾,茯苓、猪苓、泽泻、薏苡仁甘淡渗湿、健脾利水,黄芩泻火解毒。瓜蒌红花甘草汤是明朝孙一奎所著《医旨绪余》中一首治疗带状疱疹的专方,临床上多有报道治疗带状疱疹效果明显,原方为瓜蒌24克,生甘草3克,红花1.5克,原方再加大青叶、紫草、板蓝根,以加强清热解毒、凉血消斑之功而成瓜蒌红花青紫汤,方中以瓜蒌为主,《本草纲目》云,瓜蒌能降火、涤痰结、消痈肿疮毒,故能够清火毒、祛湿热;配少量红花以活血润燥、祛瘀止痛;生甘草缓急止痛泻火。而带状疱疹病因病机以湿热火毒为主,治疗以清热、利湿、解毒、祛瘀、止痛为主。瓜蒌红花青紫汤切中病机,全方共奏清热解毒、化湿祛瘀止痛、凉血消斑之功。

[出处]　中国当代医药,2016,23(17):142-144.

4. 清消散与清和汤

甘肃省张掖市高台县中医院报道,将带状疱疹分为3期,采用罐疗加中药内服、中药内服加外敷、中药内服。结果中医疗法治疗带状疱疹能明显改善症状,缩短病程。结论中医治疗带状疱疹具有见效快,疗效好,不良反应少之特点。

[组成] 自拟清消散外敷用于疱疹显现、局部烧灼疼痛、衣不可近、夜间痛甚。用青黛5克,大黄5克,冰片2克。共研细末,用醋或温水调糊状,敷患处。自拟清和汤处方如下:柴胡10克,黄芩10克,荆芥15克,白芷15克,川芎6克,金银花30克,蒺藜9克,僵蚕10克,蝉蜕10克,乳香6克,没药6克,黄连6~10克,甘草6克。水煎服,每日1剂,早、晚分服。加减:疼痛呈烧灼样、夜间剧烈者,加苦参15克,延胡索10克;如疼痛呈针刺样、衣不可触者,加乌梢蛇15克,红花12克。

[方解] 清消散用青黛、大黄、冰片研细末,用醋或温水调糊状外敷。青黛有清热解毒、凉血散肿之功;用大黄清热泻火、解毒、活血祛瘀;冰片清热止痛,通过散郁火而达到清热解毒的作用。三药合用,具有清热解毒、泻火凉血、活血祛瘀、散郁止痛之功。清和汤,用柴胡和解退热;黄芩清热燥湿、泻火解毒;荆芥祛风解表、消疮肿;白芷解毒、祛风燥湿、消肿止痛;川芎活血行气、祛风止痛;二花清热解毒;蒺藜平肝疏肝、祛风止痒;僵蚕息风止痉、祛风止痛、解毒散结;蝉蜕疏散风热、透疹止痒;乳香、没药活血、散血、止痛、消肿。现代研究证实,活血化瘀药能改善机体免疫功能,改善微循环,降低毛细血管的通透性,具有良好的抗过敏作用。用黄连清热解毒、燥湿、泻心火,"诸痛肿痒,皆属于心",甘草调和诸药。

[出处] 中国现代药物应用,2011,5(10):90-91.

5. 三黄马齿苋汤

吉林市中心医院报道,将80例带状疱疹患者随机分为观察组与对照组每组40例。对照组患者应用阿昔洛韦治疗,治疗7日。观察组在对照组基础上采用中药三黄马齿苋汤治疗。结果:观察组患者的治愈率显著高于对照组;且观察组的治疗总有效率为 92.5%,显著优于对照组。就止痛、止疱、结痂时间相比,观察组显著少于对照组;就痊愈时间相比,观察组仍优于对照组。

[组成]　黄连 10 克,马齿苋 30 克,大黄 20 克,黄柏 40 克。水煎 2 次,取汁 500 毫升,冷却后湿敷于患处,每日 2 次,共治疗 7 日。

[方解]　方中马齿苋、黄连有广谱抗病毒、抗菌作用,清热解毒、凉血消肿的作用,《本草正义》云:"马齿苋最善解痈肿热毒。"大黄、黄柏清热燥湿,具有泻火解毒、疗疮的作用。

[出处]　中国现代药物应用,2014,8(11):174-175.

6. 乌地归鳖汤加味,雄冰散

湖北民族学院附属医院报道,将 66 例带状疱疹患者随机分为治疗组和对照组,治疗组 36 例均给予中药内服、中药外敷、灯火灸综合治疗,对照组 30 例均给予西药抗病毒、营养神经等治疗。结果:治疗组优于西药对照组,差异有显著性意义。

[组成]　内服法以乌地归鳖汤加味,处方:乌梢蛇、生地黄、当归、连翘各 15 克,首乌、赤芍、土茯苓各 20 克,栀子、柴胡、延胡索各 10 克,木鳖子(炒去壳)6 克。发于头颈部者,加菊花、白芷;发于上肢者,加桑枝、防风;发于胸胁者,加郁金;发于腰腹者,加地肤子、黄柏;痛甚者,加全蝎、蜈蚣。水煎,每日 1 剂,早晚服。外治法:雄冰散外敷,生大黄 12 克,雄黄 30 克,冰片 2 克,共研细末,用米醋及鲜马齿苋汁调后外敷疱疹处,每日 3～5 次。

[方解]　内服药中栀子、柴胡清肝泻火;乌梢蛇、连翘清热解毒,祛风止痒;当归、生地黄、赤芍养血活血;土茯苓、木鳖子祛湿解毒;延胡索化瘀通络止痛;首乌补肝肾、解毒。灯火灸在于借火助阳,激发经气,温阳通络,开门祛邪,迫毒外泄,使虚损经气得以恢复,湿热火毒得以外泄。外用药雄冰散中以雄黄为主药,取其性味辛温,入肝经,解毒燥湿,从《本草纲目》"雄黄乃治疮杀毒要药也"之说;大黄助雄黄解毒,并制约雄黄之温;冰片清热止痛,散

郁火;用米醋及马齿苋汁调敷,加强解毒燥湿之功。

[出处] 辽宁中医学院学报,2005,7(5):479.

7. 消炎膏

天津市公安医院中医外科报道,根据中医辨证论治理论,对197例带状疱疹患者应用中药口服,联合针灸、梅花针、拔火罐、外敷中药综合治疗14日,观察其结痂、止痛、止痒时间,并进行疗效分析。结果:197例患者,在疗程14日内,临床总有效率为100%。

[组成] 百部、大青叶、黄芩、牡丹皮、赤芍、鸡血藤、川楝子、延胡索、僵蚕、蝉蜕各9克,丹参、白花蛇舌草各20～30克,生甘草6克。再根据疱疹发生部位不同辨证施治并分别加用引经药,如头面部者,可用菊花、龙胆、川芎;胸背部上肢部者,用柴胡、桑枝、羌活;腰腹以下部者,用茯苓、独活、牛膝;阴虚者,加用玄参、生地黄;阳虚者,加用杜仲、桂枝、薤白;气虚者,加炒白术、黄芪;血虚者,加当归、白芍等。水煎服,每日1剂,分2次服,每次100毫升左右,7日为1个疗程。

在叩刺部位和拔罐部位,将消炎膏(细辛、菖蒲、赤芍、丹参、甘草、僵蚕各50克研磨成细粉,以1:5的比例与白凡士林拌匀制成药膏),均匀涂于纱布上外敷于患处,厚度1毫米,隔日1次。

[方解] 内服药方中黄芩、大青叶、百部、白花蛇舌草有清热解毒、抗病毒作用,可抑制疱疹病毒复制;丹参、牡丹皮、鸡血藤凉血通络而止痛;僵蚕、蝉蜕活血解痉而止痛;川楝子、延胡索理气散瘀而止痛。外敷药方中细辛、菖蒲具有疏通经络、活血化瘀、行气止痛的作用,直接排除经脉瘀滞病邪,使经脉畅通而疼痛停止;丹参、赤芍滋养经脉,祛瘀通络,以清其流,又注重培固正气,以正其源;僵蚕、甘草促进细胞再生,改善血循环,消炎止痛,减轻水肿,调节机体免疫功能。

[出处] 中国城乡企业卫生,2013,4:127-128.

8. 带疹汤

河北医学院第二医院中医科报道,自拟带疹汤治疗 26 例带状疱疹,疗效较好,26 例均痊愈。平均治疗天数为 4.8 天,无后遗症。一般服 1～2 剂后疼痛明显减轻,皮疹逐渐好转;服三剂而愈者 12 例,服 4～6 剂而愈者 10 例,服 7～9 剂而愈者 4 例。

〔组成〕 丹参、白芍各 20 克,柴胡、板蓝根、半枝莲、秦艽、甘草各 15 克,龙胆、当归、栀子、黄芩、延胡索各 10 克。毒热盛者,加金银花、连翘、湿重者,加泽泻、木通;便秘者,加大黄;疼痛重者,加乳香、没药。因发病部位不同用药而异,头部加菊花,颈部者,加葛根,腰部及下肢者,加牛膝、川楝子,胸部者,用原方。

〔方解〕 柴胡为疏肝解郁清热之要药,据现代研究本药有明显的镇静、消炎、抗渗出作用。龙胆、黄芩、栀子、木通加强清利湿热。板蓝根、半枝莲结合栀子、黄芩具有抗疱疹病毒之作用。方中秦艽、甘草、生地黄、当归有很强的抗炎、抗过敏、抗渗出等作用控制皮肤病变炎症的进展,结合方中丹参、当归、延胡索、白芍、甘草活血化瘀缓急止痛之效果。故诸药配合起到清热利湿、抗炎解毒,活血止痛之效。

〔出处〕 河北医药,1982,6:42.

9. 外用雄矾散

河北省石家庄市脑系专科医院报道,中药雄矾散外用治疗带状疱疹取得了满意疗效。结果 26 例均治愈,疱疹干涸结痂,疼痛消失。用药时间最长者 6 天,最短者 3 天,平均 4.5 天。

〔组成〕 雄黄 20 克,白矾 20 克,青黛 15 克,蜈蚣 5 克。上药共研细末过 100 目筛,用时以香油或冷白开水调涂患处,每日 3 次。患处应暴露,无需包扎,如患处非躯体暴露部位,如腰部,则可用消毒纱布覆盖固定,3 天为 1 个疗程。

〔方解〕 方中雄黄、白矾以解毒为主,间以清热燥湿止痒,配青黛以增加解毒清热之功,收湿敛疮之效,再加蜈蚣以息风止痒、解毒散结、通络止痛。四药相配,相得益彰,使毒可解、热可清、痛可止则诸症自愈。

[出处] 现代中西医结合杂志,2000,9(9):836.

10. 丹栀逍遥散加减

四川省成都市新都区中医医院针灸康复科报道,将 78 例带状疱疹患者随机分为 2 组。治疗组 39 例予针刺、刺血拔罐及中药口服综合疗法;对照组 39 例予西医常规治疗。2 组均治疗 3 周后统计疗效,并记录疱疹结痂及脱痂时间,采用疼痛视觉模拟法(VAS)对 2 组治疗前及治疗 1、2、3 周后疼痛情况进行评分。结果 2 组治愈率及总有效率比较差异均有统计学意义,治疗组疗效优于对照组。

[组成] 牡丹皮 15 克,焦栀子 12 克,柴胡 10 克,当归 10 克,桃仁 12 克,红花 10 克,白芍 20 克,赤芍 20 克,白术 10 克,茯苓 10 克,土鳖虫 10 克,水蛭 3 克,山药 20 克,炙甘草 10 克。血瘀者,加延胡索 10 克,乳香 10 克,没药 10 克;湿热盛者,加龙胆草 15 克;阴虚者,加生地黄 15 克;气虚者,加党参 30 克、黄芪 30 克。每日 1 剂,水煎取汁 300 毫升,分早、晚 2 次温服,15 剂后停服。

[方解] 方中牡丹皮、焦栀子、黄芩既能泻上、中、下三焦郁火,又可祛瘀止痛;柴胡、白芍、赤芍柔肝理气解郁,缓急止痛;白术、茯苓、山药健脾祛湿,使运化有调,气血有源;桃仁、红花活血祛瘀;土鳖虫、水蛭搜风通络,破瘀止痛;甘草缓急止痛,调和诸药。

[出处] 河北中医,2015,37(7):977-979,1072.

11. 地龙液

威海市文登中心医院报道,采用自制地龙液治疗带状疱疹效果显著。用此方共治疗 24 例,一般用药后疼痛立止,3 日即可结痂,5～7日即可痊愈,治愈率100％。

〔组成〕 新鲜地龙适量,用水洗净去泥,加等量白糖,3小时后用纱布过滤取汁液,用棉棒蘸取药液涂于患处,每日3次。

〔方解〕 《本草纲目》称地龙可治龙缠疮毒,现在认为地龙具有解热、镇静、解痉、抗组胺等作用。

〔出处〕 山东医药工业,1995,5:48.

12. 自拟苋酱解毒汤

昆明市延安医院眼科报道,采用中西医结合方法治疗眼部带状疱疹32例,取得较好疗效。治疗组32例,治愈30例,有效2例,治愈率为93.75％。对照组31例,治愈23例,有效8例,治愈率为74.19％,治疗组优于对照组。

〔组成〕 马齿苋15克,大青叶15克,板蓝根15克,紫草15克,败酱草15克,黄芩15克,延胡索15克,栀子10克,黄连10克,甘草10克。水煎,每日1剂,分早、中、晚3次口服;同时将青黛3克、半边莲12克捣烂,均匀外敷于患处皮肤,每日更换1次。

〔方解〕 方中马齿苋清热解毒、散血消肿为主药,大青叶、板蓝根、紫草、栀子清热,解毒凉血;败酱草清热解毒,祛瘀排脓;黄芩、黄连泻实火,除湿热;延胡索散瘀止痛。现代药理学研究证明,马齿苋、大青叶、板蓝根、黄芩、黄连等中药有较强的抗病毒、抗炎作用。以上诸药合用,共奏清热解毒,凉血祛湿止痛之功。外敷中药青黛、半边莲清热解毒,消肿止痛,局部外敷,药性直达病所,更增清热解毒之功。

〔出处〕 昆明医学院学报,2008(3):188-189.

13. 参麦清补汤加减

吉林省白山市抚松县中医院报道,将84例迟发型带状疱疹随机分成两组。治疗组应用参麦清补汤加减口服至疱疹结痂愈合,症状明显好转为止。对照组应用阿昔洛韦注射剂,同时加用

维生素 B_1、维生素 B_{12} 口服,至疱疹结痂愈合,症状明显好转为止。结果,治疗组的前驱症状期较对照组明显缩短,病程明显短于对照组,后遗症状的发生率明显少于对照组,两组比较差异有统计学意义。

〔组成〕　当归 15 克,川芎 15 克,白芍 20 克,生地黄 25 克,人参 15 克,黄芪 40 克,前胡 20 克,桔梗 25 克,牛蒡子 15 克,生甘草 10 克,红花 25 克,山楂 15 克,麦冬 20 克。水煎服,每日 1 剂,早晚 2 次服用。加减:口苦、心烦甚者,去人参、川芎,加柴胡、泽泻、淡竹叶;疲乏无力,不思饮食者,加茯苓、砂仁;疼痛重者,加川楝子、乌药、桂枝。

〔方解〕　方中人参、黄芪大补肺脾之气,以振人体之阳;生地黄、麦冬、白芍、甘草滋阴养血,以补亏少之阴;天花粉、前胡、桔梗、牛蒡子解毒凉血,托毒透表;辅以当归养血活血,山楂养阴和胃。诸药合用,升发机体之正气,正盛邪退,迫邪外出,使疱疹透发。此方出自《医宗金鉴·男妇年长出痘门》,组方巧妙,滋阴不伤阳,补气不伤阴,极为适合老年迟发型带状疱疹的治疗。

〔出处〕　中医中药,2012,19(27):98-99.

14. 樗木皮液

威海市文登中心医院康复医学科报道,选取带状疱疹患者 148 例,随机分为 2 组,治疗组 78 例,对照组 70 例。对照组给予更昔洛韦静脉滴注治疗,治疗组在对照组治疗基础上另给予樗木皮液外用治疗。10 日为 1 个疗程。结果:治疗 1 个疗程后治疗组治愈 62 例,好转 14 例,总有效率 97.44%;对照组治愈 41 例,好转 20 例,总有效率 87.14%。2 组总有效率比较,差异有统计学意义。

〔组成〕　鲜椿皮 200 克,白糖适量。将鲜椿皮去糙皮后洗净加入适量白糖共捣成泥状,取汁装瓶,放在冰箱内冷藏备用。

〔方解〕　椿皮是苦木科臭椿的新鲜茎皮,味苦、涩,性寒,《雷公炮制药性解》云其入心、肝、脾三经,具有清热燥湿、涩肠、杀虫的功效;白糖药性偏凉,可生津、解毒抑菌、舒缓肝气。两药合用具有清热利湿、解毒消肿、通络止痛的功效,且外用可直达病所,能迅速发挥消肿、止痛的作用。

〔出处〕 中华针灸电子杂志,2015,4(3):121-123.

15. 胆青丹

重庆市江北区中医院报道,以中药胆青丹外敷为主,并配合内服煎剂治疗带状疱疹 102 例,收到较好疗效。病程最短的 4 天,最长的 12 天,平均 8 天。

〔组成〕 牛胆、青黛、青藤香、冰片、麝香、滑石、硼砂、炉甘石组成。先将滑石、硼砂、炉甘石等分别煅存性,然后与青黛、青藤香一并研成细末,用牛胆汁调匀风干后再研极细末过筛,最后加入冰片、麝香捣匀装瓶密封备用。使用时,用金银花汁或麻油调和胆青丹外敷患部,每日敷药 1 次。

〔方解〕 方中牛胆、青黛、青藤香有清热解毒、凉血、行气止痛之功;硼砂、滑石、炉甘石等有清热燥湿,收敛湿邪,止痛止痒的作用,冰片、麝香可增强其上述药物清热解毒,行气活血止痛之力。全方有清热解毒、燥湿收涩、凉血止痛之功。故用于湿热火毒所致的带状疱疹常可奏效。

〔出处〕 重庆中医药杂志,1988,4:11-12.

16. 丁香膏

河北工程大学医学院报道,采用自制丁香膏外用的方法,治疗带状疱疹 92 例,取得良好疗效。治愈 36 例,显效 50 例,未愈 6 例,总有效率为 93.5%。

〔组成〕 取丁香 80 克,黄芩 100 克,黄柏 100 克,青黛 100 克。将上药打成极细粉末(过 150 目筛),装玻璃瓶备用。

〔方解〕 丁香香气馥郁,能开九窍、舒郁气,现代药理研究表明本品外用具有杀虫、抗菌、抗病毒的作用,能促进口腔溃疡、胃溃疡愈合,具有解热、消炎、止痛作用,并能促进透皮吸收作用;黄芩,味苦,性寒,入肺、大肠、胆、胃经,其寒能清热,苦能燥湿,为清热燥湿、泻火解毒之品,现代药理学研究认为黄芩具有解热、利尿、镇静、降压、抑菌、杀菌功效;黄柏味苦,性寒,归肾、膀胱经,能清热燥湿、泻火解毒、消肿祛腐,且外用具有抗单纯疱疹病毒Ⅰ型的作用;青黛外用具有清热解毒、抗炎、消肿散结的作用。诸药合用外敷,药力直接作用于患部,直达病所,清热解毒镇痛力强,能够促进局部疱疹收敛平复,奏效迅速,疗效稳定,治疗效果良好。

[出处] 承德医学院学报,2014,31(5):408-409.

17. 通络活血止痛汤

江西省庐山市人民医院麻醉科报道,运用中西医结合治疗带状疱疹后遗神经痛疗效显著。把病程为3个月以上68例带状疱疹后遗神经痛患者的随机分为2组,A组口服加巴喷丁基础上采用中医疗法,B组仅口服加巴喷丁。结果:2组患者治疗后2周,有效率分别为61.76%和31.35%,治疗后4周有效率分别为70.59%和41.18%,6周的有效率各为76.47%和44.12%,组间差异均有统计学意义。

[组成] 地龙15克,丝瓜络15克,川楝子15克,延胡索15克,白芍15克,蜈蚣3克,红花6克,桃仁9克,柴胡10克,丁香6克,川芎15克,甘草10克。发生于头面部者,加白芷15克;发生于颈背者,加葛根15克;发生于腰以下者,加牛膝10克。每日1剂,水煎分2次服。

[方解] 柴胡解肝经之瘀滞,行气止痛;川楝子、延胡索清热活血、行气止痛;红花、桃仁活血祛淤;地龙通经络;丝瓜络有通行经络和凉血解毒的功效;白芍、甘草养血柔肝,缓急止痛;川芎疏肝开郁,行气活血,止胁痛;丁香温中散寒,养胃;方中地龙和丝瓜络通经络;川芎助柴胡行气止痛,解肝经之郁滞,延胡索助川楝子

止痛,入肝、胃、小肠经;红花,桃仁活血祛瘀;牛膝通血脉,引瘀血下行;白芷辛温,主阳明头痛;葛根主头项强痛,甘草调和诸药。

[出处] 江西医药,2011,46(6):561-562.

18. 加味圣愈汤化裁

南京中医药大学报道,观察病例共 135 例,随机按 2:1 分为治疗组 90 例,对照组 45 例。治疗组予益气活血解毒通络法,治疗组痊愈 54 例,显效 18 例,有效 7 例,无效 11 例,总有效率为 87.78%;对照组痊愈 13 例,显效 8 例,有效 6 例,无效 18 例,总有效率为 60%。两组比较有统计学意义。

[组成] 黄芪 30 克,当归 15 克,川芎 15 克,桃仁 15 克,红花 15 克,地龙 15 克,丹参 30 克,鸡血藤 30 克,路路通 15 克,蜈蚣 2 条,全蝎 6 克,延胡索 30 克。根据患者情况随症加减,如大便秘结者,加炒决明子 20 克、瓜蒌子 20 克;腹胀便溏者,加大腹皮 15 克,炒枳壳 10 克,木香 6 克,砂仁 6 克;纳差者,加神曲、炒麦芽、炒谷芽各 15 克,山药 30 克;眠差者,加夜交藤 30 克、珍珠母(先煎)15 克;头晕目眩者,加茺蔚子、蔓荆子各 15 克。每日 1 剂。

[方解] 方中黄芪益气行血,气血充足则经络得养,气行则血行。故伍以当归、川芎、丹参、鸡血藤、桃仁、红花养血活血并用;更加路路通、蜈蚣、全蝎、地龙等通络止痛之品,其效益彰。后期可用山药固护胃气,白芍、女贞子、枸杞子滋养阴液,使邪去而不伤正。现代中药药理研究亦证明,黄芪、当归等益气养血药能显著提高人体的免疫功能,有利于受累神经的功能恢复;活血化瘀中药能改善全身和局部的血循环,增强免疫功能,抑制受损神经及神经节之炎症,减轻真皮血管炎的炎症渗出,改善微环境缺氧状态,增强组织的修复能力。

[出处] 中国中医药科技,2012,19(3):246.

19. 解毒活血汤加减

天水市中西医结合医院报道,将108例患者随机分为治疗组和对照组,治疗组63例,对照组45例。治疗组在中药解毒活血汤辨证加减治疗的基础上辅以西药常规治疗;对照组西药常规治疗,2周为1个疗程,2个疗程后比较疗效。结果:在临床改善后遗神经痛症状方面,治疗组疗效优于对照组,2组疗效差异有统计学意义,治疗组总有效率100%,优于对照组的84.45%,且患者症状、体征改善时间均较对照组短,止痛效果显著。

[组成] 基本方药选用王清任《医林改错》解毒活血汤:连翘、当归、葛根、枳壳、桃仁(研)、红花各10克,柴胡、生地黄、赤芍各15克,甘草6克。临床治疗视疼痛部位不同辨证加减。发生在头面部者,可选用荆芥、防风、川芎、地龙、川楝子各10克、细辛3克;发生在胸胁背部者,可选龙胆草、延胡索、川芎、五灵脂(包)各10克,郁金、乳香、没药各8克;发生在腰腹背部者,选羌活、独活、川芎、五灵脂(包)各10克,金银花、防风、荆芥、香附、牛膝、杜仲各12克,乳香、没药各8克;发生在四肢者,选用荆芥、连翘、防风、延胡索、丹参、赤芍、羌活、龙胆、伸筋草各10克,鸡血藤20克。在中药分型治疗的同时,加服西药常规治疗。

[方解] 王清任解毒活血汤原为治疗"瘟毒时疫"之验方。方中葛根、连翘、甘草清热解毒;桃仁、红花、当归、赤芍、生地黄活血化瘀;佐枳壳、柴胡以理气宣窍,以助活血化瘀通络之功。根据疼痛的经络分布,结合药物的性味归经及中医辨证论治予以加减用药,柴胡、赤芍有镇痛之功;龙胆、黄芩清利肝胆湿热,有解痉功效;延胡索通络止痛,丹参、赤芍、川芎活血散瘀,凉血止痛;当归、柴胡、板蓝根具有抗病毒,提高机体免疫功能;白芷祛风解毒止痛;全蝎搜风通络止痛;乳香、没药、延胡索增强养阴清热之功,使药性直达病所。全方共奏理气活血、化瘀通络、清热解毒、祛风除湿止痛止痒之效。现代药理学研究表明:活血化瘀药具有增强局

部血流量,改善微循环,促进炎性物质吸收、组织修复,改善营养的作用;养阴生津补虚药物有调节人体免疫的功能,有助于受病神经的修复。因此用解毒活血汤加减辨证治疗带状疱疹后遗神经痛,可较快地减轻疼痛,抑制带状疱疹的扩散,增强新陈代谢,促进病理产物的吸收排泄,并能使受损神经得以迅速修复,增加机体免疫力,缓解神经疼痛之苦,缩短病程,改善患者生活质量,且无不良反应。

〔出处〕 甘肃中医,2010,23(11):19-21.

20. 羚角钩藤汤化裁

昆山市中医院报道,用羚角钩藤汤化裁治疗带状疱疹50例,疗效颇为满意。服用7剂,好转45例;服用14剂,痊愈28例,好转22例,原有兼症未见加剧。

〔组成〕 羚羊钩藤汤:桑叶10克,川贝母6克,生地黄15克,钩藤(后下)10克,滁菊花10克,茯苓10克,白芍10克,淡竹茹15克,生甘草3克,早晚2次煎汤分服。另羚角粉(代)0.3克吞服。加减:痛甚者,加柴胡、延胡索;兼有高血压者,加天麻、石决明、牛膝;兼有冠心病者,加丹参、郁金;兼有胆囊炎者,加龙胆、金钱草、大黄。

〔方解〕 羚角钩藤汤源自《通俗伤寒论》,具有清热凉肝、息风止痉的功效,主治热盛动风证。其中羚羊角(代)、桑叶、菊花凉肝息风为主药,佐以地黄、白芍养阴增液,贝母、竹茹清热化痰,茯苓宁心安神,生甘草调和诸药。

〔出处〕 江苏中医,1998,19(5):32.

21. 灵仙除痛饮

安徽省淮北市中医院中医专家门诊报道,运用灵仙除痛饮治疗带状疱疹后遗神经痛65例,治愈56例(86.15%),有效9例(13.85%),总有效率100%。

［组成］ 麻黄、赤芍各6克,防风、荆芥、羌活、独活、黄芩(酒制)、白芷、苍术、威灵仙、枳实、桔梗、川芎、葛根各4克,当归、升麻、甘草各2克。余毒未尽者,加忍冬藤;血热重者,加紫草、牡丹皮;血瘀者,加红花、地龙;肌肤痉挛者,加全蝎、蜈蚣;在面部者,加菊花;在上肢者,加姜黄;在腰胁者,加柴胡;在下肢者,加牛膝;疼痛较甚者,加延胡索。每日1剂,水煎取汁300毫升,分早晚2次服。

［方解］ 灵仙除痛饮是《沈氏尊生书》方,又名麻黄芍药汤。方中麻黄、防风、荆芥、羌活、独活、白芷、苍术、威灵仙、升麻、葛根解表发散,开毛孔,通腠理,祛风行气,疏散皮肤壅遏久积之湿热、遗毒、瘀血,宣通五脏,通行周身脉络;赤芍、当归、川芎、黄芩、枳实、桔梗养血清热,理气活血散瘀,并能监制解表药的燥烈而无弊;甘草调和诸药。诸药合用,使肌肤腠理得到疏通,毒邪随之外泄,营卫调畅,气行血通,"通则不痛"。故灵仙除痛饮治疗带状疱疹后遗神经痛,药中病机,效果满意。

［出处］ 河北中医,2011,33(8):1210-1277.

22. 蒲红二香汤

宁波市北仑区霞浦街道卫生院报道,将确诊带状疱疹后遗神经痛患者56例随机分为2组,治疗组28例,对照组28例。对照组采用西药治疗,治疗组在西药基础上加服蒲红二香汤,2组带状疱疹后遗神经痛疗效比较。结果:治疗组总有效率96.4%,对照组总有效率78.6%,两组比较差异有统计学意义。

［组成］ 蒲黄10克,红花10克,乳香6克,没药6克,当归15克,延胡索6克,五灵脂10克,赤芍10克,郁金6克,连翘15克,栀子10克。加减:夜寐不安者,加首乌藤、酸枣仁以宁心安神;兼气血亏虚者,加党参、黄芪以益气祛邪。每日1剂,水煎服,早、晚分服。

［方解］ 蒲红二香汤具有活血化瘀止痛之功。方中蒲黄、红

花活血祛瘀止痛,现代药理研究红花黄色素具有较强的镇痛反应,且对锐痛及钝痛均有效;乳香、没药活血散瘀,消肿止痛,二药气香走窜而善行,均能散瘀止痛,以气淡薄偏入血分,长于散瘀;当归、五灵脂、赤芍活血化瘀,现代药理研究三药均有镇静、镇痛作用;延胡索、郁金活血行气止痛,延胡索能行血中之气滞,气中之血滞,有"专治一身上下诸痛"之称,为血中之气药,现代药理研究延胡索有镇痛作用,其有效成分为其所含生物碱,其镇痛未发现有成瘾性;郁金有镇痛、抑菌、消炎作用;连翘、栀子清热解毒,现代药理研究具有较强的消炎、抗病毒作用。

〔出处〕 中国社区医师,2009,25(18):37.

23. 四黄散

鸡西市中医医院报道,采用四黄膏外用,收到满意疗效。选择未经治疗的带状疱疹患者共 106 例,随机分治疗组和对照组,每组 53 例。治疗组采用四黄散香油调搽,每日 3 次,同时辨证分型口服中药;对照组采用中西医结合治疗,口服西咪替丁,肌内注射维生素 B_{12},外用青黛膏中医辨证施治。结果:治疗组治愈 42 例,显效 11 例,无效 0 例,平均疗效 7.8 天,总有效率 100%,治愈率 80%;对照组治愈 82 例,显效 19 例,无效 2 例,平均疗程 16.8 天,总有效率 96.2%,治愈率 60.5%。

〔组成〕 大黄 50 克、黄柏、黄芩、黄连、槟榔、松香、煅石膏、厚朴、寒水石各 25 克,共研细末过 100 目筛,定量香油调炼。

〔方解〕 四黄散方中大黄、黄柏、黄芩泻火解毒,燥湿敛疮;松香燥湿拔毒,煅石膏清热收敛;寒水石清热泻火,缓解毒热疼痛,厚朴、槟榔片味芳燥湿。全方共奏清热泻火、燥湿收敛、拔毒止痛之功效。香油渗透力强,促进药物完全吸收,外擦后使水疱吸收、干燥、结痂,同时缓解神经疼痛。现代药理研究黄连、黄芩、黄柏、大黄、槟榔均有抗病毒作用。

〔出处〕 中医药学报,1993,3:24.

24. 蛇串疮祛痛散

四川省泸州市中医医院报道,选取老年带状疱疹患者 110 例,随机分为对照组(55 例)和中医组(55 例),分别采用西药单用和在此基础上加用蛇串疮祛痛散治疗。结果:中医组患者临床疗效优于对照组,差异有统计学意义。

〔组成〕 黄芪 20 克,丹参 10 克,全蝎 10 克,延胡索 10 克及板蓝根 10 克。每剂加水 400 毫升,煎至 150 毫升,每次 50 毫升温服,每日 3 次。

〔方解〕 蛇串疮祛痛散方中黄芪味甘,性微温,归肺、脾、肝及肾经,补中益气,固表升阳;丹参味苦,性微寒,归心、心包及肝经,活血祛瘀,凉血消痈;全蝎味辛,性平,归肝经,解毒散结,通络止痛;延胡索味辛苦,性温,归心肝脾经,活血行气,散瘀止痛;而板蓝根味苦,性寒,归肝、胃经,清热解毒,凉血发斑;诸药合用可共奏益气散结、通络止痛之功。现代药理学研究证实,黄芪可有效提高机体免疫系统功能,抑制水痘-带状疱疹病毒增殖活性;丹参提取物有助于改善创面局部血循环,促进肉芽组织增生;蝎毒则能够对皮肤灼痛和三叉神经诱发皮质电位发挥较强抑制作用,进而有效降低局部疼痛程度;而板蓝根具有加快皮损糜烂破溃创面愈合进程的作用。

〔出处〕 中国现代医学杂志,2016,26(17):108-111.

25. 蜈蚣膏

莱芜市钢城区艾山街道办事处社区卫生服务中心报道,采用自制蜈蚣膏外敷配合其他疗法治疗带状疱疹 28 例,结果:总有效率 96.42%。

〔组成〕 干蜈蚣 5 条,食醋浸泡 10 小时,取出焙干研末,用香油调蜈蚣粉成膏备用。其次,取脱脂棉薄薄一层,覆于带状疱疹上,快速点燃(谨防烧伤)。最后用浸泡蜈蚣的醋液,先擦片状疱疹的边缘,再擦中间。3 分钟后,把蜈蚣膏敷于患处,每日 1～2 次。

[方解]　蜈蚣辛温,有毒,归肝经,力猛性燥,善走窜通达,息风镇痉,攻毒散结疗疮,通络止痛功效较强。《神农本草经》中记载蜈蚣:"啖诸蛇、虫、鱼毒……去三虫。"《本草纲目》中曰蜈蚣可治:"小儿惊痫风搐,脐风口噤,丹毒、……蛇瘕、蛇瘴、蛇伤。"《本草备要》中曰:"醋,一名苦酒。酸,温。散瘀解毒……醋性酸收而散痛肿,盖消则内散,溃则外散,收处即是散处……杀鱼、肉、菜、蕈、诸虫毒。……酒、醋无所不入,故制药多用之。"本治法中的蜈蚣经过醋浸泡后,既有蜈蚣之辛温燥湿、攻毒散结、通络止痛、走窜通达、攻毒疗疮之功能,又吸收了醋的散瘀解毒功效,消除了蜈蚣的毒性。通过蜈蚣膏药外敷,以舒肝理气、燥湿健脾、疗毒生肌、通络止痛,使湿去毒散、脉络畅通、气血流畅、疼痛得止。

[出处]　四川中医,2010,28(10):103-104.

26. 仙人掌、冰片外敷

山东省博兴中医医院报道,应用仙人掌、冰片外敷治疗眼部带状疱疹 12 例,疗效满意,12 例 12 眼全部治愈。5 天治愈 5 例 5 眼;7 天治愈 3 例 3 眼;9 天治愈 2 例 2 眼;12 天治愈 2 例 2 眼,治愈率 100%。

[组成]　取新鲜仙人掌(视皮损面积大小而定量),去刺刮去硬皮,加冰片 1～2 克捣成糊状外敷患处(切勿入眼内),每日早晚各 1 次,连续外敷。

[方解]　仙人掌、冰片性味均为苦寒辛凉,归心、肺、胃经,二者具有清热解毒、消炎退肿、凉血止痛、排脓生肌之功效,主治疮疖肿痛。外敷在黏膜及皮下组织易于吸收,可用于神经痛及消炎,临床引申用于治疗眼部带状疱疹,疗效较佳。

[出处]　中医外治杂志,1997,1:28.

27. 一贯煎加味 ·······································

贵州省黔南州中医院报道,对带状疱疹后遗症患者 40 例,用一贯煎加制乳香、没药,对不同的部位加味进行治疗。结果:40 例患者中,治愈 9 例,占 22.5%;显效 15 例,占 37.5%;有效 10 例,占 25%;无效 6 例,占 15%。总有效病例为 34 例,占 85%;无效 6 例,占 15%。

[组成] 生地黄 30 克,沙参 15 克,麦冬 15 克,当归 15 克,枸杞子 18 克,川楝子 10 克,加味:乳香 9 克,没药 9 克;发于头面者,加川芎 12 克;发于胸胁者,加鳖甲 10 克;发于下肢者,加牛膝 15 克。每日 1 剂,水煎分三次,早、中、晚温服。

[方解] 方中重用生地黄为主,滋阴养血,辅以沙参、麦冬、当归、枸杞子益肝柔肝,合生地黄以滋阴养血生津;更配以少量川楝子,性虽苦燥,但配大量甘寒养阴药中,则不嫌其伤津,反能疏肝理气止痛;同时,佐以乳香、没药、鳖甲达活血止痛之功。诸药合用,使阴津得养,气顺瘀通,邪无所依,病去得愈。同时,现代药理研究证实,养阴生津之品具有调节人体免疫的功能,对于免疫低下的带状疱疹后遗神经痛患者的修复,有积极的作用。因此,用一贯煎加味治疗带状疱疹后遗神经痛取得满意疗效。

[出处] 中国医疗前沿,2007,2(10):85-86.

28. 王不留行研末外敷 ·······································

成县人民医院报道,运用中药王不留行研末外用配合特定电磁波治疗器(TDP)照射治疗带状疱疹,取得了较好的疗效,2 组患者治疗 10 天后,治疗组疗效明显优于对照组。

[组成] 王不留行适量,炒黄,研为细末,麻油调敷备用。

[方解] 王不留行善于通利血脉,行而不住,走而不守,故有活血通经之功。利用其温热力量扩张局部末梢血管,增强血循环,进一步改善局部血液供应,有活血化瘀、消炎止痛之功。

[出处]　中国初级卫生保健,2012,26(10):99-100.

七、流行性出血热

　　本病是由汉坦病毒引起,以鼠类为主要传染源的自然疫源性疾病,是以发热、出血倾向及肾脏损害为主要临床特征的急性病毒性传染病。人类病毒性出血热共有 13 种,根据肾脏有无损害,该病可分为有肾损及无肾损 2 大类,在我国主要为肾综合征出血热。

1. 竹叶石膏汤加减

　　浙江省象山县中医医院报道,观察竹叶石膏汤加减对流行性出血热伴窦性心动过缓的临床效果,将患者随机分为治疗组与对照组,分别采用中医治疗和西医治疗,比较 2 组心悸、胸闷、心率、心电图等变化。结果:治疗组症状改善、心率提高、心电图变化等方面优于对照组,治疗组心率复常时间明显短于对照组。

　　[组成]　淡竹叶 15 克,生石膏(先煎)30 克,太子参 15 克,麦冬 12 克,炙甘草 10 克,山药 30 克,玉竹 10 克,知母 10 克。热毒盛者,去炙甘草、太子参,重用生石膏 45 克,加黄连 3 克;湿邪未尽者,去炙甘草,加茯苓 12 克,藿香 10 克、佩兰 10 克、荷叶 10 克;阴亏甚者,去太子参,改西洋参 10 克,加白芍 15 克、生地黄 10 克、天冬 10 克、玄参 12 克、百合 30 克;气虚甚重者,用太子参 18 克、炙甘草 30 克、加炙黄芪 30 克。每日 1 剂,水煎取汁 200 毫升,于上午、下午时分服。服药 7 日后观察疗效。

　　[方解]　方中淡竹叶甘淡之品,《本草纲目》"去烦热、利小便,清心"。故一可泻气分余热;二可使邪从小便而出,邪有出路;三者清心,直达病所。石膏辛寒亦泻气分邪热,使热邪早去,阴液得复,所谓"存得一分津,保得一分命"。麦冬、玉竹、知母均为养阴生津之品,且无滋腻碍邪之虞,为较佳"增液"之品。太子参补脾肺心之气阴,尚可生津。炙甘草补益心气,益气复脉,正适用于

正气不足之心动悸。山药补肺脾肾一身之气。诸药合力,则邪热尽,气津得复,故心气充足,能正常推动脉管运行,则心悸、胸闷、脉迟得以改善或消失。

[出处] 中国中医急症,2011,20(11):1861-1862.

2. 犀角地黄汤等方加减

湖南省娄底市双峰县甘棠镇中心医院报道,观察中西医结合治疗流行性出血热并发大出血的疗效,将 68 例患者分为 2 组。对照组采用西医治疗(抗病毒、抗感染、抗休克、纠正酸中毒、扩充血容量、止血等);治疗组 36 例在西医治疗的基础上,增加中医辨证施治,根据患者不同情况分别施以犀角地黄汤加减、半夏泻心汤加减及黄土汤和当归补血汤。结果:2 组痊愈率均为 100%,2 组比较,差异无统计学意义;但 2 组主要体征消失、症状改善、实验室各项指标恢复时间及痊愈时间等方面差异有统计学意义,治疗组均优于对照组,治疗组疗效显著。

[组成] ①证属热入血分,症见面红,舌绛、干,脉细数者,治宜清热解毒,凉血止血,方用犀角地黄汤加减。处方:水牛角 50克,生地黄 30 克,白芍 12 克,仙鹤草、蒲黄各 10 克,板蓝根、蒲公英各 20 克,金银花 15 克。②证属寒热错杂,症见呕吐,舌质淡红、舌苔黄白,脉濡数者,治宜寒热并用,方用半夏泻心汤加减,处方:半夏、人参、麦冬、三七各 10 克,黄芩 6 克,干姜、炙甘草、黄连各 3 克,大枣 4 枚,云南白药(兑入药汤)0.3 克。兼小便不利者,另加车前草 10 克;大便秘结者,加大黄 10 克。③证属气血虚弱,症见上吐下泻,舌质淡、苔薄白,脉濡细或细弱者,治应温中摄血,方用黄土汤合当归补血汤。处方:黄芪、灶心土各 30 克,当归(酒炒)、炙甘草各 6 克,生地黄 12 克,白术、阿胶各 10 克,附子 3 克。以上中药每 2 小时煎 1 剂,频服至血止。神志昏迷不能口服者,采用鼻饲或者直肠灌入。血止后改为每日 1 剂,水煎服。

[方解] 犀角地黄汤加减方中水牛角、板蓝根、蒲公英、金银

花清热解毒;生地黄、仙鹤草、蒲黄炭凉血止血,养阴清热;白芍养荣清热。诸药合用,具有凉血止血、清热解毒之功,对发热期及前3期重叠又并发消化道、颅内出血,以及出血为标、邪气壅盛热入血分为本的患者,具有显著功效。半夏泻心汤加减方中黄连、黄芩苦降泄热以和阳;干姜、半夏辛开散痞以和阴;人参补气生津、生脉、升压抗休克;三七、云南白药止血散瘀,消肿定痛,并能强心,还能缩短凝血时间,使血小板增加;大枣补脾和中;炙甘草既能补气生津,又能调和诸药。数药并下,整体上寒热并用,补泻兼施,能使阴阳调和、升降复常,局部止血散瘀、消肿止痛,对发热期、休克期、少尿期及3期重叠出现的流行性出血热并消化道及颅内出血表现为寒热错杂、正邪相争激烈、气不摄血的患者有较好的效果。黄土汤中灶心土温中和胃,涩肠止血;附子、白术温阳健脾;生地黄、阿胶滋阴养血;甘草甘缓和中;黄芩苦寒有反佐作用,以防刚燥动血之弊;当归补血汤中黄芪大补脾肺之气,以补生血之源。

[出处] 新中医,2003,35(5):36-37.

3. 猪苓汤

南京市传染病防治院报道,根据休克微循环学说,结合中医理论,选用《伤寒论》猪苓汤为主治疗流行性出血热休克期患者13例,并以西药治疗的同期患者12例为对照,初步认为猪苓汤治疗出血热休克期的疗效较满意。猪苓汤组13例中,11例在休克期前阶段给药后,9例中止进入休克期后阶段,2例进入休克期后阶段,另2例先经西药治疗,因治疗棘手,在进入休克期后阶段后改用猪苓汤治疗;全组13例无一例死亡;本组服猪苓汤1剂者9例,2剂者4例;第二剂均在给服首剂后12小时服用。对照组12例,经休克期前阶段治疗,有2例死亡,5例中止进入休克期后阶段,另5例进入休克期后阶段;在进入休克期后阶段的5例中,又有1例抢救无效,死于脑水肿、脑出血;全组共死亡3例。

［组成］ 猪苓 30 克,泽泻 30 克,茯苓 15 克,阿胶 30 克(隔水烊化约 30 毫升,加糖另服)。有腹泻者,另加滑石 10 克。煎药时加水量每剂不超过 300 毫升,文火煎 2 次,每次浓缩至 70～80 毫升,先服烊化的阿胶,再服第一煎药,分数次或一次服完,以不呕出为原则;半小时后继服第二煎药,服法同前。服中药同时适当补给不同浓度的晶体液(包括纠正酸中毒用的碱性溶液)和葡萄糖液。

［方解］ 猪苓汤一方出自《伤寒论》,原为治"脉浮发热,渴欲饮水,小便不利"和"少阴病,下利六、七日,咳而呕渴,心烦不得眠者"而设,具有滋阴清热、利水化湿作用。鉴于猪苓汤证与热病后引起的低钠综合征有相似之处,试用于临床初获预期效果。猪苓汤"全在益阴,不专利水"。在实践中也初步体会到,猪苓汤之所以能治疗本病休克期低钠综合征,可能在于它能修补血管渗漏,而方中起主要作用的则是阿胶一药。

［出处］ 中医杂志,1982,6:34-37.

4. 三清汤

浙江省绍兴市第二医院报道了采用中医辨证施治救治流行性出血热的体会。

［组成］

(1)发热期辨证为疫毒热入营卫,稽留三焦;治宜清热解毒,凉血止血,截邪外达;方用自拟"三清汤"合犀角地黄汤加减:柴胡、黄芩、知母、金银花、连翘、三叶青、小春花、赤芍、牡丹皮、羚羊角(代)(另煎)各 10 克,鲜生地黄 30～60 克,生石膏 50～100 克,紫雪散(吞)2 支。

(2)低血压期辨证为热(逆)入心包,邪毒壅盛;治宜清营凉血解毒;方用清宫汤合"三清汤"加减:莲子心 15 克,连翘、淡竹叶、羚羊角(代)(另炖)、柴胡、黄芩、知母、金银花、车前子(包)各 10 克,丹参 15～30 克,生石膏 30～50 克,板蓝根 30 克,重楼 30 克,万氏牛黄清心丸(吞)2粒,茯苓10～30克。

(3)少尿期辨证属邪盛正衰,邪入下焦,损及肝肾;治宜淡渗利湿,清热解毒为主;方用五皮饮合五苓散加减:茯苓、大腹皮、冬瓜皮、桑白皮、地骨皮各10～15克,猪苓10克,泽泻30克,玉米须、荷包草、黄芪、丹参各30克,西洋参(另炖)10克。

(4)多尿期与恢复期辨证属热病后期,阴津内亏;治宜养阴益气佐以清热;方用:太子参、生地黄、鲜石斛、天花粉各15～20克,南沙参、北沙参、麦冬、玉竹、西洋参各10克,白花蛇舌草、半枝莲、丹参、黄芪、炙鳖甲各30克。

［方解］ 自拟"三清汤"合犀角地黄汤加减方中柴胡、黄芩和解表里以清少阳之邪;石膏、知母清热透气以清阳明之邪;银翘清热解毒以祛太阳之邪;三叶青、小春花为清热解毒之上品,配合主药以清热;羚羊角(代)泄热凉血和营以防血热妄行;紫雪散清营透热转气,截邪之路;鲜生地黄、赤芍、牡丹皮凉血和营以宁血。全方清三阳之邪,疏三焦之热,截营血之毒,能迅速收到退热之效。方中"三清汤"清解三阳三焦热毒;莲子心、连翘、淡竹叶清营透气;羚羊角(代)凉血清营解热(疫)毒;板蓝根、粉重楼加强清热解毒;万氏牛黄清心丸清心开窍,以除烦躁;车前子、茯苓淡渗利湿清热,以防急性肾功能衰竭。五皮饮合五苓散加减方中五皮淡渗利湿以退肿;猪苓、泽泻、玉米须、荷包草清热泄湿而不伤阴,有利于排出有毒的代谢产物;黄芪益气利水解毒以扶正;丹参活血行水;西洋参养阴生津清热毒,使其"保得一分津液便存得一分生机",预防多尿期的阴津亏耗。生脉散加减方中以生脉散合南沙参、北沙参、生地黄、鲜石斛、西洋参益气养阴以清余热,配天花粉养阴生津清热;白花蛇舌草、半枝莲清热解毒以防复发;丹参和血活血,配生黄芪益气清热解毒以扶正。

［出处］ 中西医结合实用临床急救,1997,4(9):429-430.

5. 越婢加参汤

安义县人民医院报道,流行性出血热大多数人认为属中医"温病"范畴,治疗则按卫气营血辨证,选方不出银翘散、清瘟败毒散之类。但相当一部分患者不符合温病的临床特点,特别是冬季及初春的患者。起病之初,大多都有恶(风)寒重,甚则寒战、发热轻(指自觉而言)、无汗、头痛、身痛、骨节酸痛较著、不渴或微渴不欲饮、脉浮等临床表现。这些患者无温病的起病急、传变快、发热重、恶寒轻等临床特点,而具备伤寒的发热轻、恶寒重、身痛骨节酸重痛等特点。根据以上认识,选用了既能散寒,又能泄热的越婢加参汤进行治疗。选择符合伤寒临床特点者治疗 14 例患者,疗效堪称满意。

[组成] 麻黄、石膏、甘草、生姜、大枣、丹参。

[方解] 方中麻黄疏风散寒解表,宣肺利水;石膏辛寒泄热,除烦;丹参清热凉血,行瘀止衄;生姜助麻黄解表散水气,大枣甘草调和诸药。

[出处] 江西中医药,1983,3:11.

6. 清气Ⅰ号

周仲瑛等报道,根据中医卫气营血辨证的原则,制订了具有清气泄热、凉营化瘀的口服清气Ⅰ号,于 1982 年 12 月至 1983 年 2 月在高淳县人民医院治疗流行性出血热 47 例,取得了较为满意的效果。

[组成] 大青叶、金银花、生石膏、知母、大黄、升麻、鸭跖草。

[方解] 本方以金银花、大青叶、生石膏、大黄为主药,大青叶清热解毒,凉血消肿,用于温毒发斑,时行热病;金银花清热解毒,为温病初起,热在上焦之要药;大黄通便泻火,清热解毒,凉血化瘀;生石膏清热除烦,药理研究有退热和降低血管通透性的作用;知母清热泻火,滋阴润燥,药理研究有显著的退热作用;鸭跖

草清热解毒,利尿;取升麻为佐使药,以清热解毒,透邪;同时据实验证明,大青叶、银花、鸭跖草、大黄等均有抗病毒和抗菌作用。

〔出处〕 南京中医学院学报,1983,4:22-23.

7. 三参解毒汤

卓尼县中医医院报道,根据临床实践自拟三参解毒汤灌肠治疗流行性出血热少尿期屡获良效。

〔组成〕 玄参30克,沙参30克,丹参30克,金银花30克,连翘30克,僵蚕30克,大黄(后下)30克,枳壳10克。共煎汁取500毫升,纱布过滤候温,装生理盐水瓶中用一次性输液器剪去另一端涂润滑剂插入肛门深度达结肠部位滴注灌肠。

〔方解〕 玄参、沙参、丹参滋阴清热质重而固本;金银花、连翘清热解毒轻清而宣泄;大黄、僵蚕、枳壳荡涤邪毒,走而不守,导邪下行给邪以出路。全方共奏清热解毒,化淤泄浊之功。

〔出处〕 甘肃中医,1996,9(5):28-29.

8. 生脉饮加附子

山东省平度市旧店中心卫生院报道,观察48例流行性出血热成年人,进入低血压期(8/4kPa)患者,用间羟胺及多巴胺将血压提高到12/8kPa,口服生脉饮加附子药液40毫升,观察1小时,若血压维持在正常范围,停用升压药。24小时口服药液4次,每次40～50毫升,以血压稳定为准。总有效率达95.8%以上。

〔组成〕 人参15克,附子10克,麦冬12克,五味子12克。将上药混合后加水300毫升在砂锅中浸泡20分钟,文火煮沸20分钟,取药汁50毫升,口服或胃管灌入,每日1剂,每日3次,夜间加服1次。

〔方解〕 生脉饮方解同前。

〔出处〕 青岛医药卫生,1997,29(2):40.

9. 自拟泻下通瘀方

南京中医学院报道,应用中医泻下通瘀为主的治法,治疗流行性出血热少尿期患者 156 例,设对照(西药)组 50 例,取得较为满意的疗效。治疗组显效 127 例,有效 23 例,无效(死亡)6 例,共156 例,总有效率为 96.15%;对照组显效 20 例,有效 12 例,无效(死亡)8 例,共 50 例,总有效率为 84%。2 组总有效率比较,差异有统计学意义。

[组成] 大黄、芒硝、生地黄、木通、桃仁。水邪犯肺、喘咳气促不得卧者,加葶苈子泻肺行水、血分瘀热壅盛者,加水牛角、牡丹皮、赤芍等凉血化瘀、津伤明显、舌绛干裂、口干渴者,可合入元参,取增液汤全方以滋阴生津、小便赤少者,可加阿胶、猪苓、泽泻、车前子等以滋阴利水。

[方解] 药用大黄泻下通便、凉血解毒、化瘀止血,便秘者可重用之。合芒硝以加强通腑泻热,伍生地黄滋阴生津,配木通利水导热下行,桃仁活血化瘀。

[出处] 陕西中医,1988,9(11):502-503.

10. 十枣汤

山东济宁市传染病医院报道,借鉴十枣汤峻泻攻逐作用,辅以西医综合治疗措施,治疗重症流行性出血热少尿期肾功能衰竭患者 33 例,并与单用西医治疗的 30 例为对照观察。结果:治疗组治愈 30 例(90.9%),好转 2 例,死亡 1 例,总有效率为 97%;对照组治愈 20 例(66.7%),好转 2 例,无效 5 例,死亡 3 例,总有效率为 73.3%。主要症状体征消失天数治疗组明显短于对照组。

[组成] 治疗组在西医对症治疗的基础上全部用中药十枣汤:红大戟、芫花、甘遂各等份研细末,视病情轻重每次 1~2.5克,用大枣 10 枚水煎冲服,每日 1 次。大便秘结不通、口舌干燥、热结阴亏者(15 例),加服增液承气汤加味方:玄参 30 克,生地黄、

麦冬各 25 克,大黄 9 克,芒硝 5 克,人参 6 克。每日 1 剂,煎至 400 毫升,分 2 次服,并随症加减:发热者,加石膏、金银花、连翘。其中有 5 例出现心力衰竭肺水肿兼肾阳衰者,在加味方的基础上人参增至 30 克,加葶苈子、附子;2 例血瘀较重者加桃仁、赤芍、丹参。

〔方解〕 略。

〔出处〕 中国中西医结合杂志,1995,5:373-374.

11. 五苓散加减

山东省东明县第三医院报道,应用中西医结合的方法治疗流行性出血热多尿期 38 例,临床疗效理想。移行阶段 8 例,显效 6 例,有效 2 例;多尿早期 20 例,显效 16 例,有效 4 例;多尿后期显效 2 例,有效 8 例;总有效率 100%。多尿持续天数:移行阶段持续 2 天以内 3 例,4 天以内 5 例;多尿早期持续 2 天者 7 例,4 天以内者 2 例。与同期患者治疗效果比较,差异有统计学意义。

〔组成〕 基本方:猪苓 10 克,泽泻 15 克,白术 10 克,云苓 15 克,桂枝 6 克。舌淡苔白、渴不欲饮者,加白豆蔻 10 克、山药 15 克;舌淡胖苔白滑、头晕目眩、腰酸者,加益智仁 10 克,山药 15 克、乌药 10 克;舌质红苔黄、口渴多饮者,加玉竹 24 克、黄柏 6 克。水煎服,每日 1 剂,小儿酌减。

〔方解〕 方中猪苓、茯苓化气通行津液;白术、泽泻健脾渗湿,使气化而水行,佐桂枝温阳化气以助水津四布,达内濡脏腑,外达皮毛之目的。五药合用共奏化气行水、健脾益气之功,水液输布正常,故尿量减少,从而达到减轻症状,缩短病程之目的。

〔出处〕 光明中医,1998,13(79):46.

12. 流宇 I、II、III、IV 号方

黑龙江省流行性出血热协作组临床小组报道,应用中医中药的辨证原则和方剂,对收治的 152 例患者,按随机选样的原则,分

为3组(单纯中药组,中西医结合组,西药组)治疗,以观察中医中药治疗本病的疗效。通过3组观察对比,中医中药治疗本病,简便价廉,疗效满意。

[组成]

(1)卫气型(相当于发热期):以流字Ⅰ号为主,随症加减。流字Ⅰ号方:板蓝根100克,连翘50克,生地黄50克,生石膏50克,槐花50克,白茅根50克,牡丹皮15克,沙参15克,紫草9克,知母9克,每日1剂,分2次服或少许频饮。

(2)营分型:(相当于低血压期)以流字Ⅱ号为主,随症加减。流字Ⅱ号方:人参9克,麦冬15克,生地黄50克,五味子9克,连翘15克,牡丹皮15克,知母12克,女贞子50克,每日1剂或2剂,分2次服或少许频饮。

(3)血分型:(相当于少尿期)以流字Ⅲ号为主,或用导泻法,随症加减。流字Ⅲ号方:连翘50克,丹参50克,白茅根50克,生地黄50克,茯苓50克,半边莲50克,泽泻12克,淡竹叶6克,大黄15克,芒硝9克,每日1剂,分2次服或少许频饮。如严重少尿,24小时尿量在1000毫升以下或尿闭1天,症状加重者,在胃肠道尚无明显出血时,抢先使用导泻法,大黄50克泡水,冲服芒硝15克,按其导泻的效果,再次用药。

(4)多尿期:流字Ⅳ号加减。流字Ⅳ号方:熟地黄24克,山茱萸15克、山药24克,人参9克、麦冬12克,玄参12克,白芍12克,牡丹皮12克,五味子6克,桑螵蛸15克,益智仁15克。每日1剂、分2次服。

[方解] 流字Ⅰ号方中板蓝根、连翘清热解毒,具有抗病毒作用,连翘还能增强毛细血管的抵抗力的作用;生石膏能抑制体温、调节中枢,有解热的作用;生地黄、牡丹皮、槐花、紫草清热凉血止血,槐花还有降低血管脆性、增强血管抵抗力的作用;沙参、知母滋阴清热;白茅根清热凉血利尿,并降低血管通透性。总之,从中医整体观念出发,采取早期和预防性治疗,对解决病毒血症,

防止低血压的发生,并对少尿期也有兼顾作用。所以中药组发热期入院无一例发生低血压。早期应用中药能减轻病情,阻断病期,缩短病程。流字Ⅱ号方中连翘、生地黄、牡丹皮、知母、人参、麦冬、五味子益气养阴生津,人参、五味子能补敛欲脱之气,对大脑皮质有兴奋作用,增加中枢神经系统及呼吸中枢的兴奋性,并能促进代谢;女贞子养阴补肝肾,是一种渗透性利尿药,对少尿期有兼顾作用。流字Ⅲ号方丹参活血化瘀,茯苓、白茅根、半边莲、泽泻清热利尿,以达到排毒目的,避免尿毒症的发生。大黄、芒硝通过导泄,让肠道通利,使体内产生的代谢产物从肠道排出,减少毒素吸收,减轻腹膜后水肿借以减轻肾脏负担,改善肾毛细血管循环和肾功能而达到利尿作用。流字Ⅳ号方中熟地黄、山茱萸、山药滋阴补肾健脾;人参、麦冬益气生津;牡丹皮清营凉血;白芍、五味子、桑螵蛸、益智仁有滋阴补肾收敛的作用。

〔出处〕 黑龙江医药,1977,4:10-14.

13. 自拟凉血活血方

赣榆县中医院报道,用中医药治疗流行性出血热急性肾功能衰竭150例。结果:显效92例,占61.3%;有效49例,占32.7%;无效9例(其中死亡4例),计占6%。

〔组成〕 鲜生地黄60~100克,广角粉(冲服)1.5克,赤芍12克,丹参15克,牡丹皮、玄参各10克,紫草、枳实各15克,厚朴10克,大黄(后下)15克,芒硝(冲服)10克,淡竹叶、猪苓、泽泻各12克,甘草6克。水煎服,每日1剂。若伴有高血容量综合征者,可加用十枣散3~6克冲服;出血倾向明显者,加用三七10克、仙鹤草30克;阴液耗竭者,改生地黄为鲜生黄地汁(冲服)50克,加麦冬20克。

〔方解〕 方中鲜生地黄、紫草、牡丹皮、玄参、赤芍、广角粉,清热凉血,解毒散血;丹参、大黄、赤芍、牡丹皮、枳实活血化瘀;大黄、芒硝、枳实、厚朴急下存阴,使瘀热疫毒之邪从肠腑排出,达到邪气祛而津液存的目的。

［出处］　江苏中医,1991,5:5-6.

八、猩 红 热

猩红热为 β 溶血性链球菌 A 组引起的急性呼吸道传染病。临床特征是突发高热、咽峡炎、全身弥漫性充血性点状皮疹和退疹后明显的脱屑。少数患者可引起心、肾、关节的损害。

1. 解肌渗疹汤等方加减

江苏省宜兴市中医医院报道,运用中医治疗猩红热,40 例患者随机分为对照组与观察组,每组 20 例,对照组给予西医治疗,实验组给予中医治疗,2 组疗程均为 7～10 日。结果:实验组总有效率 90％,无并发症。对照组总有效率 75％,并发症 3 例。实验组疗效明显优于对照组。

［组成］

(1)邪侵肺卫,用解肌渗疹汤加减:菊花 10 克,牛蒡子 10 克,金银花 10 克,连翘 10 克,射干 6 克,薄荷 6 克,荆芥 6 克,蝉蜕 5 克,浮萍 5 克。咽喉疼痛加重者,加桔梗 10 克、山豆根 10 克。

(2)邪入气营,用清瘟败毒饮加减:生石膏(先煎)20 克,知母 12 克,牡丹皮 12 克,生地黄 12 克,玄参 10 克,黄芩 10 克,连翘 10 克,甘草 5 克,黄连 5 克。发热不减者,加服柴胡 10 克、寒水石 6 克;烦躁不安者,加服淡竹叶 5 克、栀子 5 克;口渴欲饮者,加天花粉 10 克、芦根 10 克。

(3)疹后阴伤者,用沙参麦冬汤加减:玉竹 12 克,麦冬 12 克,沙参 12 克,天花粉 10 克,白芍 10 克,石斛 10 克,甘草 6 克。低热不减者,加牡丹皮 12 克;地骨皮 12 克。

［方解］　解肌渗疹汤主要有辛凉清透与利咽解毒的效果,咽喉疼痛加重加桔梗与山豆根可以起到利咽、养气、祛痰、宣肺、消肿、解毒等功效。清瘟败毒饮具有解毒泻火、凉营清气的效果。

沙参麦冬汤具有清热养阴、润喉生津的作用。

　　［出处］　实用中医药杂志,2015,31(10):904.

2. 石青合剂

　　南京市立传染病医院医务部报道,根据中医理论采用甘寒泄热剂为治疗方法,自制"石青合剂"治疗无严重合并症之猩红热患者30例,获得显著疗效。

　　［组成］　生石膏(先煎)300克,大青叶1500克,生甘草80克。配法:将上药加适当水量熬煎,去渣后,浓缩至450毫升,再兑入糖浆150毫升,混和均匀即成。剂量:一般用量每日30～60毫升。

　　［方解］　方中生石膏清解气分之热为君,大青叶清热凉血为臣,甘草解毒和中为佐使。

　　［出处］　江苏中医,1960,12:33-35.

3. 银翘散去豆豉加牡丹皮、生地黄、大青叶、玄参方

　　四川省教育学院卫生科报道,成都市名老中医徐慧灵运用《温病条辨》银翘散去豆豉加牡丹皮、生地黄、大青叶、玄参方治疗猩红热,疗效卓著。1971年冬季成都地区猩红热流行,徐老以此方化裁治疗猩红热10例,一般均在2～4剂使患儿热退疹消,且不必加用青霉素,个别重证亦只需配合磺胺药服用。其疗效可靠,且无不良反应。

　　［组成］　金银花12克,连翘12克,大青叶12克,芦根12克,淡竹叶12克,荆芥6克,薄荷6克,牡丹皮6克,桔梗9克,牛蒡子6克,赤芍9克,生地黄9克,甘草3克。营热未尽、阴津亏耗之证,治以养阴清热、凉血解毒之法。药用玄参9克,生地黄9克,连翘9克,板蓝根9克,牛蒡子9克,金银花12克,甘草3克。

　　［方解］　银翘散加生地黄、牡丹皮、大青叶,出自吴鞠通《温病条辨·上焦篇》,云:发疹者银翘散加生地黄、牡丹皮、大青叶、

玄参主之。方中银翘散辛凉透邪,加生地黄、牡丹皮、大青叶、玄参者,正如吴鞠通所言:"加四物,取其清邪热,去豆豉,畏其温也"。

［出处］ 成都中医学院学报,1993,16(4):35-36.

4. 泄热解毒汤

江苏省泰州市中医院报道,应用自拟泄热解毒汤治疗猩红热81例,总有效率97.53%,疗效确切。

［组成］ 炒黄芩10克,蒲公英15克,虎杖12克,射干10克,牛膝10克,紫草10克,生甘草3克。水煎2次取浓汁150毫升,每次服50毫升,每日3次,连续5～7日。加减:咽峡炎有化脓趋势者,加山慈菇10克、马勃10克;壮热烦渴者,加重楼15克、生石膏30克;皮疹弥漫绛红色黯者,加牡丹皮10克、赤芍12克、广牛角10克;恢复期口干,舌红少津者,加生地黄15克、石斛10克。

［方解］ 方中黄芩清热泻火,能泻肺火,清肌表之热;蒲公英、虎杖清热解毒,能化热毒疗疔毒恶疮,对链球菌及病毒性疾病试之甚验;射干、牛膝苦能降火,寒能胜热,泻火解毒,清肺消痰,为咽痛喉痹之要药;紫草凉血解毒,主治斑疹紫黑、痧痘毒盛,丹毒风疹;甘草调和诸药且有解毒、祛痰之功。全方清热解毒,利咽降火,故疗效满意。

［出处］ 河北中医,1998,20(4):230.

5. 清热凉血解毒方

内江市人民医院报道,试用清热凉血解毒法不分阶段给予阻断治疗,治疗30例猩红热获得满意疗效。

［组成］ 金银花、连翘、大青叶、生石膏、牡丹皮、玄参、马勃、射干、赤芍。辨证加减:烦躁者,加栀子;身痒者,加蝉蜕;便结者,加酒大黄;尿黄少者,加滑石;热入营血者,加牛黄。

［方解］ 方中金银花、连翘、马勃、射干清热解毒兼利咽喉,

生石膏清解阳明气分之热,玄参滋阴利咽,大青叶、牡丹皮、赤芍清热凉血。

[出处] 成都中医学院学报,1983,3:39-40.

九、传染性单核细胞增多症

传染性单核细胞增多症是由 EB 病毒(EBV)所致的急性传染病。其临床特征为发热,咽喉炎,淋巴结肿大,外周血淋巴细胞显著增多并出现异常淋巴细胞,嗜异性凝集试验阳性,感染后体内出现抗 EBV 抗体。

1. 竹叶石膏汤等方加减

浙江省立同德医院报道,采用随机、对照方法将 87 例患儿随机分成抗病毒加中医中药辨治的观察组和抗病毒治疗的对照组,对治疗效果、淋巴结肿大、肝脾大恢复情况,$CD4^+/CD8^+$ 比值和异淋细胞的复常情况比较分析。结果:观察组的治疗效果在淋巴结肿大、肝脾大恢复情况和 $CD4^+/CD8^+$ 比值方面优于对照组,异淋细胞的复常情况相当。

[组成]

(1)气虚邪恋型,症见神疲气弱,易汗头晕,低热起伏,咽稍红,淋巴结、肝脾肿大逐渐缩小,大便稀溏,舌淡红,苔薄腻,脉细弱。治以益气生津清热,佐以活血散结。方药:淡竹叶石膏汤加减,常用药有淡竹叶、石膏、人参、麦冬、茯苓、神曲、牡蛎、甘草、玄参、连翘、夏枯草。气虚甚、易出汗者,加黄芪;心悸者,加龙骨、五味子;肝脾大者,加桃仁、丹参。

(2)阴虚邪恋型,症见低热盗汗,五心烦热,口干唇燥,大便秘结,小便短黄,咽红赤,淋巴结、肝脾肿大触痛,舌红绛,苔剥,脉细数。治以养阴生津、兼清余热,佐以通络化瘀。方药:青蒿鳖甲汤加减,常用药有青蒿、鳖甲、知母、生地黄、牡丹皮、栀子、连翘、玄参、麦冬。大便干结者,加火麻仁、瓜蒌子、郁李仁;淋巴结肿大者,加夏枯草、海藻、昆布;肝脾大者,加桃仁、红花、丹参。以上方药浓煎取汁 100 毫升,分 2～3 次口服,疗程 7～10 日(到西药抗病毒疗程结束)。

[方解] 淡竹叶石膏汤系白虎汤之类方,方中重用石膏,配以竹叶为君药,以清热除烦止渴;麦冬、人参为臣药,益气养阴生津;诸药共奏清热生津益气之功。主治热病后期,余热未消,气阴两伤。青蒿鳖甲汤出自吴鞠通之《温病条辨》,方中鳖甲、青蒿滋阴清热通络,生地黄、知母滋阴降火凉血,牡丹皮清除血中伏火,诸药共奏养阴透热之功,主治温病后期,阴液已伤,余邪深伏阴分之证。以上两方为主,加减桃仁、丹参、红花之活血祛瘀,夏枯草、海藻、昆布、龙骨、牡蛎之软坚散结,以针对淋巴结肿大、肝脾大。

[出处] 中华中医药学刊,2014,32(6):1520-1522.

2. 银翘散等方加减

天津中医药大学等报道,前瞻性研究住院患儿 68 例并随机分为西药组、中药组和中西药结合组,西药组予静脉滴注更昔洛韦,中药组予中药辨证施治,中西药结合组在西药治疗基础上加用中药辨证治疗。结果:发现 3 组总有效率差异无统计学意义。在退热时间、咽充血持续时间、淋巴结肿大持续时间等临床症状的消退方面的研究中发现中药组优于西药组(更昔洛韦组),中药与中西药组间比较差异无统计学意义;同时在肝功能异常恢复的时间的比较中,中药组更占优势。

[组成] 辨证为温热初起者(肺卫表证、卫气同病证),以银翘散为主方加减;辨证为邪伏三焦者,以达原饮为主方加减;气分证者,清瘟败毒饮为主方加减;营分证者,以清营汤为主方加减;夹痰饮者合二陈汤,夹食滞者合导滞汤。随症加减:鼻塞流涕者,酌加白芷、辛夷、苍耳子以散风宣肺而通鼻窍;咽痛重者,酌加牛蒡子、山豆根、金果榄、薄荷以清热解毒利咽;热势重者,酌加赤芍、牡丹皮、水牛角清热凉血;大便不通者,加大黄通腑泄热;咳嗽

重者,酌加苦杏仁、前胡、桑白皮宣肺止咳;皮疹者,酌加白鲜皮、地肤子祛风燥湿止痒;淋巴结肿大者,合消瘰丸;肝脾大者,酌加小金瓜散。

[方解] 银翘散等方方解同前。

[出处] 四川中医,2014,32(4):97-100.

3. 青蒿鳖甲汤和消瘰丸加减

安徽省黄山市徽州区潜口中心卫生院报道,中医辨证论治传染性单核细胞增多症有较好的效果,治愈 24 例,显效 3 例,无效 1 例。

[组成]

(1)邪犯肺卫症见发热,微恶风寒,无汗或者少汗,头痛,咳嗽,口微渴,苔薄白,舌边尖红,脉浮数。银翘散加减。

(2)肺胃热盛症见身热,汗出而热不退,烦渴,或咳喘痰多,咽峡红肿,便秘,小便短赤,或烦躁,或惊厥,舌色鲜红,脉滑数。普济消毒饮加减。

(3)肺热发疹症见身热,肌肤红疹,咳嗽,舌红苔黄,脉浮数。银翘散去淡豆豉,加生地黄、牡丹皮、大青叶、玄参方。

(4)痰瘀阻络症见发热或者不发热,颈项淋巴结肿大,或者肝脾肿大,舌红苔黄白或者黄腻,脉滑或滑数。青蒿鳖甲汤合消瘰丸加减。

(5)肺胃阴伤症见身热不甚或其热不扬,干咳痰少,食欲缺乏,神疲力乏,口燥咽干,舌红少苔,脉细数。沙参麦冬汤加减。

[方解] 青蒿鳖甲汤合消瘰丸方中青蒿领热外出,鳖甲入络搜邪且能软坚化结,玄参清热利咽,浙贝母化痰散结。

[出处] 中医药临床杂志,2010,22(5):453-454.

4. 自拟清热方

威海市妇女儿童医院报道,采用中医辨证分型治疗 46 例传染性单核细胞增多症,取得较好疗效。

[组成] 黄芩10克,玄参15克,黄芪10克,夏枯草10克,赤芍10克,桔梗10克,白花蛇舌草20克,白茅根30克,白薇10克,甘草6克。实热型,加金银花10克、蒲公英10克、生石膏20克、板蓝根10克、柴胡10克、葛根10克,以增清热解毒之效;阴虚型,加生地黄15克、麦冬10克、青蒿15克,以增滋阴清热之效;毒热紫癜型,加生地黄15克、牡丹皮10克、三七粉(冲)3克,以清热凉血;气血两虚型,加党参10克、当归10克、生地黄10克、熟地黄10克、山药10克、白芍10克,以补气养血。伴咳嗽者,加枇杷叶15克以化痰止咳;伴皮疹者,加徐长卿10克、紫草10克以凉血活血,祛风透疹。水煎服,每日1剂,分次服用,5岁以下患儿减半,10日为1个疗程,重者可用至2~3个疗程。所有患儿均服用中药治疗,并根据辨证加减,配合能量合剂、大剂量维生素C等对症支持治疗。

[方解] 现代药理研究证明,白花蛇舌草具有增强免疫作用,它能使淋巴组织中网状细胞显著增生,并增强白细胞及吞噬细胞的吞噬功能。黄芩能增强白细胞的吞噬功能并促进淋巴细胞转化,黄芪能增强网状内皮系统的吞噬功能,玄参能延长抗体的存在时间,从而增加机体的抗病能力。因此,采用以上治疗既符合中医辨证,标本兼顾,又有现代药理学研究成果支持,临床治疗效果显著。

[出处] 山东中医药大学学报,2004,28(4):286-287.

5. 自拟解毒方

广州市儿童医院报道,将113例患儿随机分为复方中药煎剂合复方毛冬青注射液治疗(治疗组)66例,病毒唑注射液治疗组(对照组)47例。结果:治疗组显效率66.67%,总有效率92.42%;对照组显效率44.68%,总有效率76.59%;2组临床疗效比较,差异有统计学意义。

〔组成〕 （3 岁量）：金银花、连翘、蒲公英、黄芩、赤芍、牡丹皮、丹参、玄参、大青叶各 10 克，青黛、桃仁各 5 克，水牛角 40 克，荆芥 6 克。加减：出现脑部症状，如烦躁、惊厥、抽搐、嗜睡甚至昏迷者，加安宫牛黄丸 1/3 个，羚羊角（代）2.5 克；若有咳嗽者，加前胡、瓜蒌皮、浙贝母各 6 克；若咽喉红肿较甚者，加射干、牛蒡子各 8 克，芦根 15 克；若小便短赤者，加白茅根 15 克，通草 6 克；若大便秘结者，加厚朴、枳壳各 6 克；如有肝脾大者，加莪术、三棱各 5 克，或加三七 3 克；若见皮疹者，加红条紫草 15 克；若见口干者，加天花粉、知母各 10 克。每日 1 剂，加水 600～700 毫升煎至 100～150 毫升，分 2～3 次喂服。同时配合静脉滴注复方毛冬青注射液。

〔方解〕 方中所选金银花、黄芩、玄参、大青叶、蒲公英等清热解毒药有一定的抗感染作用；玄参能延长抗体的存在时间，金银花、黄芩、大青叶有增强白细胞的吞噬功能并促进淋巴细胞转化；赤芍、牡丹皮、丹参、桃仁等活血化瘀药既有抑制机体细胞免疫从而可能使 T 淋巴细胞的广泛毒性效应被抑制，以减轻多器官的损害，同时又能促进机体的非特异性免疫，不同程度地改善血液流变，改善毛细血管的通透性，以减少炎性渗出，改善局部与全身的微循环，促进炎性渗出的吸收，拮抗病毒感染，并有恢复调节免疫异常等作用。

〔出处〕 中药材，2003，26(6)：464-465.

6. 自拟清热凉血方

广东省中医院儿科报道，将 113 例患儿随机分为中医苦寒解毒法结合西医基础治疗（治疗组）56 例，西医基础治疗（对照组）57 例。对照组给予 α-干扰素抗病毒治疗及对症治疗 2 周，治疗组于西医基础治疗基础上加用苦寒解毒之中药口服，疗程 1 周。结果：治疗组总有效率为 91.07％；对照组总有效率为 80.70％。2 组临床疗效比较差异有统计学意义；同时发现治疗组可以明显缩短患儿退热天数、咽峡炎消退天数、淋巴结缩小天数、肝功能恢复正常时间及住院天数。

[组成] 自拟基础方:金银花、连翘、黄芩、板蓝根、大青叶、玄参、紫草。辨证加减:就诊时辨证属于邪郁肺卫者,治以疏风清热、清肺利咽,加用薄荷、荆芥、芦根、淡竹叶、桔梗、马勃;热毒炽盛者,治以清气泻热,解毒利咽,加用桔梗、黄连、栀子、山豆根、马勃等;痰热流注者,治以清热化痰,通络散结,方中加入黛蛤散和清肝化痰丸;湿热蕴滞,治以清热解毒,行气祛湿,方中加入滑石、石菖蒲、茵陈、豆蔻、藿香。出现痰热犯肺者,治以清热解毒,宣肺化痰,方中加入麻杏石甘汤和清宁散;如转为热瘀肝胆,治以清热解毒,化瘀利湿,方中加入茵陈蒿汤;后期表现为正虚邪恋,治以益气生津,兼清余热,改用竹叶石膏汤。

[方解] 所选用中药均经试验证明有一定的抗病毒作用。金银花在细胞外对柯萨奇病毒及埃柯病毒有明显的抑制作用,体外实验发现连翘酯苷能够在体外诱生人外周血白细胞中 α-干扰素,并随药物浓度的降低,其诱生的能力逐渐降低。黄芩能增强白细胞的吞噬功能并促进淋巴细胞转化,黄芩苷对多种病毒有抑制作用。板蓝根所含之尿苷、尿嘧啶、次黄嘌呤等成分有能干扰病毒 DNA、RNA 的复制,从而抑制病毒增殖,起到保护细胞免受病毒损害的作用。大青叶在体外具有良好的抗豚鼠巨细胞病毒的活性,可以减轻或抑制豚鼠巨细胞病毒(GPCMV)致细胞病变反应,对细胞具有保护作用。玄参能延长抗体的存在时间,从而增加机体的抗病能力。紫草水煎剂能延缓和减轻单纯疱疹病毒对乳兔肾细胞致病变作用的产生,其抗病毒机制是在宿主细胞内抑制 HSV-1 的复制。这些苦寒解毒中药对一些病毒有良好的抑制作用,但我们的结果显示,苦寒解毒药物结合西医抗病毒治疗传染性单核细胞增多症有明显的疗效,可以较快缓解症状,明显缩短病程,恢复器官功能,促进病情痊愈。

[出处] 四川中医,2007,25(8):82-83.

7. 普济消毒饮等方加减

北京市平谷区中医医院报道,对确诊的 44 例传染性单核细胞增多症住院患儿病例资料进行回顾性分析,观察采用中医卫气营血辨证治疗疗效。结果:44 例患儿痊愈 5 例(11.4%),好转 39 例(88.6%),总有效率为 100%。退热时间平均为(3.5±2.1)日。

[组成]

(1)初期邪郁肺卫证治以疏风清热、清肺利咽,方用加味银翘散。处方:金银花 10 克,连翘 10 克,淡竹叶 3 克,芦根 15 克,荆芥 6 克,薄荷(后下)3 克,牛蒡子 10 克,黄芩 10 克,板蓝根 10 克,桔梗 6 克,赤芍 10 克。高热烦渴明显者,则以银翘散合白虎汤加减。

(2)中期根据临床表现不同,又可分为以下几型。①痰热闭肺证治以清热解毒、宣肺涤痰,方用加味麻杏石甘汤。处方:麻黄 3 克,炒苦杏仁 10 克,生石膏(先煎)25 克,生甘草 6 克,黄芩 10 克,牛蒡子 10 克,黛蛤散(包)10 克,蝉蜕 3 克,赤芍 10 克,桑叶 10 克,桑白皮 10 克。②毒热炽盛证治以清热泻火、解毒利咽,方用普济消毒饮加减。处方:黄芩 10 克,黄连 3 克,连翘 10 克,牛蒡子 10 克,板蓝根 10 克,玄参 10 克,桔梗 6 克,马勃 6 克,柴胡 5 克,僵蚕 6 克。

(3)痰热阻络证治以清热化痰、软坚散结,方用黛蛤散合清肝化痰丸加减。处方:黛蛤散(包)10 克,柴胡 10 克,连翘 10 克,栀子 10 克,生地黄 10 克,当归 10 克,牡丹皮 10 克,海藻 10 克,昆布 10 克,夏枯草 10 克,浙贝母 10 克,僵蚕 10 克。淋巴结肿大显著者,加用消瘰丸:玄参、牡蛎、浙贝母。

(4)湿热蕴阻证治以清热解毒、利湿化浊,方用甘露消毒丹加减。处方:滑石(包)10 克,黄芩 10 克,白豆蔻 10 克,藿香 10 克,石菖蒲 10 克,通草 3 克,射干 10 克,连翘 10 克,夏枯草 10 克,赤芍 1(克。

(5)气营两燔证治以清气凉营、解毒利咽,方用清营汤加味。处方:水牛角粉 10 克,生地黄 10 克,黄芩 10 克,黄连 3 克,金银花 10 克,连翘 10 克,蒲公英 10 克,丹参 10 克,淡竹叶 3 克,甘草 6 克。

　　(6)后期气阴两伤证治以养阴透热、益气生津,方用沙参麦冬汤加减。处方:北沙参 10 克,麦冬 10 克,党参 10 克,山药 10 克,玉竹 10 克,石斛 10 克,半夏 10 克,甘草 6 克。用药方法:每剂煎水 150~200 毫升,每日 1 剂,分 2 次口服,低龄患儿及症状重者,可少量频服,7 日为 1 个疗程。

　　[方解]　加味银翘散疏风清热、清肺利咽;加味麻杏石甘汤清热解毒、宣肺涤痰;普济消毒饮加减清热泻火、解毒利咽;黛蛤散合清肝化痰丸清热化痰、软坚散结。甘露消毒丹加减清热解毒、利湿化浊;清营汤加味清气凉营、解毒利咽;沙参麦冬汤加减养阴透热、益气生津。

　　[出处]　山东中医药大学学报,2011,35(5):420-421.

8. 自拟凉血方

　　首都医科大学附属北京儿童医院报道,应用中医清热解毒法治疗 105 例传染性单核细胞增多症患儿,取得了较好的疗效。

　　[组成]　青黛 3 克,紫草 9 克,乳香 6 克,没药 6 克,寒水石 9 克,丹参 9 克,连翘 9 克。咽喉肿痛者,加板蓝根、桔梗;肝、脾、淋巴结肿大者,加夏枯草、昆布、川贝母、生牡蛎等,皮疹者,加牡丹皮、赤芍。

　　[方解]　方中以青黛、紫草为主药,清热解毒为主兼以活血化瘀;乳香、没药、丹参活血化瘀散结缩肝脾;连翘、寒水石清热解毒,透热以达表或引邪下行,排出体外。上方配伍,体现了着重清热解毒,兼以活血化瘀的治疗法则。所选之药不仅针对传染性单核细胞增多症热、毒、痰、瘀四个环节,还注重小儿生理及病理特点。小儿为纯阳之体,稚阴稚阳,脏腑娇嫩,易虚易实,所以在治

疗上要做到药味少,药量轻,不苦寒,不攻伐。方中紫草清热解毒凉血,青黛存阴退热,连翘清热解毒于肌表,寒水石清脏腑内外之热,引热下行,再配以乳香、没药、丹参活血化瘀。

〔出处〕 中医杂志,2004,45(2):126.

9. 青蒿鳖甲汤等方加味

广州市儿童医院中医科报道,对 36 例传染性单核细胞增多症,根据辨证分型进行治疗。气血两燔型,多见于疾病早中期,治疗宜清气凉血为主;阴虚邪恋型,多见于疾病后期,治疗宜养阴透热,益气生津,活血;痰瘀互结型,见于疾病恢复期余邪已去,淋巴结、肝、脾肿大未复,治疗宜软坚散结,养血活血。结果:经过治疗,体温恢复正常时间平均 8 天,各种临床症状、体征改善明显,总有效率为 97.1%。

〔组成〕

(1)气血两燔型以气分为主者,治以清气凉营,解毒利咽。药用桑叶、菊花、金银花、连翘、石膏、牛蒡子、蒲公英、黄芩、牡丹皮、玄参、黑荆芥、知母;以血分为主者,治以清热解毒,凉血止血。药用玄参、水牛角、羚羊角(代)、石膏、生地黄、牡丹皮、赤芍、蒲公英、青黛、栀子、贯众、金银花、连翘。合并肺炎者,可酌加桑白皮、杏仁、桔梗、瓜蒌皮、浙贝母。

(2)阴虚邪恋型治以养阴透热,益气生津,活血。方用青蒿鳖甲汤加味,药用青蒿、鳖甲、知母、生地黄、西洋参、石斛、麦冬、白薇、玄参、三七。

(3)痰瘀互结型治以软坚散结,养血活血。药用煅牡蛎、桃仁、红花、赤芍、鳖甲、三七、丹参。

〔方解〕 药用桑叶、菊花、金银花、连翘清热解毒,又可透邪外出;牛蒡子、蒲公英、黄芩清热解毒消肿;石膏、知母清气分实热;生地黄、牡丹皮、玄参、赤芍、羚羊角(代)凉血泻热解毒。诸药相伍,气血两清,邪势得以戢减。后期出现气阴亏损之证,同时余邪未清,故应予养阴透热,益气生津,活血。淋巴结及肝脾肿大为毒热内蕴,热盛灼津,炼液化痰,痰火热毒内瘀,气血运行受阻,气血瘀滞而致,且消退较慢,故在恢复期应予软坚散结,养血活血,多用丹参、牡蛎、三七、桃仁、赤芍等活血化瘀之药。

[出处]　新中医,1998,30(5):16-18.

十、流行性脑脊髓膜炎

流行性脑脊髓膜炎简称流脑,是由脑膜炎双球菌引起的化脓性脑膜炎。临床表现为发热、头痛、呕吐、皮肤黏膜瘀点瘀斑及颈项强直等脑膜刺激征,脑脊液呈现化脓性改变。

1. 银翘散等方加减

唐山工人医院报道,按照中医学文献清热、解毒、养阴的治疗温病原则,对14例脑脊髓膜炎患者进行治疗,收到了预期效果。

[组成]　银翘散:薄荷、金银花、桔梗、淡竹叶、生甘草、荆芥、连翘、淡豆豉、牛蒡子(煎服)。桑菊饮:杏仁、连翘、薄荷、桑叶、菊花、桔梗、甘草、芦根(煎服)。白虎汤:知母、石膏、粳米、甘草(煎服)。清瘟败毒散:生石膏、生地黄、犀角(代)、黄连、栀子、桔梗、黄芩、知母、赤芍、玄参、连翘、牡丹皮、甘草、淡竹叶。清燥汤:麦冬、生地黄、玄参、知母、人中黄。化斑汤:生石膏、知母、生甘草、玄参、犀角(代)、粳米。安宫牛黄丸,局方至宝丹,紫雪丹。抽搐甚剧者,随症选用全蝎、蜈蚣、钩藤、桑枝、僵蚕、忍冬藤、丝瓜络;呕吐者,随症选用竹茹、代赭石、枇杷叶、芦根;神昏多睡者,随症选用莲子、石菖蒲、郁金;眼斜视天吊,随症选用生石决明、龙胆草、犀角(代)、栀子;多痰者,随症选用天竺黄、瓜蒌皮、川贝母;口渴者,随症选用天花粉、麦冬;食欲缺乏、消化不良者,随症选用山药、谷麦芽、内金炭、佩兰叶;舌苔黄腻、大便秘结,随症选用瓜蒌、玄明粉、大黄;形体衰弱、舌绛无津,随症选用人参叶、麦冬、鲜生地黄、天花粉。

［方解］　银翘散等方方解同前。

　　［出处］　中医杂志,1959,8:38-40.

2. 安宫清脑汤

　　太和县赵集公社卫生院报道,收治"流脑"患者168例,治愈167例,治愈率达99.4%。西药常规使用磺胺嘧啶,青霉素、氯霉素等抗菌药物,其余采取对症治疗;中药主要是辨证施治。对流脑患者出现的不同病情,按照中医理论,分为邪在卫分(轻)、邪在气分(轻重)、邪入营血(重)三型。

　　［组成］

　　(1)加味葛根汤(卫分型):葛根9克,生石膏50克,薄荷3克,菊花15克,甘草3克,金银花15克。水煎服,每日2剂,连服2日。不能口服者采用保留灌肠法,每8小时1次,连用2天。加减法:呕吐重者,加竹茹9克,口渴加鲜苇根100克,霜桑叶9克。

　　(2)加味白虎汤(气分型):生石膏100～200克,知母15克,竹茹9克,麦冬15克,钩藤15克,生地黄15克,甘草3克。水煎服。开始每日服2剂,热退后每日服1剂。不能口服中药者采用鼻饲或保留灌肠法,每8小时1次,连服4天。不能接受苦药者,可采用生石膏100～200克,竹茹9克煎汤代替。并发尿潴留者,采取指压法(在气海、关元之间指压按摩)和白串条鱼汤(串条鱼5尾捣成糊状,加白糖15克,开水冲服)治疗。

　　(3)安宫清脑汤(营血型):生石膏50克,金银花15克,连翘9克,玄参15克,生地黄15克,赤芍9克,牡丹皮9克,栀子9克,麦冬15克,天冬15克,钩藤15克,甘草3克。水煎,鼻饲或保留灌肠,每8小时1次,连用至苏醒后改为口服。加减法:昏迷者,加石菖蒲9克;呕吐者,加竹茹、代赭石各9克;抽搐者,加全蝎6克,蜈蚣3克,高热不退者,加服紫雪丹。

　　［方解］　安宫清脑汤中生石膏、金银花透解气分之热为君;连翘、栀子清热泻火,生地黄、赤芍、牡丹皮清热凉血,钩藤清热息

风,共为臣药;玄参、麦冬、天冬滋阴清热为佐,甘草清热和中为使。

　　[出处]　医学研究通讯,1977,8:20-23.

3. 龙胆清脑汤

　　江韵樵、王琦报道,治疗流行性脑脊髓膜炎 37 例,痊愈 36 例,后遗症 1 例(两耳失聪)。

　　[组成]　龙胆、大青叶、连翘、栀子、黄芩、黄连、石膏、牡丹皮、生地黄、玄参、天麻、钩藤、石决明、菊花等 14 味药配伍组成。呕甚者,加代赭石、竹茹;抽搐剧烈者,加全蝎、地龙;反张者,加僵蚕、蜈蚣,每日 2 剂,每剂分头 2 煎,6 小时服 1 煎。若邪势登峰造极、高热狂乱谵妄、神志不清、舌赤便秘的闭实之症,或瘀斑成片、脉象细微(或无)、体温不升、血压下降、四肢厥冷的脱症,必须酌用神犀、紫雪、安宫、独参、三甲复脉等方为急救之计。

　　[方解]　以龙胆草为主,方由《太平惠民和剂局方》龙胆泻肝汤与余师愚的清瘟败毒饮互相化裁而来。合清热解毒、凉血救阴、平肝息风诸品为一方,迫使邪溃。本方的运用亦有它一定的适应范围,凡符合“流脑”之败血期、脑膜炎期(或已入营,或已入血)症见高热不恶寒,头痛剧烈,皮肤或黏膜出现瘀斑或玫瑰色丘疹,自汗或无汗,呕哕溲赤,烦懊,谵语,神志欠清,伴有轻度痉挛,苔黄或舌赤少津,脉象以洪大、弦数为多见。

　　[出处]　江苏中医,1965,12:22-24.

4. 葛根汤

　　宜兴县丁蜀联合医院内科报道,以葛根汤为主治疗脑脊髓膜炎 13 例,全部治愈出院。

　　[组成]　葛根、麻黄、桂枝、白芍、甘草、生姜、大枣。

　　[方解]　方中葛根升津液,濡筋脉为君;麻黄、桂枝疏散风寒,发汗解表为臣;白芍、甘草生津养液,缓急止痛为佐;生姜、大

枣调和脾胃,鼓舞脾胃生发之气为使。诸药合用,共奏发汗解表,升津舒筋之功。

［出处］ 江苏中医,1964,11:17-19.

5. 黄连解毒汤

永泰县防保站报道,采用黄连解毒汤治疗12例,全部治愈。12例脑膜炎,系属"春温伏邪"类型,其中个别有"兼挟新感",选用大寒大苦的黄连解毒汤作为治疗的基本方剂,兼有新感,则在原方中佐以辛凉透邪药物。

［组成］ 黄连、黄柏、黄芩、栀子各等份。用开水适量冲炖服,渣如法再炖服。加减:兼挟新感者,加金银花、连翘;头痛者,加石决明、白芍、蒺藜、天麻;便秘者,合承气汤;壮热烦渴者,加石膏、淡竹叶、麦冬。痰涎壅者,盛合涤痰汤;狂乱谵语者,加紫雪和牛黄丸;神智昏迷者,加石菖蒲、远志、鲜竹沥;四肢抽搐者,加全蝎、僵蚕、钩藤、白芍;鼻出血斑疹者,加牡丹皮、生地黄。

［方解］ 黄连解毒汤方解同前。

［出处］ 福建中医药,1960,3:7-9.

十一、肺 结 核

结核病是由结核杆菌引起的慢性传染病,可累及全身多个脏器,但以肺结核最为常见。排菌患者是社会传染源。人体感染结核菌后不一定患病,仅于抵抗力低时患病。本病病理特点是结核结节和干酪样坏死,易于形成空洞。除少数可急性发病外,临床上多呈慢性过程。常有低热、乏力等全身症状和咳嗽、咯血等呼吸系统表现。

1. 养阴清肺方剂

山西省芮城县人民医院报道,选择50例肺结核咯血患者给予抗结核、止血及中医养阴清肺药物治疗,连续治疗1周观察本

组患者的治疗效果。结果:本组 50 例肺结核咯血患者经治疗 1
周痊愈 32 例,显效 10 例,有效 6 例,无效 2 例,总有效率为 96%;
平均止血天数为(3.76±0.51)日。未见肝肾功能异常、过敏性皮
炎等不良反应。

　　[组成]　白及 30 克、百合 30 克、黄芪 25 克,大蓟、小蓟各 25
克、生地黄 20 克、百部 20 克、沙参 12 克、麦冬 10 克、白芍 10 克、
蛤蚧 10 克、甘草 5 克。上述药材烘干研粉做成蜜丸,每次 15 克,
每日 2 次。

　　[方解]　方剂中白及性涩而收,得秋金之气,故能入肺止血;
百合乃甘寒滑利之品,具有养阴润肺、清心安神之功效;黄芪性甘
温,归肺经,有补气升阳、益卫固表之功效,现代医学研究表明,黄
芪还有增强机体免疫、抗应激、广谱抗菌等作用;大蓟、小蓟可凉
血止血,祛瘀消肿,现代医学研究证明其还具有收缩血管、缩短凝
血时间等作用;生地黄通经脉,补虚弱,既有止血作用,又有抗凝
血作用;百部润而不燥,能开泄降气,清肺热而解表,善止咳嗽;沙
参滋补、祛寒热、清肺止咳;麦冬生津解渴、润肺止咳;白芍解痉、
镇痛;蛤蚧有补肺益肾、纳气定喘之功效;甘草甘平和中以免苦寒
药物损伤胃气。

　　[出处]　内蒙古中医药,2015,5:14.

2. 抗痨补肺丸 ....

　　四川省巴中市疾病预防控制中心报道,将 118 例患者随机分
成治疗组采用中西结合治疗 60 例,对照组单纯使用西药治疗 58
例。结果:治疗组疗效显著,明显高于对照组。说明中医配合西
医治疗肺结核病有很好的临床效果,且能减轻西药对人体的不良
反应。

　　[组成]　黄芪 30 克,猫爪草 20 克,夏枯草 20 克,黄连 15 克,
蛤蚧 20 克,白及 30 克,百部 20 克,全蝎 10 克,穿山甲(代)10 克,
牡蛎 10 克,白芍 15 克,紫河车 15 克,薏苡仁 15 克,川贝母 20 克,

山药 20 克,黄精 15 克,甘草 10 克,生地黄 20 克,沙参 20 克。烘干,研细末,炼蜜为丸,每丸 15 克,每日 3 次,饭前服用,2 个月为 1 个疗程,初治患者连服 3 个疗程,复治患者连服 4 个疗程。久病阴虚火旺者,加知母以增滋阴降火之效;气阴耗损咳嗽无力者,加党参、白术以补益肺脾之气;阴阳两虚症见喘息少气、面浮肢肿、骨瘦如柴者,加人参、冬虫夏草以助阳气滋肾阴。

〔方解〕 方中猫爪草、夏枯草、黄连、百部、白及杀虫抑菌;全蝎、穿山甲(代)、牡蛎活血通络,软坚消结;生地黄、沙参、白芍、川贝母养阴润肺;黄芪、蛤蚧、薏苡仁、甘草、山药、黄精、紫河车调理脾胃,益肾养精。

〔出处〕 光明中医,2010,25(8):1391-1392.

3. 复方芩部丹方

上海中医药大学附属龙华医院报道,将 72 例耐多药肺结核患者随机分为治疗组和对照组各 36 例。对照组给予肺泰胶囊口服,每次 5 粒,每日 3 次;治疗组给予复方芩部丹方,每日 1 剂。2 组疗程均为 3 个月。治疗前后对中医症状进行评分。结果:治疗组总有效率 82.86%,对照组为 25.81%,治疗组明显优于对照组。

〔组成〕 黄芩 18 克,百部 12 克,丹参 12 克,太子参 9 克,南沙参 9 克,玄参 9 克,黄芪 9 克,胡颓叶 9 克,款冬花 6 克,白术 9 克。每日 1 剂,分 2 次口服。对照组给予肺泰胶囊,主要成分:黄芩、瓜蒌、太子参、白及、北沙参、百部、枇杷叶、川贝母、苦荬菜,口服,每次 5 粒,每日 3 次。

〔方解〕 复方芩部丹方除以黄芩、百部、丹参抗结核杀虫行瘀,胡颓叶、款冬花化痰止咳治其实邪外,重在扶助正气、培土生金。玄参、南沙参、太子参三味清补之药养阴润肺。补脾药不宜香燥,以免耗气、劫液、动血,故药用太子参、白术、黄芪甘淡甘平之品为宜。全方共奏抗结核杀虫、养阴益气之功效。

〔出处〕 中医杂志,2014,55(21):1826-1829.

4. 二妙散

福州结核病防治院报道,根据民间验方采用明矾、儿茶二药组成的"二妙散"对肺结核咯血患者进行试验治疗,获得初步经验。20例中连用二妙散2天以上获得完全止血者13人,仅用1天即见止血者3人;使用2天以上血量渐减至停止者3人,无效者1人。

〔组成〕 白矾24克,儿茶50克。研为细末,存放于有色瓶内待用。主治各种类型肺结核咯血,小量咯血每次内服0.1～0.2克,每日3次,开水冲送;中等量咯血每次0.2克,每日4次;大量咯血每次0.2克,每3小时1次,可以连用多天直到血止。

〔方解〕 方中白矾性寒,味酸、涩,入肺、肝、脾、胃、大肠经,具有解毒杀虫、燥湿止痒、止血止泻、清热消痰的功效。儿茶苦、涩,微寒,归肺经,可清热化痰,生津止渴,止血定痛,收湿敛疮。主治痰热咳嗽,烦热消渴,喉痹、口疮、牙疳、咯血、呕血、鼻出血、尿血、便血、血痢、血崩、外伤出血、痔疮肿痛。

〔出处〕 中医杂志,1959,3:38-39.

5. 仙鹤百草散

福建省霞浦县长东中心卫生院报道,应用自拟中草药验方"仙鹤百草散"治疗肺结核咯血患者146例,取得较为满意的近期止血效果。146例服药1天止血者70例,2～3天血止者40例,4～5天血止者34例,第6天血不止者2例。平均止血时间2.4天。

〔组成〕 仙鹤草60克,百草霜4克,紫珠叶50克,煅花蕊石12克,大黄10克。研成极细末,和匀密封备用。服用时配山皇后根20克煎汤凉温后送服。

〔方解〕 方中大黄能平肝泻火;仙鹤草能收敛止血、化痰镇咳;百草霜止血化积兼而有之;花蕊石、紫珠叶散瘀止血;山皇后清热解毒,行气活血;俾血止而不留瘀,故而止血效果好。

[出处] 时珍国药研究,1994,5(1):11-12.

6. 白及止血抗痨散

舟山医院感染性疾病科报道,采用随机双盲法将符合纳入标准的70例浸润型肺结核患者分为2组各35例,对照组采用抗结核西药治疗,观察组在对照组治疗基础上行白及止血抗痨散治疗,比较2组临床疗效、痰菌阴转率、不良反应及治疗前后中医症状积分。结果:观察组总有效率、痰菌阴转率分别为97.1%、77.1%,高于对照组80.0%、51.4%,差异均有统计学意义。

[组成] 五倍子、百部各20克,生大黄50克,龟甲、芙蓉叶各100克,白及200克。研磨至粉,每次30克,每日3次,用药6个月。

[方解] 白及止血抗痨散中含有百部、白及、生大黄、龟板、五倍子、芙蓉叶等成分,其中白及味苦且涩,性寒且凉,具有活血化瘀、止血消肿、去腐生肌功效,适用于肺结核等肺部损伤疾病;现代药理学研究表明,白及能有效抑制结核分枝杆菌、金黄色葡萄球菌等病原菌,通过提高血小板因子Ⅲ活性以缩短TT、PT,局部止血作用强,同时能有效保护胃黏膜。百部味甘、苦,性微温,主要功效为润肺止咳、杀虫,适用于百日咳、肺结核咳嗽等病症。生大黄味苦,性寒,具有凉血泻火、导泻功效;现代药理学研究表明,生大黄抗感染作用强,能有效增强机体免疫能力,同时还具有抗炎、抗病原微生物、止血保肝作用。龟甲味甘且咸,性偏平和,可益肾健骨,补血止血。五倍子味酸且涩,性寒,归肺、肾、大肠经,具有固精、止血、解毒功效;现代药理学研究表明,五倍子中含有的鞣酸对皮肤、黏膜等组织蛋白质有凝固收敛作用,同时该药物对肺炎球菌、链球菌等抗菌作用强。芙蓉叶性凉,主要作用为清肺凉血、消肿,《玉楸药解》曰:"木芙蓉,清利消散,善败脓毒

……"。诸药共奏活血止血、消肿生肌、固精益肾之效。

　　[出处]　新中医,2015,47(12):39-41.

7. 百合固金汤加味

　　淮北矿业集团职业病防治院等报道,将 65 例糖尿病合并肺结核患者随机分为治疗组 33 例和对照组 32 例,均予以西医常规降血糖、抗结核治疗,治疗组在此基础上联合中医药辨证治疗。并观察 2 组患者治疗后痰菌转阴、病灶吸收等变化。结果:治疗 2 个月后,2 组痰菌转阴率分别为 56.3%、81.9%,病灶吸收、缩小或钙化百分率分别为 75.8% 和 46.9%,差异均有统计学意义,治疗组明显优于对照组。

　　[组成]　贝母、熟地黄、生地黄、玄参各 20 克,白芍、当归、麦冬、百合各 15 克,天花粉 30 克,甘草 6 克,桔梗 8 克。据病情加减,痰黄黏稠不易咳出者,加鱼腥草、桑白皮;咯血较著者,加地榆、栀子;血出紫黯成块伴胸胁掣痛者,加三七、茜草;盗汗明显者,加浮小麦、煅牡蛎;口渴严重者,加葛根、石斛。每日 1 剂,水煎浓缩成 300 毫升,分早、中、晚 3 次饭后温服,15 日为 1 个疗程,4 个疗程后统计疗效。

　　[方解]　方中百合、生地黄、熟地黄滋养肺肾阴液,并为君药;麦冬助百合养肺阴、清肺热,玄参助生地黄、熟地黄益肾阴、降虚火,共为臣药;当归、白芍养血和营,贝母、桔梗化痰止咳为佐,甘草调和诸药为使。鱼腥草、桑白皮清热化痰;地榆、栀子凉血止血;三七、茜草化瘀和络止血;浮小麦、煅牡蛎敛营止汗;葛根、石斛生津止渴。诸药合用,使阴液恢复,肺金得固,则咳嗽、呕血诸证自愈,口渴多饮自缓。

　　[出处]　中医药临床杂志,2011,23(4):286-287.

8. 参苓白术散加减

　　湖南省长沙市中心医院报道,将 60 例患者随机分为治疗组和对照组,对照组给予西医化疗方案,治疗组在对照组治疗基础上加用参苓白术散。观察两组中医证候改善情况、痰涂片菌阴转率、X线肺部病灶改善情况及药物不良反应。结果:强化治疗2个月后,治疗组和对照组的中医证候改善率分别为73.33%、40.00%,2组比较差异有统计学意义;痰涂片阴转率分别为57.89%、37.50%,2组比较差异有统计学意义;X线胸片病灶改善率分别为56.66%,50.00%,2组比较差异无统计学意义;两组均无不良反应事件发生。

[组成]　党参15克,黄精15克,北沙参15克,茯苓10克,白术10克,陈皮6克,山药15克,砂仁4克,桔梗6克,红景天10克,甘草3克。每天1剂,水煎取汁200毫升,早晚2次分服。

[方解]　方中党参、黄精、北沙参为君,以益脾气,养肺阴;茯苓、白术、陈皮、山药、砂仁健脾行气渗湿力强,并可培土生金而益肺;桔梗苦甘入肺,载诸药上浮,功能宣肺化痰;红景天活血养血、清肺止咳之效佳。诸药共奏益气养阴、益肺健脾、通络祛瘀之效。

[出处]　湖南中医杂志,2013,29(5):45-46.

9. 当归六黄汤

山东省临沂市兰山区第三人民医院报道,采用当归六黄汤治疗78例肺结核盗汗患者,效果良好。治疗组78例中,痊愈61例,好转14例,无效3例,总有效率为96.15%。对照组23例中,痊愈4例,好转5例,无效13例,总有效率为39.13%。治疗组疗效优于对照组。

[组成]　当归、生地黄、熟地黄各20克,黄芩、黄柏、黄连各15克,黄芪、糯稻根各30克。每日1剂,水煎服。3天为1个疗程,治疗时间最长14天,最短3天。

[方解]　方中当归补血,生地黄、熟地黄滋阴,令阴液得养,壮水之主以制阳光;用黄芩泻上焦之火,黄连泻中焦之火,黄柏泻下焦之火,令三火平熄。又在诸寒药中加黄芪,盖阳争于阴,汗出

营虚,则卫亦随之而虚,故倍以黄芪者,一以充已虚之表,二以固未定之阴,更配糯稻根以滋阴敛汗,从而达到阴液内守而汗止的目的。

[出处] 黑龙江中医药,2004,6:11.

10. 结核丸

河南省南阳市宛城区疾病预防控制中心报道,采用随机配对分组法将460例初治肺结核(TB)患者分入结核丸治疗组(A组)300例和对照组(B组)160例,将120例复治肺(TB)患者分入结核丸治疗组(C组)80例和对照组(D组)40例。B组采用2HREZ/4HR方案治疗,D组采用2HREZS/6HRE方案治疗,A、C组在B、D组治疗基础上加用中药结核丸治疗。结果:治疗组在痰菌转阴率、病灶显吸率、病灶吸收率方面明显高于对照组,治疗组的空洞关闭率明显高于对照组,治疗组的盗汗消失时间及咳嗽、咳痰消失时间明显短于对照组。

[组成] 龟甲、百部、阿胶、鳖甲、龙骨、牡蛎、生地黄、熟地黄、北沙参、白及、麦冬、天冬、紫石英、熟大黄、蜂蜡。

[方解] 结核丸重用龟甲、百部二味作君药,滋阴潜阳,益肾强骨,润肺止咳杀虫。辅以阿胶滋阴补血;鳖甲滋阴潜阳,软坚散结;牡蛎、龙骨潜阳补阴,重镇安神,收敛固涩止汗;生地黄、熟地黄滋补肺肾;北沙参养肺胃阴液,清肺热;白及凉血止血生肌,共为臣药。麦冬和天冬养阴润肺;紫石英甘温安神降逆气;熟大黄泻火解毒;蜂蜡补虚,共为佐药。全方配伍精当,共奏滋阴养血、润肺止咳、清热养阴、补肺益肾之功效。

[出处] 国医论坛,2012,27(1):38-39.

11. 肺痨宁

青岛市胸科医院报道:将76例复治菌阳性肺结核患者随机分为治疗组34例,对照组33例,治疗方案均为3Pa(H)L2VZ

(TH)E(Ak)6/Pa(H)L2V,治疗组同时加用肺痨宁 3 个月。结果:治疗后 1 个月、3 个月、6 个月时,治疗组和对照组痰菌阴转率分别为 61.8%、94.1%、97.1% 和 30.3%、75.8%、78.8%;病灶吸收率分别为 73.5%、94.1%、97.1% 和 36.4%、75.8%、81.8%,差异有统计学意义。

〔组成〕 南沙参 15 克,生地黄 20 克,熟地黄 20 克,玄参 15 克,麦冬 10 克,黄精 10 克,五味子 6 克,当归 10 克,白芍 10 克,牡丹皮 10 克,女贞子 10 克,茯苓 20 克,黄芪 15 克,陈皮 6 克,甘草 3 克。咳嗽甚者,加杏仁、桔梗、前胡;潮热骨蒸者,加银柴胡、地骨皮;盗汗自汗者,加浮小麦、麻黄根、牡蛎;咯血者,加阿胶、仙鹤草;胸痛者,加丝瓜络、郁金;便溏者,加白术,麦冬、玄参、生地黄用量酌减。每次煎 20 剂,加清水 10 升,浸泡半小时,用压力煎药机煎药,煎至 122℃ 左右,取 8 升全密封无菌分袋包装,每袋 200 毫升。每次服 200 毫升,每日 2 次,每周 5 剂,间歇 2 日,从治疗开始连服 3 个月。

〔方解〕 方中南沙参、麦冬滋阴润肺,治虚劳久咳;生地黄、熟地黄、当归、白芍滋肾阴,益精血;黄芪、五味子、黄精益肺脾之气,共奏养阴益气之功;玄参、女贞子滋阴清虚热;牡丹皮去血分郁热而收凉血止血之功,与当归相伍则补血活血散瘀;陈皮助诸药运化,以防滋腻碍脾运化;甘草调和诸药。全方具有养阴益气,活血化瘀之功。

〔出处〕 中医杂志,2005,46(1):29-31.

12. 抗痨方

濮阳市第五人民医院报道,将 100 例 MDR-肺结核患者采用随机按数字表法分成对照组与观察组各 50 例。对照组根据不同情况给予标准西药化疗方案进行治疗,观察组在对照组治疗的基础上加用抗痨方辨证治疗。2 组疗程均为 6 个月。观察治疗后痰菌转阴,CT 胸片吸收情况,记录中医证候积分,检测治疗前后 T

淋巴细胞亚群($CD3^+$,$CD4^+$,$CD8^+$)水平;进行血常规、肝、肾功能监测,记录治疗期间发生的不良反应。结果:抗痨方辨证辅助化疗药物治疗 MDR-TB 能促进痰菌转阴、改善胸部 CT 吸收、减轻临床症状、减少不良反应和提高机体细胞免疫功能,临床综合疗效优于单纯西医治疗。

［组成］ 地黄 30 克,百合 20 克,黄精 20 克,玄参 15 克,百部 15 克,白及 15 克,白芥子 10 克,斑蝥(冲服)0.06 克,黄芪 30 克,麦冬 15 克,猫爪草 10 克,甘草 6 克。阴虚潮热者,加地骨皮、银柴胡各 15 克;咳嗽痰多者,加紫苏子、紫菀、桔梗各 15 克;血虚者,加阿胶(烊化)10 克;阴虚火旺者,加黄柏、知母各 15 克;肾虚明显者,加鹿角胶(烊服)10 克;咯血者,加仙鹤草 15 克、三七粉(冲服)4 克;气虚者,加太子参 30 克。每日 1 剂,常规水煎煮,分早、晚 2 次服用。2 组疗程均为 6 个月。

［方解］ 抗痨方中地黄清热、生津、润燥;百合润肺清火;黄精滋肾润肺、补脾益气;玄参凉血滋阴、泻火解毒;麦冬滋阴生津、润肺止咳,黄芪补肺益气;百部润肺下气止咳、杀虫;白及补肺止血;白芥子豁痰利气、散结通络止痛,斑蝥攻毒蚀疮、逐瘀散结;猫爪草化痰散结,解毒消肿;甘草解毒和诸药。诸药合用共奏补肺滋肾、养阴益气、降火解毒、化痰散瘀之功。

［出处］ 中国实验方剂学杂志,2015,21(8):190-193.

13. 抗痨药粥

辽宁省沈阳市胸科医院结核一病房报道,使用单中心、单盲、随机对照方法,将收治的 14 岁以下的肺结核确诊患儿 36 例按入组病案号随机分为 2 组。对照组单纯采用西药疗法,治疗组在对照组的基础上,用由山药、黄精、生地黄、枸杞子、粳米、百合、百部、白糖组成的小儿抗痨药粥代替正常饮食。在 1,2,3 个月时进行中医症候改善评价标准的评价。结果:治疗组优于对照组。

［组成］ 粳米 120 克,黄精 20 克,山药 20 克,鲜生地黄 30

克,枸杞子 10 克,百合 10 克,蜜炙百部 10 克,白糖适量。加水量
适中,文火熬成。且药粥食材可根据患儿主要症状进行加减:以
干咳少痰、口干舌燥并伴有舌苔薄白,边尖红,脉细数为主症者,
可加银耳、雪梨、冰糖及蒸川贝母而滋肺阴,止干咳;以出血、盗
汗、夜晚汗出如浆为主症者,可重用鲜生地黄、蜜炙百部,并酸枣
仁粉、五味子以凉血止血,敛阴止汗;以气虚气短、咳嗽无力、质光
淡、苔薄、脉细弱数为主症者,可重用黄精,并加茯苓、燕窝以和脾
胃,润心肺,补中益气。上药粥每日分 3 次服用,再以 1 个月为 1
个疗程,持续辅助治疗 3 个疗程。

[方解] 方中粳米、黄精益中气,补脾胃,一则取培十生金之
意,二则也可补气敛汗;山药、枸杞子滋三阴以降虚火,鲜生地黄
凉血止血,百合养阴润肺,蜜炙百部,其一可止咳润肺,其二可杀
虫,取其抗杀痨虫之用。除此以阴虚咳嗽为主症者选用民间常用
之冰糖、雪梨、蒸川贝母,不仅增加口感,亦可滋阴润肺止咳化痰;
而以盗汗出血为主症者,重用鲜生地黄凉血止血,五味子敛阴止
汗;而以气虚气短,咳嗽无力为主症者,可重用黄精,并加茯苓、燕
窝以补脾胃,润心肺,补中益气。小儿抗痨药粥,采用较为缓和的
食疗方式,针对小儿脾常不足的特点,进行肺脾二气的补益,同时
针对阴虚之标以及痨虫之本,标本结合进行对症治疗。同时,立
足于辨证论治的基础上,针对不同主症患儿,进行药粥的加减。
该药粥口感颇佳,小儿喜食,对于患儿临床症状、缩短转阴时间等
有着积极的辅助作用,值得向广大同道及患者推广。

[出处] 光明中医,2016,31(17):2514-2516.

14. 天葵猪肚煎

青海省乐都县中医院报道,选取 80 例肺结核患者随机分为
对照度和治疗组各 40 例,对照组患者进行常规化疗治疗,治疗组
患者用天葵猪肚大枣汤治疗,对比治疗后 2 组患者疗效。结果:
对照组总有效率为 65.0%,治疗组总有效率为 95.0%,两组患者

的临床总有效率比较,差异有统计学意义。

[组成] 天葵子 200 克,大枣 4 枚,共放 1 只大公猪胃内,煎 40 分钟至烂熟,取出药渣,每日 3 次,口服猪肚每次 100 克,连续服药 3～5 只,并随访半年。

[方解] 方中天葵子有清热解毒、消肿散结、利尿之功效,可治痈肿、瘰疬、疔疮、淋浊、带下、肺虚咳嗽等。大枣补中益气,养血安神,用于脾虚食少、乏力便溏等症,猪肚为血肉有情之品,大补中气,三药共奏清热杀虫、补土生金之效。

[出处] 中国卫生产业,2012,5:169.

15. 五味抗痨散

泉州市第一医院报道,蔡友敬老中医经过 50 余年临床实践,精心研究探索,创立诸多新方。根据对肺结核病因病机的认识,创立了治疗空洞型肺结核的独特经验方"五味抗痨散"。

[组成] 白及 150 克,百合 150 克,薏苡仁 150 克,川贝母 30 克,杏仁 150 克。以上药研末装瓶备用。每次服 10 克,每日 3 次,白开水送服。1 服为 1 个疗程,一般服用 3 个疗程。

[方解] 方中白及具有抗痨抑菌、生肌止血之功,为本方主药。百合润肺宁心,清热止咳,并能促进空洞闭合。薏苡仁取其渗淡利湿、清热排毒的作用。川贝母润心肺、清痰热、止咳逆。杏仁有泻肺解肌、镇咳平喘之效。故全方具有滋阴润肺、清热化痰、抗痨抑菌、生肌止血的作用,用于空洞型肺结核效果显著。

[出处] 福建中医药,1993,24(4):3-4.

16. 益肺通络方

长沙市中心医院报道,将 225 例患者随机分为观察组 124 例,采用益肺通络方联合西药化疗方案治疗,对照组 101 例采用单纯西药化疗方案治疗,观察 2 组治疗第 3、6、9、12、15、18、21、24 个月的临床疗效及安全性。结果:疗程结束时,观察组痰菌阴转率、中医证候学指标及免疫功能改善均优于对照组;其中痰结核菌转阴率(3 个月、6 个月)、中医证候学指标(3 个月、6 个月、9 个月)及免疫学指标 CD4 比值(6 个月)观察组与对照组比较差异有统计学意义。

[组成]　黄精 20 克,白及 10 克,太子参 15 克,百部 15 克,矮地茶 20 克,款冬花 10 克,紫花地丁 20 克,大蓟 10 克,天冬 15 克,鳖甲 15 克,丝瓜络 15 克。水煎服,每日 1 剂,分 2 次服。疗程 6 个月。

[方解]　方中以黄精、白及、太子参为君药,其中黄精归肺、脾、肾经,有益气滋阴之效,现代药理研究其可提高机体免疫功能,具有显著的抗结核分枝杆菌的作用;白及入肺止血,涩中有散,补中有破,能去腐、行瘀、生新,能坚敛肺脏,封填破损,现代药理研究其有促进肉芽生长、创面愈合之效;太子参补肺健脾,生津润肺,药理研究表明其对淋巴细胞有明显的刺激作用。方中百部润肺止咳、杀虫;矮地茶、紫花地丁清热润燥化痰消肿;大蓟祛瘀生新;天冬、款冬花润肺化痰止嗽;鳖甲养阴清热,软坚散结;丝瓜络可消肿化痰,去痛杀虫,治诸血病。

[出处]　湖南中医药大学学报,2014,34(9):46-50.

十二、风　疹

风疹是由风疹病毒引起的急性呼吸道传染病。皮疹特点与麻疹相似,伴有耳后、枕后淋巴结肿大。因现在发病患者的临床表现多不典型,有时两者临床表现上不易区分,需仔细鉴别。

1. 银翘散等方加减

湖南中医学院附属第一医院报道,按中医辨证分型的方法,治疗小儿风疹 122 例,并设对照组 30 例进行对照,其结果:中医辨证分型治疗组的疗效明显高于对照组。

[组成]

（1）邪伤肺卫型:症见发热流涕,咽红目赤,疹点稀疏细小,疹色淡红,有痒感,耳后、枕部淋巴结肿大,苔薄白或薄黄,舌微红,脉浮数。治当疏风清热,解毒透疹,方用银翘散加减:金银花、连翘、薄荷、淡竹叶、牛蒡子、桔梗、紫草、蝉蜕、甘草。痒甚者,加蒺藜、地肤子;热甚者,加黄芩、栀子;纳差者,加炒麦芽、神曲。

（2）邪毒炽盛型:症见壮热口渴,心烦不宁,面赤唇红,双目红赤,疹点密集融合呈斑状,疹色鲜红或暗红,疹点消退迟缓,瘙痒较甚,纳呆食少,大便干结,小便黄短,苔薄黄或黄腻,脉洪数,耳后、枕部淋巴结肿大,甚则全身淋巴结肿大。治以清热解毒,活血凉血,方用清瘟败毒饮或透疹凉解汤加减:金银花、连翘、牛蒡子、淡竹叶、生石膏、紫草、生地黄、红花、大黄、甘草。淋巴结肿大较甚者,加夏枯草、浙贝母;烦渴者,加鲜石斛、天花粉。

［方解］　银翘散等方方解同前。

［出处］　湖南中医学院学报,1995,15(1):21-23.

2. 透疹解毒汤加减

辽宁中医学院报道,用中医辨证施治,可以及时控制病情,减少并发症,减轻患者疾苦。

［组成］

（1）初期风疹流行期间,或有风疹患者接触史者,若见发热、头痛、咳嗽、咽痛、目赤、倦怠、食欲缺乏、喷嚏、流涕等症,虽未见皮疹,但检查口腔软腭或咽部可见玫瑰色或出血性斑疹。此属风热毒邪,侵袭肺卫,风热上扰,邪毒内蕴,肺气失宣。治当辛凉解表,疏风泻热解毒,方用银翘散加减。治用金银花、连翘、竹叶、荆芥、牛蒡子、薄荷、蝉蜕、板蓝根、玄参、大青叶、桑叶、牡丹皮等。

（2）中、极期风疹外透,初起面部有少许红色斑丘疹,继而迅速向下蔓延,一日内满布躯干、四肢,皮疹密集,呈细点如针尖状,突出于皮肤表面。此时患者多有低热,亦可见高热者,咽部红肿疼痛,咳嗽,有的患者伴有呕吐或腹泻,舌质红苔薄,脉数,查体可见全身表浅淋巴结肿大,尤以耳后、枕后、颈淋巴结肿大明显,有压痛,少数病例可见脾大。是为风热毒邪侵袭,渐入于里,邪热壅肺,伤及肺络,波及营血分,血从肌肤血络而出。治宜宣肺达邪,凉营透疹解毒。方用透疹解毒汤加减。药用金银花、连翘、薄荷、蝉蜕、牛蒡子、赤芍、牡丹皮、黄芩、蒲公英、玄参、板蓝根、生地黄、甘草等;淋巴结肿大者,加浙贝母、陈皮;伴有呕吐者,可加半夏、竹茹,降逆止呕;伴有腹泻者,可加黄连、葛根、茯苓,增强清热止利之效。

〔方解〕 方中用薄荷、牛蒡子、蝉蜕重在疏散风热透疹;金银花、连翘清热解毒、轻宣疏散为辅;板蓝根、桑白皮清热泻肺解毒,并兼以凉血。诸药合用,具有透疹解毒、凉血之功。

〔出处〕 中医药学刊,2004,22(3):525-526.

3. 疏风散加减

福州市第一医院等报道,运用已故儿科名老中医林景堂治疗风疹经验方治疗风疹患者50例,结果:50例经服疏风散加减2剂后,全部热退疹消,后以银翘散加减善后。

〔组成〕 桑叶9克,菊花10克,荷叶10克,牛蒡子9克,升麻9克,连翘15克,淡竹叶10克,葛根10克,甘草3克。加减:发热者,加柴胡、黄芩;挟积不思食者,加厚朴、山楂,呕吐者,加竹茹、枳壳、半夏。疹消热退后以清热解毒之银翘散加减:金银花10克,连翘10克,赤小豆15克,蒺藜10克,丝瓜络5克,甘草3克。

〔方解〕 方中桑叶、菊花疏风解表;升麻、葛根、荷叶透疹升阳;连翘、牛蒡子、甘草清热解毒,利咽,升提肺气。诸药合用,辛凉宣透,清热解毒。

〔出处〕 福建中医药,1994,25(6):16.

十三、幼儿急疹

幼儿急疹是婴幼时期常见的一种急性出疹性热病。

90％～95％为 2 岁以内婴幼儿患者。临床特征为突然高热 3～5日,体温骤降时全身出现皮疹,具有热退疹出的特点,皮疹亦在短时期内迅速消退,预后良好。

1. 银翘火郁汤

江苏省兴化市中医医院报道,用银翘火郁汤治疗幼儿急疹的患儿139例,随机分成中药组71例及对照组68例进行临床观察。结果:2组全部治愈,热退、疹出并渐消,未发现有并发症。中药组于发热 4 日内出疹者 61 例（85.9％）,4 日后出疹者 10 例（14.1％）;对照组 4 日内出疹者 45 例（66.2％）,4 日后出疹者 23例（33.8％）。

〔组成〕　金银花、连翘、淡豆豉、赤芍、白芍各 6 克,柴胡、升麻、葛根、牛蒡子、薄荷（后下）、生甘草各 3 克。水煎取药液60～100 毫升,分 2～3 次服用,每日 1 剂。

〔方解〕　自拟银翘火郁汤为银翘散合东垣火郁汤化裁而得,柴胡、葛根、升麻苦辛平,味之薄者,阴中之阳,引而上行,振动气机,以苦发之,配于辛凉解毒剂中,宣发上焦之壅热,而郁火自能发于肌肤,疹出而热退。

〔出处〕　时珍国医国药,2007,18(1):177-178.

十四、支原体肺炎

支原体肺炎是肺炎支原体引起的急性呼吸道感染伴肺炎,约占各种肺炎的10％,严重的支原体肺炎还可引起肺外疾病,也可导致死亡,近年来发病率明显增加。

1. 清肺止痉活血方

西安市中医医院报道,清肺止痉活血方联合阿奇霉素可有效治疗小儿支原体肺炎痰热闭肺证。将 82 例证属痰热闭肺证的支原体肺炎患儿随机分为对照组及治疗组,每组 41 例;对照组接受阿奇霉素治疗,治疗组接受联合清肺止痉活血方及阿奇霉素治疗,完成3周治疗后,治疗组CRP、ESR及中医临床症状积分低于对照组;同时,治疗组治疗有效率高于对照组;但2组不良反应发生率比较,差异无统计学意义。

[组成] 麻黄3克,杏仁、蝉蜕、僵蚕各5克,生石膏15克,前胡、黄芩、葶苈子、紫苏子、桃仁各6克,桑白皮、钩藤、仙鹤草、炙甘草各10克。发热重者,改生石膏为20克,加知母10克;口渴重者,加天花粉10克;痰多者,加瓜蒌10克,莱菔子10克;食欲不佳者加焦三仙各10克。1天1剂,水煎分3次温服。

[方解] 方中麻黄为君,具宣肺泻热之效,用于方中取其"火郁发之"之意;石膏、杏仁、桑白皮、前胡、黄芩合而为臣,其中石膏可宣肺清热,杏仁可降气止咳,桑白皮可泻肺平喘,前胡可降气化痰,黄芩清热燥湿,诸药合用,不仅可助君药宣肺泻热,同时可也达化痰、降气、清热、平喘之效;蝉蜕、僵蚕、葶苈子、紫苏子、桃仁、钩藤及仙鹤草均为使药,蝉蜕、僵蚕为动物药,具有息风止痉之效,葶苈子、紫苏子具除痰降气平喘之效,桃仁可活血化瘀,钩藤可平肝息风,诸药不仅均可助君臣化痰平喘之力,同时也可达息风、活血之效;炙甘草用以为佐使,不仅可调和诸药,同时也可调和寒温宣降。全方诸药合用,可达"清肺、止痉、活血"之效。

[出处] 陕西中医,2016,37(8)1035-1037.

2. 麻杏石甘汤等方加减

浙江景宁县人民医院儿科报道,将收治的小儿支原体肺炎患儿按照数字表法随机分为研究组和对照组,其中对照组给予单独阿奇霉素治疗,而研究组则采用中医辨证分型与阿奇霉素联合治疗,比较2组患者的临床治疗效果及不良反应发生情况。结果:研究组患儿的咳嗽、发热、肺啰音等临床症状的消失时间较对照组明显缩短;研究组患儿的临床治疗总有效率明显高于对照组;研究组患儿的临床住院时间较对照组明显缩短;研究组患者的局部疼痛、胃肠道反应、肝功能异常、皮疹等不良反应发生率明显低于对照组,且差异有统计学意义。

[组成]

(1)痰热闭肺型采用麻黄杏仁甘草石膏汤加减进行治疗,组成:麻黄9克,杏仁12克,生石膏20克,炙甘草6克。

(2)湿热郁肺型:采用二陈汤加减进行治疗,组成:半夏(汤洗七次)、橘红各15克,茯苓9克,甘草(炙)4.5克、生姜7片,乌梅1个。

(3)肺脾两虚型:参苓白术散加减进行治疗,组成:党参6克,白术6克,茯苓10克,陈皮6克,黄芪6克,白扁豆9克,山药9克,沙参6克,麦冬6克,生地黄6克,黄精6克,石斛6克,乌梅6克,山楂6克,甘草6克。

(4)肺肾两虚型采用百合固金汤加减进行治疗,组成:百合12克,熟地黄9克,生地黄9克,当归9克,白芍3克,甘草3克,桔梗6克,玄参6克,贝母6克,麦冬9克。在随症加减基础上,同时分别选用川芎、莪术、桃仁等活血化瘀药,清热解毒药选用虎杖、贯众、金银花、连翘。每日1剂,分2~6次口服(剂量及口服次数均依患儿年龄大小不同而定),2组均治疗2个疗程。

[方解] 麻黄杏仁甘草石膏汤出自《伤寒论》,为解表剂,具有辛凉宣泄、清肺平喘之功效。二陈汤为祛痰药,具有燥湿化痰、理气和中之功效。方中半夏辛温性燥,善能燥湿化痰,且又和胃降逆,为君药。橘红为臣,既可理气行滞,又能燥湿化痰。二为半夏、橘红皆以陈久者良,而无过燥之弊,故方名"二陈"。参苓白术散以人参、白术、茯苓、甘草(即四君子汤)平补脾胃之气,为主药。以白扁豆、薏苡仁、山药之甘淡,莲子之甘涩,助白术既可健脾,又可渗湿而止泻,为辅药。以砂仁芳香醒脾,促中州运化,通上下气机,吐泻可止,为佐药。桔梗为太阴肺经的引经药,入方,如舟车载药上行,达上焦以益肺气。此方对症而兼见肺气虚弱,久咳痰多者,亦颇为相宜,为培土生金之法。诸药合用,共奏益气健脾、

渗湿止泻之功。百合固金汤为补益药,具有滋养肺肾,止咳化痰之功效。方中百合甘苦微寒,滋阴清热,润肺止咳;生地黄、熟地黄并用,滋肾壮水。

〔出处〕 中华中医药学刊,2016,34(3)754-756.

3. 银翘芩百汤

河北宽城县中医院报道,观察银翘芩百汤治疗小儿支原体肺炎的临床疗效,将 102 例小儿支原体肺炎患儿采取随机数字表法分为观察组和对照组。对照组采用常规治疗,观察组在对照组治疗的基础上联合中药银翘芩百汤进行治疗。结果:观察组显效 30 例,有效 18 例,无效 3 例;对照组治疗显效 18 例,有效 19 例,无效 14 例;两组有效率比较,差异有统计学意义。

〔组成〕 金银花 15 克,连翘 15 克,黄芩 10 克,百部 10 克,麻黄 6 克,杏仁 6 克,石膏 6 克,川贝母 6 克,甘草 3 克。每日 1 剂,煎取药液 200 毫升,分 2 次早、晚温服。连续服用 3 周。

〔方解〕 方中金银花和连翘具有清热解毒、祛除邪气的作用;黄芩可以清热燥湿,擅长清肺火与上焦实热;百部能够润肺止咳;麻黄可以止咳化痰平喘,炙后缓解药性猛烈与发散之药性,减少对患儿正气的损伤;杏仁能降肺气,提高止咳平喘功效;石膏可以清肺热,热去则痰自消;川贝母能够润肺止咳;生甘草调和药性。诸药合用,共奏清热解毒、止咳平喘、宣肺化痰之功。现代药理学研究表明,黄芩、百部等药物均有明显的抗菌活性,对多种致病菌均有很好的抑制效果,通过抑制肺炎支原体活性、调节免疫功能进而起到保护呼吸道上皮细胞和促进肺脏损伤修复,改善临床体征的效果。

〔出处〕 中医学报,2016,31(2)183-186.

4. 泻白散

海南医学院附属医院报道,选择支原体肺炎患儿 64 例为研究对象,所有患儿均符合中医痰热闭肺型辨证诊断。随机分为研究组和对照组,每组 32 例。2 组均给予阿奇霉素静脉滴注,研究组加用泻白散治疗。结果:研究组治愈 56.3%,显效 34.4%,好转 6.3%,无效 3.1%,总有效率 96.8%,显著高于对照组;治疗后,研究组症状体征积分显著低于对照组。

[组成] 桑白皮 10 克,胆南星 6 克,黄芩 10 克,瓜蒌 10 克,川贝母 1 克,枳实 6 克,茯苓 10 克,陈皮 6 克,杏仁 10 克,半夏 6 克,桔梗 6 克,甘草 3 克。喘重者,加葶苈子、麻黄;鼻塞者,加辛夷、苍耳子;大便干者,加番泻叶;进食少腹胀者,加佛手、山楂;咽喉肿痛者,加山豆根、牛蒡子。诸药混匀后水煎服,<1 岁患儿 1 剂服用 3 天;1—4 岁 1 剂服用 2 天;4—5 岁 1 剂服用 1 天半;5 岁以上 1 剂服用 1 天。每日分 3 次服用。在治疗期间,2 组患者出现高热者给予解热药治疗,不给予其他药物治疗。

[方解] 桑白皮归肺经,具有止咳平喘的功效,泻肺火,泻肺中水,治疗肺热咳嗽。胆南星苦凉,苦能燥湿化痰,寒能清热,故有清热化痰之功效,为治热痰所常用,可用治痰火咳嗽。黄芩有清热燥湿、凉血安胎、解毒的功效,用于温热病、上呼吸道感染、肺热咳嗽等疾病的治疗。瓜蒌解热止渴、镇咳祛痰。川贝母清热润肺、化痰止咳。用于肺热燥咳、干咳少痰等治疗。枳实治疗脐腹间实满、消痰癖、祛停水、逐宿食等。茯苓能利水渗湿,又具健脾作用,对于脾虚不能运化水湿,停聚化生痰饮之症,具有治疗作用。陈皮同用,可治痰湿入络。杏仁祛痰止咳、平喘,半夏燥湿化痰,桔梗宣肺、祛痰、利咽、排脓,甘草止咳化痰。诸药合用具有解热抗炎、镇咳祛痰、活血化瘀、调节免疫、抗微生物等作用。

[出处] 辽宁中医药大学学报,2016,18(3):155-157.

5. 上焦宣痹汤

广州中医药大学等报道,观察上焦宣痹汤对小儿支原体肺炎痰热闭肺证的临床疗效。结果:上焦宣痹汤可明显改善小儿痰热闭肺型肺炎的临床症状、肺部体征及中医证候,提高小儿支原体肺炎治愈率,缩短其治疗时间。

[组成] 枇杷叶、郁金、射干、通草、淡豆豉,痰甚者,加桑白皮、半夏、款冬花、紫菀、葶苈子、百部;热甚者,加黄芩、栀子;痰热甚者,加鱼腥草、前胡、浙贝母、瓜蒌皮、黛蛤散。

[方解] 方中枇杷叶宣降肺气、宽胸解郁;淡豆豉解表除烦,宣发郁热,可以透散外邪,宣散邪热以除胸中烦闷;郁金活血行气以解郁,调节血供以促肺气宣肃;射干清热解毒以利咽喉,尤擅清肺火,降气消痰以平喘;通草入太阴肺经,引热下行以利小便,导热邪从小便外出;甘草调和诸药,兼能止咳祛痰,略带平喘疗效。诸药配伍,兼能宣肺降气以解郁,清热解毒以利咽,止咳祛痰以平喘。

[出处] 中医儿科杂志,2014,10(3):31-32.

6. 加味五虎汤

西安市中医医院报道,观察加味五虎汤对痰热闭肺型小儿支原体肺炎的疗效及其对 T 淋巴细胞亚群和细胞因子的调节作用。选取门诊治疗的痰热闭肺型支原体肺炎的患儿 96 例,随机分为治疗组和对照组各 48 例,对照组采取常规西医治疗,治疗组加入麻杏石甘汤加味治疗,比较两组中医证候疗效、实验室检查结果。结果:加味五虎汤对痰热闭肺型小儿支原体肺炎的疗效显著。

[组成] 生石膏 20g,杏仁、枳壳、大青叶、虎杖各 10g,半夏、甘草各 6g,蜜麻黄 5g。热甚者,可加知母、炒栀子各 10g;痉挛性咳嗽者,可加蝉蜕 6g、全蝎 3g;痰甚者,加葶苈子 6g、莱菔子 10g;合并便秘者,加酒大黄 3g。煎药液至 100 毫升,分 2~3 次顿服。单味药物剂量可酌情根据患儿年龄与体重增减。7 日为 1 个疗程。

[方解] 五虎汤来自《医宗金鉴》,基础方为杏仁、麻黄、石膏、甘草,方中以麻黄为君药,宣肺平喘,解表发汗;石膏为臣药,

除烦止渴,清热降温;杏仁为佐药,祛痰止咳,宣利肺气,增强麻黄止咳平喘的作用;甘草为使药,调和诸药。加入枳壳、半夏、大青叶及虎杖清热解毒,活血通脉;枳壳有下痰利气止喘功效,配合麻黄一升一降,可宣畅肺气;半夏发表开郁,除湿化痰;虎杖与大青叶,清热解毒,活血化瘀,止咳化痰。

　　[出处]　陕西中医,2016,37(10):1307-1309.

7. 沙参麦冬汤等方加减

　　浙江省立同德医院报道,为探讨中医药治疗小儿支原体肺炎恢复期因气道高反应导致的迁延咳嗽的疗效,将69例病例进行分组,试验组33例,根据中医四诊辨证分型,阴虚燥咳型者予以沙参麦冬汤加减,肺脾气虚型者予以六君子汤加减;对照组36例,予以口服白三烯拮抗药(孟鲁司特钠咀嚼片)。结果:中药干预手段对小儿支原体感染所致的气道高反应有较理想的疗效。

　　[组成]　根据中医四诊,辨证分型为阴虚燥咳型和肺脾气虚型;阴虚燥咳型方选沙参麦冬汤加减;肺脾气虚型方选六君子汤加减。

　　[方解]　沙参麦冬汤加减方中沙参、麦冬、玉竹养阴润肺止咳,共为君臣之药;天花粉、甘草生津保肺,使阴液充沛,则燥咳自止;另可加川贝母,清热润肺,化痰止咳;地骨皮清虚热,止咳平喘;杏仁降气止咳平喘。现代药理学研究表明,沙参、麦冬有促进损伤脏器组织修复,抑制病原体或中和毒素,调节机体免疫,改善微循环等作用;而川贝母有松弛气道平滑肌,镇咳祛痰之效;地骨皮、杏仁有解痉镇咳,抗病原微生物的作用。诸药共用,共奏养阴清热、化痰止咳之功。另有禀赋薄弱,反复易感,更因外感咳嗽,日久不愈,或大量抗生素、激素的使用,损伤脾胃之气,而见肺脾气虚之证,方用六君子汤加减,方中太子参、茯苓、炒白术、炙甘草健脾益气,陈皮、半夏化痰止咳,加生姜、大枣调和营卫,气虚甚、自汗者加黄芪、五味子;咳甚痰多加杏仁、川贝母、炙枇杷叶;纳食

不佳者加炒二芽、焦山楂、鸡内金。现代药理学研究表明,太子参、茯苓能促进细胞免疫和体液免疫;白术能升高白细胞,促进胃肠蠕动;炙甘草具肾上腺皮质激素样作用,能抗炎、抗病毒、抗变态反应,镇咳祛痰,调节免疫。诸药共用,使肺脾气壮,运化得健,而咳痰自愈。

[出处] 浙江中医药大学学报,2011,35(2):155-159.

8. 麻杏蚤黄汤

江苏省扬中市中医院儿科报道,将 60 例儿童肺炎支原体肺炎风热闭肺证患者随机分为治疗组和对照组各 30 例。治疗组给予中药麻杏蚤黄汤,每日 1 剂,分早、晚 2 次口服,红霉素静脉滴注,对照组给予红霉素静脉滴注,2 组均治疗 14 日后观察中医证候疗效及咳嗽、气喘、痰鸣的起效时间,消失时间,并于治疗前后记录咳嗽、气喘、痰鸣等中医证候评分。结果:治疗组治愈率96.7%,2 组对照组治愈率 46.7%,2 组综合疗效比较差异均有统计学意义。

[组成] 炙麻黄、杏仁、重楼、黄芩、生石膏、桔梗、川贝母、鱼腥草、连翘、甘草,14 日为 1 个疗程。

[方解] 方中麻黄辛散苦泄,主入肺经,可外开皮毛之郁闭,以使肺气宣畅,内降上逆之气,已复肺司肃降之常,为治疗肺气壅遏所致咳喘的要药。杏仁味苦降泄,肃降兼宣发肺气以止咳平喘,现代药理学研究,杏仁能明显改善支原体肺炎感染者的体液免疫和细胞免疫功能低下的状态,提高机体抗支原体感染的免疫作用。黄芩清泻肺热,黄芩水提取液具有抗肺炎支原体的作用。石膏善清肺经实热。研究表明,麻杏石甘汤对免疫功能有调节作用,可提高机体应激能力,增强药物敏感性,减少药物的不良反应,对机体有保护作用,减少或减轻病原体的毒性损害或免疫损害。重楼、鱼腥草清热解毒,能纠正肺炎支原体感染所致的机体免疫紊乱状态。连翘气味轻薄是宣肺透邪、宣畅肺闭之佳品,叶

天士谓其"辛凉翘出众草,能升能清,最利幼科,能解小儿六经郁热"。川贝母清肺化痰,《本草汇言》:"贝母,开郁,下气,化痰之药也。"桔梗宣肺,祛痰。甘草调和诸药。

　　[出处]　中国中医药现代远程教育,2017,15(2):104-106.

9. 宣肺平喘基本方

　　山东省莱芜市中医医院报道,根据多年临床经验,结合现代药理学研究,创制了宣肺平喘基本方,辅助西医治疗支原体肺炎。结果:观察组痊愈 69 例,痊愈率为 83.13%,好转 12 例,无效 2 例,总有效率为 97.59%;对照组痊愈 49 例,痊愈率为 59.76%,好转 20 例,无效 13 例,总有效率为 84.15%。

　　[组成]　白前 8 克、葶苈子 8 克、金银花 6 克、炙麻黄 3 克、杏仁 10 克、防风 6 克、前胡 3 克、桑叶 10 克、甘草 3 克。初期邪气在表,尚未传里,属于风寒闭肺证时,加用半夏、细辛、桂枝、紫苏子;初期属于风热闭肺证时,加用生石膏(先煎)、牛蒡子、连翘、桔梗;极期痰热壅肺时,加用紫苏子 10 克、白芥子 10 克、僵蚕 10 克、秦艽 6 克、砂仁 6 克;后期正虚邪恋时,加用黄芪 6 克、麦冬 6 克、白术 5 克、白芍 6 克、五味子 6 克。水煎服。

　　[方解]　宣肺平喘汤方中金银花清热解毒,驱散外邪;前胡、杏仁、白前润肺止嗽;葶苈子泻肺平喘;麻黄宣肺止咳,炙用可缓其较猛烈、发散之性,且不伤其正;杏仁可降肺气,与麻黄一宣一降,加强止咳平喘作用;防风、薄荷、桑叶疏风清热;生甘草调和诸药。诸药合用,清、宣、降并行,共奏清热解毒、宣肺化痰、止咳平喘之功,使邪热得除,恢复肺之宣降功能。现代医学研究证实,本方药中的单味方药,大都具有抗炎、增强巨噬细胞吞噬能力。

　　[出处]　世界最新医学信息文摘,2015,15(25):140.

十五、百日咳

　　百日咳是由百日咳杆菌引起的急性呼吸道传染病。临床上以阵发性痉挛性咳嗽、咳嗽末伴高音调鸡鸣样哮吼声为特征。多发生于儿童,咳嗽症状可持续 2～3 个月,故名百日咳。

1. 自拟清肺化痰方

山西省吕梁市离石区人民医院中医科报道,将 42 例百日咳患儿随机分为中西医结合组、西医组、中医组各 14 例,观察 3 组临床疗效。结果:西医组总有效率为 92.86% 高于中医组的 85.71%,中西医结合组总有效率为 100% 高于其他 2 组,差异均有统计学意义。

[组成]　黄精 9 克,百部 9 克,天冬 6 克,麦冬 6 克,射干 6 克,百合 6 克,紫菀 6 克,枳实 6 克,甘草 3 克。水煎服,每天 1 剂,7 日为 1 个疗程。<1 岁灼减量,并宜随症灵活加减。若舌红苔黄腻、热象明显者,加桑白皮、黄芩;痰多黏稠难排出者,酌加竹沥、半夏、瓜蒌、川贝母;若呕吐较剧者,加竹茹、代赭石;若咯血、鼻出血等出血见症者,加白茅根、仙鹤草;痉咳期兼有瘀血证候者,加桃仁、赤芍、川芎等。

[方解]　方中黄精、射干、百部、天冬、麦冬、百合清热化痰,润肺止咳,滋阴扶正;枳实、紫菀、甘草镇咳祛痰以改善症状,其中黄精、射干、百部有抑制百日咳杆菌的作用。用药时随症加减,在痉挛期酌情配用祛瘀之品,如桃仁、红花、川芎、赤芍等,促使气机通畅,肺闭得开以改善血循环。西药治疗注重局部,故属治标;中药治疗注重整体,既能清热化痰,润肺止咳,又能增加机体对疾病的免疫力及抗病力,故属治本。二者结合起来则见效快,疗程短,且能巩固疗效。

[出处]　临床合理用药,2011,4:85-86.

2. 自拟峻下逐水方

河北省南宫市中医院内科报道,运用峻下逐水法治疗百日咳患儿 36 例,总有效率 100%。

[组成]　大戟、芫花、甘遂各等份。制备:醋制,焙干,研面,加 10 倍质量粳米粉炒黄,混合均匀后炼蜜为丸,每丸 1.5 克。用法:1 岁 0.5 丸,1—2 岁 1 丸,3—4 岁 2 丸,5—6 岁 3 丸,每日晨服 1 次。

　　[方解]　《神农本草经》曰芫花"主咳逆上气,喉鸣喘,咽肿短气"。《珍珠囊》谓甘遂"味苦气寒,苦性泄,寒胜热,直达水热所结之处,乃泄水之圣药。水结胸中,非此不能除,故仲景大陷胸汤用之。但有毒,不可轻用"。《本草正》谓大戟"性峻烈,善逐水邪痰涎,泻湿热胀满"。三药均有逐饮之效,均入肺经,作用峻猛,常同用治疗水肿、臌胀、胸胁停饮之证。并擅除伏饮滞留胸中,积水成饮,饮凝成痰。百日咳病机为风邪与伏痰搏结。饮去则无以生痰,故以逐水药泄水除饮,以消咳吐痰涎。但甘遂作用最强,其次为大戟,最弱者为芫花。其中甘遂善行经隧之水湿,大戟偏行脏腑水湿,芫花以泻胸胁水饮,并祛痰止咳见长。三药合用,荡涤痰涎壅塞,清利口鼻之窍。肺与大肠相表里,峻下逐水可使水饮痰浊由大肠排出,佐以粳米调养胃肠,蜜炼后增加润肺止咳之功效。故运用峻下逐水法治疗百日咳均取得满意疗效。

　　[出处]　河北中医,2011,33(5):674.

3. 镇肝止咳汤

　　河南中医学院第一附属医院报道,郑启仲教授从肝论治百日咳,并提出"木火刑金,风痰相搏"的病机特点,创拟镇肝止咳汤,曾治疗百日咳 210 例,以 7 日为治疗期限。结果:显效(痉咳消失)168 例,占 80.0%;有效(痉咳减少)37 例,占 17.6%,总有效率为 97.6%;无效(症状改善)5 例,占 2.4%。

　　[组成]　柴胡 3～6 克,白芍 6～12 克,代赭石 6～12 克,青黛 1～3 克,僵蚕 6～9 克,胆南星 1～3 克,硼砂 0.5～1 克,甘草 3～6 克。以上剂量为 3—5 岁用量,可随年龄增减。每日 1 剂,水煎,分 2～3 次服。加减:热重者,加黄芩;呕吐者,加姜半夏;目睛充

血者,加栀子、赤芍、牡丹皮;鼻出血、咯血者,加白茅根;咳久而出现阴虚者,加沙参、天冬以养阴;面目水肿而出现脾虚者,加白术、茯苓以健脾利水。

〔方解〕 方中柴胡疏肝以散肝热;白芍平肝缓急;代赭石重镇肝逆;青黛清泻肝火;僵蚕为治风痰之圣药,化痰息风止痉;胆南星、硼砂清热化痰;甘草泻火以调和诸药。诸药配伍,共奏清肝泻火,平肝降逆,镇痉息风,化痰止咳之效。

〔出处〕 中华中医药杂志(原中国医药学报),2011,26(4):748-750.

4. 夏枯草配泻白散加味

山东省济南市中医医院报道,用夏枯草配泻白散加味治疗小儿百日咳百余例,均获良效。

〔组成〕 夏枯草 15 克,桑白皮 10 克,黄芩 9 克,地骨皮 9 克,枇杷叶 10 克,百部 10 克,杏仁 6 克,地龙 9 克,僵蚕 10 克,甘草 3 克。

〔方解〕 夏枯草苦能泄降,辛能疏化,寒能胜热,以宣泄胸膈之郁窒,疏利气血之运行。夏枯草清肝热、泻肝火、平肝气,疏通气结,使肝平肺金不受其邪。痉咳平复,肺气肃降,脉络自通。

〔出处〕 中医杂志,1999,40(7):390.

5. 百日咳验方

昌吉回族自治州中医医院报道,何复东主任医师以川花椒为主药,组成百日咳验方治疗百日咳患者几百例,常在 2～4 剂后咳止病愈。

〔组成〕 花椒 6 克,沙参 10 克,百部 10 克,白前 10 克,甘草 10 克,冰糖、蜂蜜适量。水煎服。

〔方解〕 方中沙参生津润肺止咳;百部润肺止咳;白前下痰、降气止咳;甘草甘缓止咳。而花椒有缓解痉咳之作用,尤为重要。

［出处］ 甘肃中医,2004,17(7):13.

6. 旋磁半部汤

安徽淮南市一院报道,采用中医自拟方"旋磁半部汤"治疗百日咳 55 例,疗效较为满意。

［组成］ 旋覆花(包)3～8 克,磁石(先煎)8～15 克,白芍 5～10 克,炙百部 5～10 克,鹅不食草 5～15 克,蝉蜕 3～5 克,黄芩 6 克,贝母 3～5 克,炙枇杷叶 5～10 克,半枝莲 10～20 克,炙甘草 3～5 克。药物剂量根据患儿年龄及病情而定。若咳而呕吐甚者,加半夏、陈皮;舌红少苔、口干欲饮者,加南沙参、麦冬;苔黄腻者,加瓜蒌皮;咯血者,加白茅根、牡丹皮;痉挛性咳嗽剧者,加蜈蚣、全蝎;球结膜充血者,加桃仁、红花、白茅根、地榆等。

［方解］ 本方有肃肺镇咳化痰、清肝调气降逆之效。其中旋覆花疏肝降逆和络,磁石平肝镇咳,白芍柔肝缓急;百部、贝母化痰止咳而不燥,蝉蜕疏散风热,黄芩清肝肺之火;枇杷叶理气化痰,鹅不食草、半枝莲有通利肺窍、清热解毒之功。全方有清肝解痉、化痰止咳、清热解毒等功效。

［出处］ 中国基础医学,1994,4:139.

7. 自拟辨证方

济南市中医院小儿科报道,中医治疗百日咳 200 例,患者于 17 天内病状基本控制为最多,占病例总数 78%。

［组成］

(1)初期(发展期)咳嗽伴有轻微发热,鼻塞作嚏,精神疲怠,胃纳减少,且咳嗽逐渐昼轻夜重,咽部充血等症。此风寒袭肺宜宣肺理气,疏风化痰。药用:紫苏叶、前胡、牵牛子、桔梗、橘红、桑叶、薄荷、杏仁、荆芥、芦根。加减:如鼻塞声重,咳时面红耳赤,痰盛者,乃寒邪较重,兼湿痰壅盛之象,宜加麻黄、竹沥。若前症发热口渴汗出者乃外感风热所致,宜辛凉解表。药用:金银花、连翘、赤芍、薄荷、淡竹叶、栀子、桔梗、杏仁、淡豆豉、桑叶、芦根。加减:热重者,加生石膏、黄芩;口渴甚者,加天花粉;四肢痉挛者,加僵蚕、钩藤;高热惊厥者,加石菖蒲、郁金;神志昏迷者,冲服紫雪丹等。

(2)中期(痉咳期):痉咳开始,夜甚于昼,每咳连声不断,涕泪交流,面红耳赤,最后以深吸气而终。当吸气时有笛音,少顷咳又如前,反复发作,呼吸不畅,待呕吐痰涎及食物,始告缓解。此乃湿与热结,炼液成痰。治宜理肺化痰止咳降逆。药用:夏枯草、百部、白前、前胡、桔梗、川贝母、枳壳、橘红、半夏、紫苏子、瓜蒌、甘草、桑白皮。加减:呕吐甚者,加旋覆花、代赭石;痰涎壅盛者,加葶苈子、大枣、竹沥水。若面部潮红、舌外伸、弯腰曲背、头颈部脉管怒张、目珠发红或瘀血块、眼睑水肿、兼鼻出血者,此乃湿热蕴结肺胃,宜前方加白芍、生地黄、白茅根、仙鹤草、桃仁、红花等。若热盛烦躁、喘促鼻扇者,乃热极燔肺之实证,宜辛凉重剂,清热理肺,止咳平喘。药用:麻黄、杏仁、生石膏、甘草、桔梗、枳壳、川贝母、橘红、半夏、紫苏子、瓜蒌、桑白皮。若病久痉咳未已,兼有体虚盗汗,日渐消瘦,痰中带血者,此乃热极灼伤肺络,肺胃阴液已伤,宜滋阴降火,敛肺止咳。药用:生地黄、沙参、麦冬、阿胶、白芍、五味子、百部、夏枯草、桔梗、川贝母、麻黄、杏仁、生石膏、甘草。若痉咳兼有腹胀气壅,纳食减少,舌质赤苔厚腻者,乃兼有食积,宜理肺化痰,和中消积。药用:杏仁、桔梗、川贝母、紫苏子、瓜蒌、陈皮、焦三仙、莱菔子、苍术、厚朴、砂仁、木香、甘草。若痉咳及呕吐痰涎不已,大便溏泻,四肢倦怠,乃子病累母,脾失健运,宜培土益金,淡渗利湿。药用:党参、白术、茯苓、甘草、山药、扁豆、谷芽、黄连、车前子、紫菀、款冬花、百部、川贝母。

(3)末期(恢复期):痉咳消失,体力渐复,尚须扶养者宜健脾和胃。药用:党参、白术、茯苓、甘草、小谷芽、莱菔子、陈皮、鸡内金。

[方解] 以夏枯草缓肝火、解内热,以散结气;白芍补血泻肝火;百部润肺杀菌;紫苏子开郁平逆气,止咳嗽;枳壳破积除痰满;

川贝母、前胡、白前、桑白皮,宣散肺郁;再以橘红、半夏、竹沥消痰和胃肃肺;五味子补肺肾、宁嗽定喘。肺与大肠相表里,用瓜蒌荡涤胸中郁热,涤痰生津、润肠,大泻气秘。痰盛用葶苈子、大枣,健脾而通行肺水;用桔梗宣通血气,载诸药上浮,清咽利喉。甘草协和诸药泻火解百药毒。如呕吐甚者,加旋覆花、代赭石,消痰结坚癖,重镇降逆。眼球充血疼痛者加桃仁、红花,破血润燥,活血止痛。肺胃阴虚,痰血鼻出血者加白茅根、沙参、天冬、生地黄、阿胶、藕节,滋阴补肺清热凉血止血。喘促实热者用麻杏石甘汤,止咳平喘。

〔出处〕　山东医刊,1966;2:31-32.

8. 痉咳散

江苏省建湖县中医医院报道,用名老中医王玉玲的痉咳散,治疗百日咳痉咳期患者 46 例,效果显著。

〔组成〕　紫菀、百部、杏仁各 10 克,橘红 5 克,蜈蚣 1 条,甘草2 克。随症加减:若呕吐者,加半夏、代赭石;气喘者,加干地龙、紫苏子;咳痰黄稠者,加瓜蒌、浙贝母;鼻出血者,加白茅根、侧柏叶;痰中带血者,加生石膏、白及;眼睑水肿者,加车前子、茯苓。水煎服,每日 1 剂。

〔方解〕　方中紫菀开泄肺郁,定咳降逆,宣通窒滞,为治咳逆上气之良品;百部润肺降气,化痰止咳,为肺家要药;杏仁宣肺化痰降气;橘红化痰止咳;蜈蚣息风止痉;甘草调和诸药,可解除虫类药物毒性。诸药合用,具有化痰镇咳止痉之功,用之治疗百日咳收效甚捷。

〔出处〕　湖北中医杂志,1991,13(1):17.

9. 平肝降冲清肺汤

江苏省邳县中医医院报道,用平肝降冲清肺汤对 102 例百日咳痉咳期患儿进行治疗,随机分中药平肝降冲汤与西药对照组并对比观察疗效。结果:平肝降冲清肺汤组治愈 45 例(73.77%),好转 9 例 (14.75%),有效率 58.52%。对照组治愈 17 例 (41.46%),好转 14 例(34.15%),有效率 75.61%,2 组比较差异有统计学意义。

[组成] 代赭石(打碎先煎)30 克,陈皮、橘叶、杏仁各 6 克,半夏、百部、枇杷叶、浙贝母、黄芩各 9 克。每日 1 剂,水煎分服,6 日为 1 个疗程。

[方解] 方中代赭石含铁,乃金之余气,金能制木,有镇肝风、辟冲气、降胃逆、除痰涎、止吐衄之功。张锡纯曾详论代赭石"最善平肝,除胃安冲""能平肝木之横恣,使其气不上干",复能"镇敛肝火……将其上冲之气血引还……下达之力最速,上逆之气血即可随之而下",且其性平和,降逆气而不伤正气。半夏禀秋金收降之性,力能下降,合代赭石、陈皮、橘叶以平肝调气,降胃安冲,百部性微温,然润而不燥,开滞降气而止咳。黄芩、贝母、杏仁清肺化痰,降气止咳。诸药合用共奏平肝降冲清肺之功,俾肝气平和而无以侮金克土,冲气不乱而无以上逆迫肺,热清痰化而肺复肃降之职,痉咳之症庶可痊愈。西医学研究,认为百日咳的发病机制是由于百日咳杆菌在气管和支气管黏膜上生长繁殖,并释放出内毒素,引起呼吸道黏膜炎症,黏膜层纤毛的运动受阻,致细菌和黏稠分泌物大量积聚于气管和支气管内,增加了对这些部位神经末梢的刺激,引起阵发性痉挛性咳嗽。据药理实验报道,代赭石对中枢有镇静作用。橘皮、橘叶能刺激呼吸道黏膜,使分泌物增多,有利于痰液咳出。半夏对咳嗽中枢和呕吐中枢均有抑制作用,故可镇咳止吐。百部含生物碱,可降低呼吸中枢的兴奋性,抑制咳嗽反射而起镇咳作用,对组织胺引起的支气管平滑肌痉挛有松弛作用,并能抑制百日咳杆菌。杏仁、枇杷叶均含苦杏仁苷,镇静呼吸中枢,使呼吸运动安静而镇咳。黄芩含黄芩苷,能缓解支气管痉挛,抑制百日咳杆菌。贝母含生物碱,能扩张支气管平滑肌,减少分泌。诸药配伍治疗百日咳痉咳期,疗效明显优于西

药对照组,亦给从肝及冲脉论治本病提供了理论依据。

[出处]　甘肃中医,1991,4(1):14-15.

10. 小柴胡汤加减

安徽省中医文献所报道,运用小柴胡汤加减治疗百日咳 28 例,效果满意。治疗 1 周,24 例治愈(临床症状全部消失,各项检查正常,无并发症);2 例好转(咳嗽缓解,血检正常,X 线胸透示肺部纹理稍粗);2 例无效(咳嗽未改善或出现并发症)。总有效率 92%。

[组成]　柴胡 9 克,半夏、黄芩、百部各 6 克,生姜 3 片,大枣 3 枚,甘草 5 克。咳甚者,加杏仁、桑白皮各 9 克,僵蚕 6 克;痰较黏稠者,加海蛤壳 9 克,白芥子 6 克;热甚者,加生石膏 30 克,葛根 9 克。

[方解]　方中柴胡疏肝透邪,枢转气机;黄芩、桑白皮、生石膏清肺热,利水道,去肺中水气;半夏、百部、僵蚕蠲化痰饮、解痉止咳。

[出处]　浙江中医杂志,1995:402.

11. 左金理肺汤加减

安庆市中医院报道,采用左金理肺汤方加减共治百日咳 30 例,效果满意。痊愈 25 例,有效 5 例。在痊愈病例中,服药 2～3 剂 12 例,4～6 剂 9 例,7～10 剂 1 例,10～12 剂 3 例,一般多在 2～6 剂获著效。

[组成]　黄连、麻黄、甘草、大黄各 2 克,吴茱萸 0.5 克,乌梅、榧子仁各 8 克,蝉蜕、百部各 4 克,桃仁、杏仁各 3 克,水煎分 2 次温服。另予琥珀抱龙丸 1 粒化水冲服。剂量可随年龄大小、体质强弱、病情轻重酌情增减。偏于表证者,加防风、荆芥;痰多者,加车前子、款冬花;发热者,加连翘、蒲公英;阴虚症状明显者加天冬、麦冬。

〔方解〕 方中左金汤、琥珀抱龙丸、蝉蜕能清肝、祛风、镇惊以解痉咳,乌梅、榧子仁、百部生津养阴以柔肝润肝,三拗汤配百部以宣肺化痰,并取桃仁以利气血运行,用大黄旨在通大肠以降肺气。据药理研究表明,百部、黄连、乌梅对百日咳杆菌均有抑制作用,蝉蜕能够镇静,麻黄可缓解支气管平滑肌痉挛,杏仁、桃仁、百部可以止咳,甘草有祛痰作用。诸药相合,切中病机。

〔出处〕 安徽中医学院学报,1982,2:19.

12. 羚黛百芩汤

海安县中医院报道,用"羚黛百芩汤"取法清肝泻肺、降气化痰治疗痉咳期百日咳 80 例,结果:治愈 64 例(其中服药二帖后即愈者 38 例),占 80%;好转 10 例,占 12.5%;无效 6 例,占 7.5%。总有效率 92.5%。均取得了较好的疗效。

〔组成〕 羚羊角粉(代)0.6 克,黛蛤散(布包)15 克,百部、黄芩、桑白皮、天竺黄各 10 克。服法:每日 1 帖,羚羊角粉(代)分 2 次开水调服,余 4 味水煎,分服。痰多加紫苏子、车前子、莱菔子,或加贝母、瓜蒌皮、葶苈子;发热加连翘、地骨皮;出血、痰中带血加白茅根、生地黄、仙鹤草;并发肺炎加金银花、瓜蒌皮、鱼腥草,或合麻杏石甘汤。

〔方解〕 羚羊角(代)苦、咸、寒,能平肝息风,清热镇静,《本草从新》云其"入足厥阴(肝)手太阴少阴(肺心)经",能"泻心肝邪热""下气降火"羚羊角(代)外皮浸出液对中枢神经有抑制作用,而能镇惊安神;青黛入肝、肺二经,与蛤壳合用能清热化痰,主治肝火犯肺所致之咳痰带血、胸胁作痛等症(青黛醇浸液在体外对炭疽、肺炎、痢疾等杆菌和金黄色葡萄球菌等均有抑制作用);百部润肺止咳杀虫而主治百日咳(百部碱能降低呼吸中枢的兴奋性,而有助于抑制咳嗽反射,煎剂和乙醇浸剂对葡萄球菌、肺炎球菌及结核分枝杆菌、铜绿假单胞菌、肺炎杆菌等均有抑制作用);黄芩、桑白皮、天竺黄清肝泻肺,降气化痰。诸药合用,具有清泻肝肺、降气止咳之功,俾肝火降而无以刑金,肝风平而肺不被扰,痰热除而肺得肃降,痉咳之证自已矣。然临床应用过程中又当根据其伴随症状的不同而随证加减,灵活变通,而不应胶柱鼓瑟,方能取得满意的效果。

　　[出处]　江苏中医,1988,4:4-6.

13. 解痉止咳汤

　　江苏省泰县中医院报道,将门诊百日咳患儿随机分为 2 组,中药组用解痉止咳汤治疗,西药组用西药常规疗法治疗,中药组124 例,西药组 112 例。结果:中药组,痊愈 102 例,好转 13 例,治愈率 82.5%,总有效率 92.6%;西药组,痊愈 47 例,好转 27 例,治愈率 42.0%,总有效率 66.2%;2 组疗效比较,中药组疗效优于西药组。

　　[组成]　紫菀 10 克,苦杏仁 10 克,百部 10 克,代赭石(先煎)30 克,半夏 10 克,橘红 6 克,蜈蚣 3 克,甘草 3 克。痰多气逆者,加葶苈子、枇杷叶(包)各 10 克;痰黏咳吐不爽者,加麦冬 10 克、胆南星 6 克;目赤、鼻出血、咯血者,加白茅根 12 克、侧柏叶 10 克。以上为 3 岁以上小儿量,3 岁以下酌减。疗程为 10 天。

　　[方解]　解痉止咳汤系从程钟龄《医学心悟》止嗽散化裁而得,它既保持了原方"温润平和""无攻击过当之虞,有启风逐贼之势"的优点,结合顿咳特点又有所发挥。方中紫菀、百部、苦杏仁止咳化痰,开泄肺气。《本草通玄》谓:"紫菀,辛而不燥,润而不寒,补而不滞"。百部,《本草正义》认为其性虽微温,"然润而不燥,且能开泄降气,凡嗽无不宜之,而尤为久嗽虚嗽必需良药。"三药合用,使肺窍有清凉润泽之功。代赭石乃金之余气,金能制木,有平肝、辟冲、降胃、除痰、止衄之功。半夏禀秋金敛降之性,力能下降,合橘红、代赭石能平调肝气,降胃安冲,燥湿化痰。顿咳日久,风痰羁入肺络,非轻清疏散之品力所胜任,故方中加入蜈蚣一味,搜风剔络,疏肝解痉,肝得疏泄,痉挛松弛,则痉咳得止。甘草

制蜈蚣、半夏之毒,并调和诸药。诸药合用共奏肃肺化痰、平肝降冲、疏风解痉止咳之功。

〔出处〕 北京中医杂志,1990,3:15-16.

14. 温肺化饮汤加味

湖南汉寿县株木山卫生院报道,老中医熊济民用温肺散寒法治疗小儿百日咳 500 多例,效果迅速。

〔组成〕 温肺化饮汤(旧称小青龙汤:麻黄、白芍、细辛、干姜、炙甘草、桂枝、五味子、半夏)加北杏仁、桑白皮。用法:煎服 3～6 剂,多至 9 剂。咳而鼻出血或巩膜充血者,以黑姜易干姜。

〔方解〕 具有温肺散寒、止咳化痰作用,治百日咳有良效。若并感染发热者,当先控制感染,可用桑菊饮之类辛凉解表透邪,待退热后再服此方,即可痊愈。

〔出处〕 新中医,1978,3:104.

十六、布鲁菌病

布鲁菌病是由布鲁菌引起的人畜共患性传染病,其临床特点为长期发热、多汗、关节痛及肝脾大等。80％起病缓慢,常出现前驱症状,颇似重感冒,可见全身不适,疲乏无力,食纳减少,头痛肌痛、烦躁或抑郁等,持续 3～5 天。10％～27％患者急骤起病。急性期以战栗、高热、多汗及游走性关节痛为主要表现。

1. 清瘟败毒饮等方加减

围场满族蒙古族自治县下伙房乡卫生院报道,治疗组用中医辨证论治 59 例慢性布鲁菌病患者,结果发热、乏力、失眠、多汗、关节酸痛等症状较单纯西药明显缓解,治愈率大于 93％;对照组 43 例只用西药按疗程治疗,医治结果表明还有 11 例治疗后仍有慢性症状,治愈率在 74.4％左右,与治疗组比较差异有统计学意义。

[组成]

(1)湿热壅遏型:表现为畏寒发热,午后热甚,身痛,大量出汗,大便干燥或黏腻不爽,小便短赤;或兼肝、脾、睾丸肿大,关节红、肿、热、痛,阴囊潮湿,脘痞,舌苔黄或黄腻,脉弦数或滑数。治法为清热解毒,利湿化浊。方药有清瘟败毒饮或龙胆泻肝汤加减或甘露消毒丹加减。此时相当于急性期,菌毒血症及病灶损害轻浅阶段。同时给予常规西药联合抗病原治疗。

(2)湿浊内蕴型:表现为身倦乏力,肢体关节、肌肉酸痛,游走不定或固定不移,甚则屈伸不利,严重者关节肿大,舌苔白或白腻,脉沉弦或沉紧或弦滑。治法为通经活络,疏风祛湿。方药用独活寄生汤加减。

(3)气虚血瘀型:表现为乏力、心悸、胸闷、心前区刺痛或隐痛,或睾丸痛或溃疝、颓疝,舌质紫黯,苔薄白,脉沉弦或沉涩无力。治法为益气化瘀,软坚散结,方药用橘核丸加减。

(4)阴虚内热型:表现为午后或夜间发热、盗汗、肌肉和关节酸痛,口干咽燥,大便干结,尿少色黄,舌质红少苔,脉细数,肝脾、睾丸肿痛,脉细数。治法为滋阴清热,通经活络。方药用青蒿鳖甲汤或清营汤合三仁汤加减,此时菌毒血症及脏器病损均较严重。

(5)气阴两虚型:表现为乏力,多汗,易于感冒,盗汗,午后潮热、心烦、失眠、舌质淡,苔薄白,脉细弱。治法为益气养阴,扶正固本。方药用人参芍药汤加减。

(6)肾阳虚损型:表现为腰酸膝软,乏力头晕,阴囊湿冷,阳痿早泄,苔白,脉沉或沉弱。治法为补肾温阳。方药用金匮肾气丸加减。

(7)正虚邪恋型:相当于慢性期,已无菌毒血症,以神经功能失调为主。症状:烦热失眠,乏力,腰腿疼痛,身体虚弱,或已有关节变形及活动受限,舌有瘀点,脉沉细。治法:益气养血化瘀,清除余邪。方药:独活寄生汤加减。党参 12 克,当归 10 克,熟地黄

15 克,白芍 15 克,赤芍 10 克,川芎 10 克,丹参 30 克,茯苓 12 克,桑寄生 15 克,秦艽 15 克,独活 10 克,黄柏 10 克,鸡内金 6 克。水煎服,每日 1 剂,早、晚分 2 次口服。

[方解]　清瘟败毒饮等方方解同前。

[出处]　医学动物防治,2014,30(10):1170-1171.

2. 自拟辨证方

新疆维吾尔自治区传染病医院报道,采用中医辨证治疗配合中频理疗、药浴等疗法,西医以抗菌治疗为主,佐以对症治疗,30天为 1 个疗程。结果 334 例患者临床治愈率 87.4%,总有效率 100.0%。

[组成]

(1)急性期辨证分为湿热内蕴型、湿浊痹阻型。①湿热内蕴型:主症恶寒发热,头、身疼痛,午后热甚,胸脘痞闷,不饥渴,舌苔黄或黄腻,脉滑数。治法清热解毒,利湿化浊。②湿浊痹阻型:主症发热自汗,午后热甚,身重肢困,肌肉关节疼痛,肝脾大,睾丸肿痛,舌苔白腻或黄腻,脉弦滑或濡。治法利湿化浊,宣络通痹。方药:金银花、连翘、柴胡、黄芩、知母、生石膏、防己、薏苡仁、秦艽、苍术、滑石。

(2)慢性期布鲁菌病。①虚损型:主证慢性布鲁菌病病程较长,面色无华,乏力,自汗盗汗,五心烦热,气短懒言,身困肢倦,肌肉酸胀,舌质淡,苔白,脉沉细无力。治法扶正固本,益气养阴。②痹证型:主症神疲乏力,关节肌肉疼痛,游走不定,腰部酸困或疼痛,重者关节肿胀,屈伸不利,活动受限,舌质淡黯,苔白,脉沉细或涩。治法祛风除湿、通经活络。虚损型主要在于提高机体免疫力,增强细胞免疫功能的作用,抑制过强的变态反应,以扶正固本、益气养阴为主。处方:黄芪、党参、白术、山药、当归、生地黄、麦冬、沙参。痹证型以祛风除湿,通经活络为主,处方:独活、桑寄生、秦艽、木瓜、防己、薏苡仁、威灵仙、牛膝、杜仲、赤芍、丹参、鸡血藤、地龙、甘草。

（3）对广泛关节疼痛采用熏蒸治疗。药物组成：防风、威灵仙、五加皮、桃仁、红花、防己、川乌、草乌、没药、僵蚕、伸筋草、透骨草、丹参、续断、补骨脂、细辛、苏木。采用熏蒸治疗机，每日1次。

［方解］ 急性期方药中金银花、连翘、柴胡、黄芩、知母、生石膏有清热解毒的功效，配以防己、薏苡仁、秦艽、苍术、滑石等药达到除湿通痹、舒筋活络的作用；慢性期黄芪、党参、白术、山药补气扶正，具有增强免疫功能的作用，当归养血、活血，生地黄、麦冬、沙参养阴生津。痹证型处方中独活、桑寄生、秦艽、木瓜、防己、薏苡仁、威灵仙等偏重于祛风除湿止痛，配以牛膝、杜仲，补肝肾，强筋骨；赤芍、丹参、鸡血藤、地龙活血化瘀，舒经活络，甘草调和诸药。熏蒸及中频理疗属中医传统疗法，具有祛风除湿、活血止痛之功效。

［出处］ 疾病预防控制通报，2012，27（5）：90-91.

3. 自拟方

山西省沁县卫生防疫站门诊报道，对确诊的布鲁菌病患者及时常规按疗程给予四环素、甲氧苄啶（增效片）、链霉素治疗，对有条件服中药的患者，同时用中医中药辨证施治，结果显示中西医结合治疗过的布鲁菌病患者，退热时间快，病程缩短，治愈率提高，复发率低，临床疗效非常显著。

［组成］

（1）湿热型（常见于急性期）。主症：发热恶寒，头身疼痛，大量出汗，口渴引饮或不欲饮，胸闷不饥，大便干燥，小便短赤或兼肝、脾、睾丸肿大，舌苔黄或黄腻，脉弦数或细数。治法：清热解毒，利湿化浊。方药：金银花30克，连翘15克，黄芩12克，黄柏10克，滑石10克，黄连10克，生石膏30克，柴胡10克，葛根12克，草果6克，薏苡仁15克，甘草6克。

(2)阴虚内热型(常见于亚急性期和慢性患者急性发作期)。主症:午后或夜间发热,次晨渐降,盗汗,肌肉关节酸痛,口干咽燥,大便干结,尿少色黄,舌质干红无苔或少苔,脉细数。治法:滋阴清热,通经活络。方药:银柴胡15克,地骨皮12克,胡黄连10克,知母12克,茵陈15克,秦艽10克,生地黄12克,丹参12克,牡丹皮10克,黄柏10克,川芎12克。

(3)痹证型(慢性期)。主症:身倦乏力,肢体关节、肌肉酸痛,游走不定,甚则屈伸不利,严重者关节肿大,舌苔白或白腻,脉弦紧或弦细。治法:通经活络,疏风祛湿。方药:独活12克,桑寄生12克,秦艽10克,当归12克,赤芍10克,海风藤15克,鸡血藤12克,乳香10克,没药10克,延胡索12克,丹参15克,防风10克,薏苡仁15克,威灵仙12克,甘草6克。加减:上肢痛者,加桂枝10克、桑枝12克;下肢痛者,加牛膝15克;腰痛者,加续断、杜仲、菟丝子各15克。

(4)气阴两虚型(恢复期和虚性慢性布鲁菌病)。主症:头晕乏力,气短懒言,动则汗出,易于感冒,稍一劳作则病情复发,舌质淡,苔薄白,脉细弱。治法:益气养阴,扶正固本。方药:黄芪15克,白术20克,党参12克,太子参15克,沙参12克,当归12克,川芎10克,麦冬10克,五味子10克,山药15克,山茱萸12克,枸杞子15克,陈皮10克,甘草6克。

[方解] 略

[出处] 北京中医杂志,2004,23(1):32-33.

4. 自拟辨证方

宁夏回族自治区地方病防治所报道,用活血化瘀法结合温经、祛湿、通络、育阴、益气、养血法,对277例慢性布鲁菌病患者辨证论治,近期总有效率96.03%,治愈率48.38%,皮内变态反应转阴为61.82%;远期追访其中114例,总有效率93.86%,治愈率23.68%,皮内变态反应持续阴性40.35%。

［组成］

(1)温经化瘀:适用于寒凝脉络,瘀滞不通的虚寒证。表现形寒怕冷,筋脉拘急,四肢及腰膝等大关节疼痛,乏力,或汗出,肢体麻木,皮下紫纹,舌质紫或有瘀斑,脉沉细或迟。治以温经散寒,化瘀通络。方药:炮附子、桂枝、白芍、当归各 10 克,白术、鸡血藤各 12 克,木瓜 30 克,白芍 16 克,黄芪、穿山龙各 15 克,炙甘草10 克。

(2)祛湿化瘀:适用于瘀血兼有湿邪或湿蕴化热证。表现为乏力,汗出而黏,肢体酸沉,关节肿胀疼痛,胸脘痞闷,纳呆,口苦,渴不欲饮或睾丸肿痛,溺黄,妇女黄白带下,苔腻,脉弦滑或濡。治以清利湿热,活血化瘀。方药:防己、杏仁、蚕沙、黄柏各 10 克,苍术、牛膝、连翘、赤芍各 12 克,薏苡仁、丹参各 30 克,柴胡 6 克。

(3)通络化瘀:适用于瘀血阻络证。表现乏力,精神不振,关节或肌肉疼痛如刺,痛有定处或游走不定或见关节肿胀、肢体麻木,或皮下紫斑,面色晦黯,或多汗,或妇女痛经。舌黯红,或有瘀斑,脉弦细或涩。治以活血化瘀,通络止痛。方药:桃仁、红花、白芍、地龙各 10 克,丹参 30 克,当归、秦艽、穿山龙各 12 克,甘草、香附各 6 克。

(4)育阴化瘀:适用于肝肾阴虚,瘀血阻滞证。表现乏力倦怠,自汗盗汗,头晕耳鸣,五心潮热,腰膝关节或肌肉疼痛,肢体麻木,举动不灵,舌红,脉沉细而数或虚浮。治以滋补肝肾,化瘀生新。方药:山药、杜仲、牛膝、鸡血藤各 15 克,熟地黄、牡丹皮、桑寄生各 10 克,续断、枸杞子、穿山龙、当归各 12 克。

(5)益气化瘀:适用于病程迁延,气虚血瘀证。表现乏力较著,多汗,头痛头晕,气短心悸,肌肉或关节疼痛,肢体酸麻,食欲缺乏,舌淡红或有瘀点,脉细无力。治以补脾益气,活血化瘀。方药:黄芪 30 克,党参 16 克,麦冬、五味子、当归、五加皮各 10 克,白术、生地黄、穿山龙各 12 克,甘草 6 克。

(6)养血化瘀:适用于血虚挟瘀,筋脉失濡证。表现乏力,盗汗或自汗,心悸失眠,面无华色,头昏头晕,五心烦热,或午后热甚,筋骨肌肉拘痛,或游走不定,肢体麻木,消瘦,或妇女少经,舌淡少苔或花剥舌,脉弦细或细数。治以养血活血,化瘀通络。方药:黄芪 30 克,白芍 16 克,生地黄、女贞子各 12 克,枸杞子、当归、炙甘草、红花各 10 克,桑枝、穿山龙各 15 克。

〔方解〕 略

〔出处〕 山西中医,1990,11(8):346-347.

5. 除痛壮力丸

宁夏回族自治区地方病防治所报道,以除痛壮力丸治疗慢性布鲁菌病 394 例,治愈率 42.64%,基本治愈率 24.11%,好转 27.16%;有效率 93.91%。治疗后 124 例 Burnet 阳性者中的 61 例转为阴性,51 例缩小红肿面积,5 例不变。

〔组成〕 丹参、桃仁、红花、当归、川芎、香附、穿山龙、黄芪、白术、党参、杜仲、威灵仙、生地黄、黄精、地龙、秦艽、延胡索、枸杞子、甘草。

〔方解〕 方中丹参、桃仁、红花、当归、川芎、地龙活血化瘀通络;香附、延胡索行气镇痛,穿山龙、秦艽、威灵仙祛风除湿逐邪;党参、黄芪、白术、黄精、甘草补中益气;杜仲、枸杞子、生地黄补肾益精养血。合之全方具有活血化瘀、通络止痛、益气固本的功效。组方中选用了较多的血分药,旨在化瘀血而通脉络。并从气血辨证关系伍以益气之品率血运行,祛瘀不伤正。复以滋补肝肾之药培元气以利精血互生,促五脏之强。再佐以祛邪除湿的药物,滋补固本之中不忘逐邪。切中本病"瘀血、正虚、邪恋"的病机特点。本药攻邪不伤正,扶正不恋邪。从除痛壮力丸的药物组成成分及临床效果分析,认为本药具有改善血循环,调节机体免疫功能,改善机体致敏状态,增强机体的抗病能力的作用,以及镇痛、消炎作用是获得较好疗效的关键。

〔出处〕 中国人兽共患病杂志,1996,12(6):61,35.

6. 大补元煎加味

宁夏回族自治区地方病防治所报道,采用大补元煎加味治疗慢性布鲁菌病 43 例,近期治愈率 44.19%。远期(1 年)治愈率31.82%。提示补肾治疗的方药具有较好的调节机体免疫功能的作用。

[组成] 杜仲、山药、牛膝、鸡血藤各 15 克,党参 16 克,枸杞子、续断、黄精、当归、穿山龙、女贞子、山茱萸各 12 克,熟地黄、桑寄生、甘草各 10 克。每日 1 剂,水煎 2 次,早、晚分服。

[方解] 大补元煎出自《景岳全书·补阵》,张氏称此为回天赞化救本培元第一要方。我们在原方中加桑寄生、续断、牛膝、女贞子、黄精重在滋补肝肾,强壮筋骨,扶正培本;佐以穿山龙、鸡血藤通络除湿祛邪,从而激发肾脏的元阴元阳,促使精血互化,气血互生,脏腑虚损症候得以复元。

[出处] 陕西中医,1997,18(5):198.

十七、狂 犬 病

狂犬病为狂犬病毒引起的以侵犯中枢神经系统为主的急性人畜共患传染病。临床表现为特有的恐水怕风、恐惧不安、流涎、咽喉肌痉挛、进行性瘫痪等。人患狂犬病会出现一系列精神症状,表现为高度恐惧、狂躁不安、恐水、怕风、畏光、怕声响等,并逐渐出现咽喉肌痉挛、流涎、瘫痪、呼吸和循环麻痹等症状,病死率几乎 100%。发病以春末夏季相对较多,可能与犬的发情季节易伤人,人群户外活动多,衣服单薄容易暴露,被咬伤后伤势严重有关。

1. 癫狗病验方

牟允方报道,象山县癫狗病验方,服后小便如苏木汁,大便如鱼肠、猪肝色。如此服数次,至大小便如常为度。抗战前,江浙一带狂犬病流行,死亡甚多,严苍山谓用此方百发百中。《浙江中医》1984 年 10 期,用"狂犬灵",亦即此方治疗 45 例,均未复发,可见此方效用确实可靠。

[组成]　大黄 9 克、桃仁 7 粒、土鳖虫 7 只、蜜 9 克、酒 1 碗。不能饮酒者用水对和,在空腹时服。

[方解]　三药皆能去恶血,故服用后大便中有鱼肠、猪肝样秽物,小便如苏木汁,这是毒从二便排出的征兆,可避免毒气攻心。

[出处]　中国中医药报,2004,4:15.

2. 疯狗咬伤方

白求恩医科大学报道,彭国华用中药验方治疗狂犬病 1 例。患者,男,45 岁,内蒙古兴安乡农民,1988－1990 年曾 2 次被犬咬伤,未接种狂犬疫苗。于 1992 年 4 月 7 日感到头痛、恶心、低热和周身不适;9 日突然有恐惧感,心神不定,进而怕风、畏光、恐水、周身有痒痛及蚁走感,排尿困难,但神志清醒,给镇静药无效;于 11 日下午服治"疯狗咬伤"方 1 剂,患者服药后于晚 7 时有排尿感,并有小腹痛,尿液呈深红色,第三天尿液颜色正常,病情平稳、恐惧感、怕风、畏光和恐水症状消失,第四天便能下地行走。除膝关节略有疼痛外,其他完全恢复正常。

[组成]　红娘子 2 个,斑蝥 5 个(去翅足,若 40 岁各加 1 个,50 岁各加 2 个),青娘子 3 个(去翅足,40 岁加 1 个,50－60 岁加 3 个),海马半个,千金子 1 份,乳香、沉香、桔梗各半份,酥油少许。未满 20 岁者作 2 服,30 岁以上作 1 服。

[方解]　方中红娘子有毒,具有活血化瘀、解毒散结的功效,用于血瘀经闭、淋巴结结核、狂犬咬伤。斑蝥有剧毒,内服宜慎,《本草纲目》认为其可治疝瘕、解疔毒、猘犬毒、沙虱毒、轻粉毒。千金子为大戟科植物续随子的种子,性味辛,温,有毒,有逐水消肿、破癥杀虫、导泻、镇静、镇痛、抗炎、抗菌、抗肿瘤等作用,可治

疗晚期血吸虫病腹水、毒蛇咬伤、妇女经闭等症。海马性温,味甘,具有补肾壮阳、温通血脉、镇静安神、散结消肿、舒筋活络、止咳平喘之功效,可治疗疔疮肿毒等症。青娘子辛,微温,有毒。利尿,祛瘀,解毒,用于小便不利、闭经、狂犬咬伤;外用治疥癣疮疡、淋巴结结核。

〔出处〕 中国人兽共患病学报,1993,9(2):15.

3. 加味人参败毒散

白求恩医科大学林航等报道,用加味人参败毒散(即本方加地榆30克、紫竹根1把)水煎温服,每日2剂,同时配合金霉素,治愈狂犬病2例。

〔组成〕 人参败毒散加生地榆30克、紫竹根1把。

〔方解〕 本方是古验方,原载于清《万应良方秘本》,于1931年,由宏大善书局采辑其他四种方书,合编为《万应经验良方》,流传于世。《增广验方新编》卷七也载此方。方中紫竹根辛、淡、凉,主治风湿热痹、筋骨酸痛、经闭、癥瘕、狂犬咬伤。地榆可解诸热毒痈,《本草纲目》记载可治虎、犬、蛇、虫伤。

〔出处〕 中华医学杂志,1956,12(10):940-942.

4. 犬伤救命饮

江西省万年县曾文彬中医中药研究所报道,治疗狂犬病20余例,全部治愈。

〔组成〕 初期用茛菪根捣烂放少许食盐外敷,还可使用半边莲、野芋头、酸模根、紫花地丁各等份捣烂外敷。路边菊煎汤内服,每日2～3剂,每剂取鲜草150克(干品50～60克)。中后期可选扶危散加味汤或参附龙牡救逆加味汤交替使用。扶危散加味汤:斑蝥2只,木通6克,马钱子5厘,甘草3克,灯心草7根,鲜梓树根20克,糯米50克。参附龙牡救逆加味汤:白参15克,附子10克,龙骨20克,牡蛎25克,麦冬20克,五味子15克,天南星9

克,路边菊 50 克。犬伤救命饮:红花 10 克,桃仁 10 克,木通 10 克,泽泻 10 克,桂枝 6 克,甘草 5 克,灯心草 1 克,鲜梓树根(即鸟臼树白嫩根)20 克,糯米 50 克,为引同煎。

〔方解〕 略。

〔出处〕 2005 年全国首届壮医药学术会议暨全国民族医药经验交流会论文汇编.

十八、登 革 热

登革热是登革热病毒引起、伊蚊传播的一种急性传染病。临床特征为起病急骤,高热,全身肌肉、骨髓及关节痛,极度疲乏,部分患者可有皮疹、出血倾向和淋巴结肿大。

1. 解毒止痒方

广东省广州市第八人民医院等报道,将 80 例患者随机分为试验组 42 例和对照组 38 例。对照组给予西医对症治疗;试验组在对照组治疗基础上给予解毒止痒方外洗,观察 2 组治疗前后皮疹疗效分级、中医证候评分。结果:试验组的皮疹恢复总有效率为 97.62%,高于对照组的 86.84%;试验组中医证候评分改善也明显优于对照组。

〔组成〕 苦参 30 克,白鲜皮 30 克,地肤子 30 克,大青叶 30 克,紫草 30 克,忍冬藤 30 克,生地黄 30 克,赤芍 15 克。以上药物浓煎取 200 毫升,分早、中、睡前对皮疹进行外洗,同时进行冷湿敷以促进局部皮肤充分吸收药物。

〔方解〕 方中苦参味苦、性寒,清热燥湿止痒,为中医外科清热止痒的首选药物,现代研究也证实苦参外洗具有显著的抗菌消炎作用。白鲜皮味苦、性寒,是临床治疗湿热疮毒和湿疹的常用药。地肤子也是中医外科治疗皮疹瘙痒方面具有确切疗效药物之一。在治疗各种病因引起的皮疹过程中,苦参、白鲜皮、地肤子三药经常配伍使用,共奏清热解毒止痒之效。大青叶清热解毒、凉血消斑,其不仅能够祛除皮疹湿热之毒,并能消除皮肤瘀斑。紫草清热解毒、凉血活血,金银花藤清热解肌、解毒通络,二药辅助祛除皮疹局部的血热邪气,透发皮疹而促进其痊愈。血热得凉而止,血瘀得活而化,生地黄和赤芍功效清热凉血、活血化瘀,共同促进皮疹消退。

　　[出处]　中国中医急症,2015,24(12):2181-2183.

2. 清瘟败毒饮加减..

　　广东省广州市第八人民医院等报道,入组登革热病例 52 例,其中观察组 27 例,对照组 25 例。对照组予以西医常规治疗,观察组在此基础上联合清瘟败毒饮加减及血必净注射液治疗。结果:在退热时间、中医证候评分、白细胞、血小板、谷丙转氨酶、谷草转氨酶方面,观察组的临床疗效优于对照组。

　　[组成]　以清瘟败毒饮为基础进行加减,其中气分热盛证组方为生石膏 30 克,水牛角 30 克,生地黄 20 克,黄连 10 克,栀子 10 克,黄芩 10 克,知母 10 克,桔梗 10 克,连翘 10 克,淡竹叶 10 克,牡丹皮 10 克,野菊花 10 克,大黄 10 克,青蒿 10 克,炙甘草 5 克。气血(营)两燔证组方为生石膏 60 克,水牛角 60 克,生地黄 30 克,黄连 15 克,赤芍 30 克,大青叶 30 克,栀子 10 克,黄芩 10 克,知母 10 克,玄参 10 克,连翘 10 克,牡丹皮 10 克,淡竹叶 10 克,大黄 10 克,炙甘草 5 克。中药颗粒剂用法用量为每日 1 剂,分早、晚 2 次温开水冲服。中药血必净注射液用法用量为每次 50 毫升,加入 0.9% 氯化钠注射液 250 毫升静脉滴注,每日 2 次。治疗观察时间最长为 9 日。

　　[方解]　清瘟败毒饮为大寒解毒之剂,集白虎汤、凉膈散、黄连解毒汤、犀角地黄汤于一体,有清热解毒、凉血救阴之功。凡属热毒炽盛、气营两燔诸症皆可用之。诚如余霖所释"凡一切火热,表里俱盛、狂躁烦心、口干咽痛、大热干呕、错语不眠、吐血衄血、热甚发斑,不论始终,以此为主方"。根据岳冬辉统计,《疫疹一

得》共记述瘟疫 52 症,除"舌长"一症外,其余均运用清瘟败毒饮为主方治疗。研究发现,清瘟败毒饮可在一定程度上减少炎症细胞在炎症部位的积聚、浸润和渗出,具有调节促炎因子和抗炎因子比例失衡的作用,并且可能存在免疫增强作用。血必净注射液是在血府逐瘀汤的基础上,根据"菌毒并治"理论,从红花、当归、赤芍、丹参、川芎等活血化瘀中草药中提取而成的静脉制剂,具有抗炎、抗内毒素、调节免疫、改善微循环及多脏器保护等多重功能,现已广泛应用于脓毒症、多器官功能障碍综合征、重症肺炎、急性胰腺炎等危急重症。

[出处] 中国中医急症,2014,23(8):1403-1405.

3. 清气凉营汤

广东省中医院报道,观察清气凉营汤治疗登革热的临床疗效,18 例登革热患者均采用老中医周仲瑛教授的清气凉营汤治疗,结果:显效 11 例,有效 4 例,无效 3 例。

[组成] 大青叶、生石膏(先煎)、白茅根、野菊花、青蒿(后下)各 30 克,金银花、知母各 10 克,淡竹叶、大黄各 10 克。每日 2 剂,水煎 2 次,分次频服。

[方解] 方中大青叶清热凉血解毒为君;金银花既清气分之热,又解血分之毒;石膏清气泻热;大黄泻火解毒,凉血化瘀,使热毒从下而解;知母清热泻火,滋阴润燥;青蒿清热透邪,诸药共为臣药,具有气营两清之功。淡竹叶清热除烦;野菊花清热解毒;白茅根清热凉血,生津利尿,共为佐使。湿重者加半夏化湿和中,藿香芳香化浊,厚朴行气化湿,黄连清热燥湿,凉血解毒。诸药合用,在清气同时加入凉营之品,以防热毒进一步内陷营血,同时又在清营热中参以透泄,即使邪热内传入营分,也能分消其邪,使营分之热转出气分而解,体现了"入营尤可透热转气"的原则。

[出处] 新中医,2003,35(7):33-34.

4. 自拟"登革热 1 号"方

广东中山大学附属第五医院报道,观察 2007 年珠海市 125 例登革热患者应用自拟"登革热 1 号"方治疗效果,将 125 例确诊为登革热的患者,应用自拟"登革热 1 号"方为主中西医结合治疗,结果治愈 119 例(95.2%),好转 6 例(4.8%)。

[组成] 滑石 30 克,薏苡仁、炒麦芽各 20 克,杏仁、半夏、黄芩、知母、竹茹、白术各 15 克,白豆蔻、厚朴各 6 克,甘草 5 克。每日 1 剂,水煎 2 次,每次加水 500 毫升,煎至 200 毫升,两次煎液混合后分 3~4 次服用,连续服用 7 天。

[方解] 方中以杏仁、白豆蔻、薏苡仁为君药,杏仁宣上焦肺气,"盖肺主一身之气,气化则湿亦化";白豆蔻芳香化湿,行气宽中;薏苡仁清热利湿,渗利小便,"治湿不利小便,非其治也"。臣以半夏燥湿散结,厚朴化湿行气,白术、炒麦芽、甘草健脾和中化湿,滑石清利下焦湿热,竹茹、知母、黄芩清热泻火,滋阴润燥。诸药合用,共奏"开上、畅中、渗下,宣化表里湿热"之效。

[出处] 2008 年全国第 2 届中西医结合传染病学术会议暨国家中医药管理局第 1 届传染病协作组会议论文汇编.

5. 银翘散等加味

中山医科大学孙逸仙纪念医院中医科报道,总结了流行期间住院的 36 例登革热患者的临床情况,经治疗后,患者热退,皮疹渐消,皮肤瘙痒,血常规正常,36 例治愈出院,未见并发症及后遗症,取得满意疗效。

[组成]

(1)初期。①暑湿袭表证:治以辛凉解表,清热去湿,方用"银翘散"加藿香、生薏苡仁、滑石等。②卫气同病证:治以表里双解,清暑透疹,方用"银翘散合白虎汤"化裁。

(2)中期。暑湿中阻证:治以清暑化湿,和胃降逆,方用"三仁汤"加减。

（3）极期。邪陷营血证:方用"清瘟败毒饮"。加水牛角、红紫草,大青叶等,或合安宫牛黄丸、局方至宝丹。

（4）后期。热伤气阴证:治以清暑益气,养胃生津,选用"王氏清暑益气汤"调理。

［方解］　银翘散、白虎汤、三仁汤、清瘟败毒饮、王氏清暑益气汤方解同前。

［出处］　广东医药学院学报,1994,10(3):199-200.

6. 登革清

广州中医学院等报道,对 58 例患者进行中西医分组对照研究,取得较满意的疗效。

［组成］　大黄 5～10 克,青蒿 30 克,柴胡 15 克,石膏 40～100 克,知母 15 克,茵陈 30 克,白花蛇舌草 30 克,栀子 15 克,金银花 15 克。伴有出血倾向者,宜加生地黄、牡丹皮、赤芍,并内服紫地合剂(广州中医学院附属医院制),每日 3 次,每次 50 毫升,另给复方丹参注射液,每日 20～40 毫升。湿重者,加苍术;腹痛者,加四逆散、木香、槟榔;恶心呕吐者,加半夏、竹茹。

［方解］　选用大黄、柴胡、青蒿、金银花、栀子、白花蛇舌草以清热解毒;用石膏、知母清热护阴;以丹参、赤芍、大黄等凉血化瘀;并以大黄、茵陈前后分消,通腑逐邪。方中大黄一味兼有清热解毒、凉血化瘀和通腑逐邪三者之功。

［出处］　中医杂志,1988,6:26-28.

十九、炭　疽

炭疽是由炭疽杆菌引起的人畜共患急性传染病,表现为脾显著肿大;皮下及浆膜下结缔组织出血性浸润;血液凝固不良,呈煤焦油样。自然条件下,食草动物最易感,人中等敏感,主要发生于与动物及畜产品加工接触较多及误食病畜肉的人员。

1. 中药抗疽方

新疆喀什市人民医院报道,采用中西医结合方法治疗炭疽,总结了资料较完整的 12 例病例,12 例病例皆为首发,结果收效极为满意,全部治愈,未见任何副作用。

[组成]　本组病例均按下述方案用药,就诊立即予青霉素静脉滴注,同时予自订中药抗疽Ⅰ号方[金银花 40 克、蒲公英 50 克、黄芩 15 克、黄连 12 克、黄柏 12 克、连翘 15 克、茯苓 30 克、败酱草 30 克、大黄 6 克、芒硝(冲服)6 克、甘草 9 克],1 剂煎服。上述用药后当日或次日出院,带自订中药抗疽Ⅱ号方(金银花 30 克、野菊花 30 克、栀子 15 克、黄芩 10 克、连翘 15 克、丹参 15 克、赤芍 15 克、茯苓 25 克、败酱草 30 克、车前子 9 克。体质虚弱者,加党参、黄芪各 15 克),2 剂煎服。

[方解]　抗炭疽Ⅰ号方的黄芩、黄连、黄柏等均具有抗菌作用,与青霉素联用有协同作用,从而能迅速达到制菌杀菌消炎作用。加上金银花、蒲公英、连翘、茯苓、败酱草以清热解毒,大黄、芒硝以通里攻下,清涤肠道,促进有害物质排出并减少其吸收。在此基础上加丹参、赤芍以活血通络,化瘀消肿,加速炎症消退,促进组织修复,同时加车前子以利尿,促进体内残余有害物质排出,以提高疗效,缩短病程,加速康复。

[出处]　新疆中医药,1985,5:23-25.

2. 雷公保命汤

陕西省澄城县医院中医科报道,根据中医辨证,应用雷公保命汤治疗 2 例炭疽患者。孙姓,男,17 岁,高热、颜面颈部高度水肿,呼吸困难,进食亦受影响,面、颈、胸三部极度水肿,颈前右颌下有病灶,其中有脓液性分泌物流出,取分泌物涂片镜检找到炭疽杆菌。用青霉素等治疗 5 天,病情无好转,仍高热,患处极度水肿。17 日请中医会诊,患者呼吸困难,汤水难下,六脉实数,先用连翘解毒汤重剂二服不效,改用雷公保命汤 3 剂后,体温降至 37.5℃,面、颈、胸之水肿大部消失,再服 3 剂后诸症消失,六脉和缓,于 23 日痊愈出院。刘姓,男,42 岁,右臂水肿,右手背高度水肿,中央有一黑豆大病灶,有棕色分泌物流出,取分泌物涂片镜检找到炭疽杆菌。六脉实数,大便干燥,饮食尚可,予雷公保命汤 4 剂后,体温正常,患处水肿大部消失,再服本方 4 剂而痊愈。

〔组成〕 金银花 150 克,蒲公英、当归各 75 克,荆芥、防风各 9 克,生甘草 15 克,煎服。

〔方解〕 方中当归通经活血以消肿,重用金银花、蒲公英以清热解毒,佐荆防以泄风达邪,甘草以和中解毒,故收效甚捷。

〔出处〕 中医杂志,1962,3:25.

二十、流行性乙型脑炎

流行性乙型脑炎是乙脑病毒所致的,以脑实质炎症为主要病变的急性中枢神经系统传染病。通过蚊虫传播,多发生于儿童,流行于夏秋季。临床上以高热、意识障碍、抽搐、呼吸衰竭及脑膜刺激征为特征,重症者病后常留有后遗症。

1. 中药辨证方

重庆医科大学附属儿童医院报道,以卫气营血辨证理论为指导,对流行性乙型脑炎采用分期分型论治,辨证分型包括毒壅肺胃证(轻型)、毒损脑络证(普通型)、毒陷心包证(重型)、正虚邪恋证(恢复期)。结果共治疗流行性乙型脑炎 33 例,治愈 25 例,有后遗症者 8 例,死亡 0 例,总有效率为 100％,治愈率为 81.82％,后遗症发生率为 18.18％。

〔组成〕

(1)毒蕴肺胃证(轻型)药用:生石膏、知母、连翘、金银花、板蓝根、栀子、六一散、粳米、丹参。用量用法:上述药物分量视病情而定,儿童根据体重、年龄等酌情用药。每日 1 剂,水煎服,每次

40～100 毫升,每 4～6 小时 1 次。加减:胸闷、呕吐等湿重者,加鲜佩兰、鲜藿香、鲜荷叶;嗜睡者,加鲜石菖蒲、郁金;躁动者,加钩藤、地龙。

(2)毒损脑络证(普通型)药用:生地黄、牡丹皮、玄参、金银花、连翘、大青叶、黄连、生石膏、知母、紫草。用量用法:同上。加减:嗜睡者,加石菖蒲、郁金;痰盛、呼吸急促者,加胆南星、天竺黄、鲜竹沥、苏合香丸;壮热不退者,加安宫牛黄丸化服;壮热、抽搐者,加至宝丹化服;痰盛闭窍者,加苏合香丸化服;抽搐者,加羚羊角粉(代)。

(3)毒陷心包证(重型)药用:羚羊角(代)、生地黄、黄连、大青叶、栀子、黄芩、紫草、生石膏、知母、赤芍、玄参、牡丹皮、连翘、全蝎(研末冲服)、蜈蚣(研末冲服)。用量用法:同上。用药加减:痰涎阻滞者,加苏合香丸;抽搐者,加紫雪丹或羚羊角粉(代);神昏者,加安宫牛黄丸。

(4)正虚邪恋证(恢复期)药用:沙参、石膏、麦冬、淡竹叶、桑叶、天花粉、半夏、玉竹、白扁豆、牡丹皮、生甘草、黄连、阿胶、黄芩、鸡子黄、白芍。用量用法:同上。用药加减:痉挛、震颤者,加天麻、钩藤、石决明;邪留脉络,肢体瘫痪者,去滋腻之品,加红花、石菖蒲、僵蚕、地龙。

[方解]　初期邪在卫气,用知母、连翘、金银花、板蓝根等辛寒清气、清热解毒之剂,以清透邪热。在出现气血两燔、热陷营血临床证型的极期阶段,表现为高热、痰热互结、毒损脑络,热蒸于内而亢盛于外,内外俱热,用白虎汤以清气泻热,透邪外达。因毒陷心包,心神被扰,投以清营汤以清泻营热,或加服安宫牛黄丸以清心开窍;因邪陷营血,灼热燥扰,神昏谵语,角弓反张,是邪热火毒燔灼血分、内陷心包、风动生痰之危候,病情复杂而危重之际,予清营汤合羚角钩藤汤以清营凉血、息风定惊。疾病后期,由于暑邪伤及气阴,筋脉失养,或因余热未清,风痰留阻络道,产生低热、震颤、失语、痴呆、吞咽困难、偏瘫等后遗症,宜清解余毒,益气

生津,或兼祛风通络。

[出处] 湖北中医药大学学报,2014,16(2):83-85.

2. 清热解毒方

道县医院报道,以中药为主治疗流行性乙型脑炎 78 例,疗效满意。

[组成] 板蓝根 30 克、生石膏 50 克、知母 10 克、金银花 10 克、连翘 10 克、藿香 5 克。加减:壮热、抽搐者,加水牛角 30 克、全蝎(研末兑)1.5 克、钩藤 10 克;昏迷者,加安宫牛黄丸 1.5 克,或紫雪丹 1.5 克,每日 2 次。恢复期用竹叶石膏汤加益气生津之品以善后。每日 1～2 剂,水煎,多次分服,昏迷者经鼻饲管多次注入。

[方解] 乙脑属于中医的暑温,由暑热所致,暑性炎热,易耗津液,易入心营,生痰生风,气营两燔,热毒内陷,热痰闭窍,神识不清,昏迷不醒,抽搐频作。叶天士云:"夏暑发自阳明"虽为阳邪,多挟湿邪。因此应用大剂量之板蓝根、生石膏、金银花、连翘、知母等清热解毒泻暑之品直挫热邪,少佐藿香以芳化除湿。神识不清,昏迷不醒加凉营泻热,清心开窍之郁金、川贝母及安宫牛黄丸、紫雪丹等;热极生风,肝风内动,抽搐频用水牛角、全蝎、地龙等息风止痉;善后用竹叶石膏汤加味清理余热,益气生津。辨证视变,药中肯綮。

[出处] 湖南中医杂志,1990,(4):8.

3. 中药敷脐方

陕西西安市中心医院报道,用中药敷脐的方法治疗乙脑患者83 例,取得一定疗效。

[组成] 用生石膏 90 克、白矾 15 克、栀子 30 克、芦根(干)45 克、黄柏 20 克、蟾皮 15 克研粉混匀,取 5～10 克调稠糊状外敷。

[方解] 敷脐疗法以中医经络学说和脏腑学说为理论基础,

药物通过对脐部(神阙穴)局部穴位的刺激作用,经过皮肤透入,激发经脉之气,促进脏腑气血运行,起到治疗作用。选用的药物中,生石膏清热泻火,除烦止渴;白矾解毒收涩;栀子清热利湿,凉血解毒;芦根清热生津;黄柏清热泻火,退热除蒸;蟾皮清热解毒(有小毒)。

〔出处〕　现代护理,2004,10(8):765.

二十一、伤寒与副伤寒

本病在世界各地均有发病,以温带及热带地区为多。流行多在夏秋季,卫生条件不良的温带地区终年均有发病。所有带菌者,尤其是慢性带菌者,是引起伤寒流行尤其是散发流行的传染源。

1. 中药辨证方

河北省辛集市第一医院报道,采用中医辨证治疗地方性斑疹伤寒54例,疗效满意。

〔组成〕

(1)邪伏少阳兼表型予柴胡鳖甲汤(自拟):桑叶12克,菊花12克,柴胡15克,黄芩12克,鳖甲10克,枳壳10克,金银花12克,薄荷12克,连翘12克。

(2)少阳阳明合病型予大柴胡汤加减:柴胡12克,黄芩12克,大黄10克,鳖甲10克,牡丹皮10克,槟榔10克,枳实10克,金银花15克,菊花12克。

(3)邪伏少阳,热伤营阴型可予柴胡鳖甲丹皮汤:柴胡12克,鳖甲10克,牡丹皮10克,黄芩12克,白薇12克,生地黄12克,菊花10克,青蒿10克,甘草6克。

(4)邪伏少阳,湿郁三焦型可予柴胡三仁汤:柴胡12克,黄芩12克,半夏10克,滑石12克,白豆蔻10克,薏苡仁12克,厚朴10克,陈皮10克。

[方解]　吴又可《温疫论》云:"所谓伏邪者,瘟疫之邪,伏于膜原……至其发也,邪气渐张,内侵于府,外淫于经,营卫受伤,诸症渐显。"吴又可认为膜原为半表半里之部位。地方性斑疹伤寒发病部位为少阳。由于病邪传变,或入里为少阳阳明合病,或传来或兼感风寒而成邪伏少阳兼表证。地方性斑疹伤寒多发于夏秋之季,多夹杂湿邪,故有邪伏少阳,湿郁三焦之证;温为阳邪,易化热伤阴,因而又有邪伏少阳,热伤营阴之证。在治疗中总以少阳为主,随症变化施治。少阳病治以和解为主,地方性斑疹伤寒虽有发热、恶寒,但实为少阳之寒热往来。故治疗中不宜因恶寒而发汗,汗多伤阴,宜用柴胡、鳖甲解肌退热,邪入阳明可加大黄泻热通里。灵活施治,方收佳效。

　　[出处]　河北中医,2002,8(24):573-574.

2. 伤寒清解汤

　　云南省嵩明县中医医院,采用自拟伤寒清解汤配合抗菌素治疗 60 例伤寒患者,疗效满意。

　　[组成]　金银花 15 克,连翘 15 克,栀子 10 克,大黄 10 克,黄芩 15 克,黄连 10 克,藿香 15 克,滑石(另包)20 克,白豆蔻 10 克,半夏 9 克,薏苡仁 30 克,甘草 10 克。并发黄疸者加茵陈 15 克,并肠出血者加炒地榆 10 克。

　　[方解]　伤寒清解汤及其加减法即是在辨证论治的基础上,从"湿温"的发生、发展规律入手,用金银花、连翘、栀子、黄芩、黄连以清热解毒,诸药有抗伤寒杆菌作用。大黄清热泻火,具有较强的抑制和杀灭伤寒杆菌的作用,大黄又是泻下通腑之要药,能增加肠蠕动,促进肠道内分泌增加,将肠道腐败之物早日排出体外,有利于高热的控制;大黄又能凉血止血,可降低肠出血的发生率。藿香、白豆蔻芳香化浊、燥湿理气。薏苡仁、滑石淡渗利湿,使湿邪从小便而去。半夏燥湿化痰,甘草调和诸药。全方清热解毒,祛湿凉血,使时疫邪毒得以清解,病体向愈。

〔出处〕　云南中医学院学报,2001,24(3):52-53.

3. 麻黄桂枝各半汤

浙江省海宁市马桥医院报道:采用麻黄桂枝各半汤加减治疗夏暑伤寒5例,效果较好。

〔组成〕　麻黄4克,桂枝6克,生姜10克,防风、蔓荆子各12克,金银花、连翘各15克,薄荷10克,牛蒡子15克,菊花、大枣、桔梗各10克。

〔方解〕　方中麻黄味苦辛温,入肺与膀胱经,善开腠理,发汗解表;桂枝性温,主归肺经,能解肌发表,温经散寒,通营达卫,助麻黄发汗解表,又能使邪去、营卫和;防风、生姜助麻黄桂枝辛温解表散寒;菊花、薄荷解表退热;金银花、连翘清热解毒;牛蒡子疏散风热解毒并利咽喉;桔梗开宣肺气利咽喉化痰;蔓荆子引药上行,大枣调和诸药。麻黄桂枝辛温,过甚恐耗损元气,汗出过多而伤阴,故麻黄桂枝取各半而用之。全方温经散寒宣发肺气,调畅营卫,使寒邪表而解。

〔出处〕　浙江中西医结合杂志,2012,22(2):135.

4. 自拟败酱草汤

浙江省温岭市第一人民医院报道:运用自拟败酱草汤治疗26例伤寒、副伤寒,取得了满意的疗效。

〔组成〕　败酱草15克,大血藤15克,马齿苋5克,三叶青10克,荆芥6克,淡豆豉10克,薄荷5克。随症加减:湿重者,加半夏、佩兰、藿香、扁豆、薏苡仁、石菖蒲;热重者,加连翘、焦栀子、黄柏、白头翁;气滞者,加川楝子、枳壳。

〔方解〕　败酱草汤以败酱草为主药,其辛苦微寒归胃、大肠、肝经,有清热解毒、消痈排脓、祛瘀止痛功效。大血藤苦平,归大肠经,有清热解毒、活血化瘀功能;马齿苋归大肠、肝经,有清热解毒止血功效,两药共为臣药,可加强君药败酱草的功效。三药合用共有清热解毒作用。三叶青、荆芥、淡豆豉、薄荷解表退热为佐药,辅助君臣药,使邪从卫分而解。诸药合用,共奏清热解毒退热之效。再根据湿热孰重孰轻,配以化湿药或清热药,则效果更佳。

[出处] 中国中医药信息杂志,2000,7(8):52.

二十二、细菌性痢疾

细菌性痢疾是由痢疾杆菌引起的肠道传染病。临床上以发热、腹痛、腹泻、里急后重及黏液脓血便为特征,严重者有感染性休克和或中毒性脑病。细菌性痢疾终年散发,但有明显季节性,夏秋季是细菌性痢疾的高发季节。细菌性痢疾的主要传染源包括急、慢性细菌性痢疾患者和带菌者。他们排出的带菌粪便,通过污染食物、水或周围环境,经过"粪—口途径"就会把细菌性痢疾传染给其他健康人。

1. 加味白头翁汤

2006—2008 年广东省人民政府机关门诊部对 35 例细菌性痢疾患者中医辨证属热痢者采用白头翁汤加味治疗,收到了满意的效果。

[组成] 白头翁 15 克,秦皮 9 克,黄连 9 克,黄柏 9 克。根据患者症状适当加入消导健脾、行气理气、凉血止血药物。凡大肠热毒盛、湿热盛者均可使用本方,每日 1 剂,5 日为 1 个疗程,一般服用 1～2 个疗程。

[方解] 方中白头翁清热解毒,凉血治痢,善治热毒赤痢,为君药;黄连、黄柏、秦皮协助白头翁清热解毒,燥湿治痢,为佐药。四药合用具有清热解毒、凉血、止痢燥湿之功效。根据病情加用以下药物:腹痛、腹胀者,加木香、乌药以理气行气止痛;腹痛、里急后重、大便不畅者,加木香、槟榔、白芍以行气导滞、缓急止痛;排血性大便者,加牡丹皮、地榆、槐花、仙鹤草以凉血止血。故用白头翁汤为主方,治疗腹痛、大便次数增多、黏液脓血便、里急后

重均能收到满意的疗效。

　　［出处］　长春中医药大学学报,2009,25(2):285.

2. 黄土汤

　　揭阳市中医院报道,应用黄土汤加减治疗儿童慢性细菌性痢疾 38 例,收到满意效果。

　　［组成］　灶心黄土(包煎)30 克,阿胶(烊)、黄芩各 8 克,地黄 15 克,白术 6 克,附子 3 克,甘草 2 克。以上剂量适应于 7 岁左右儿童,年龄小,剂量酌减。大便脓血者,加侧柏叶 6 克,槐花 3 克,赤芍 8 克,白头翁 10 克;大便黏液多者,加木香 6 克,厚朴 6 克,秦皮 5 克;夹食滞者,加鸡内金 4 克,山楂 8 克,炒谷芽、炒麦芽各 8 克;腹痛里急后重者,加木香 5 克,白芍 10 克,厚朴 4 克;面色萎黄无华、体倦乏力、唇舌淡白者,加黄芪 10 克,白芍 6 克,当归 3 克,党参 8 克。上方取水 600 毫升煎 150 毫升。连煎 2 次。煎得药液混和后分 3 次温服。服药期间忌食腥味、肥腻、生冷之品。每日 1 剂,30 天判定疗效。

　　［方解］　方中灶心黄土温中涩肠止血为君;白术、附子温阳健脾统血为臣;生地黄、阿胶滋阴养血止血,黄芩凉血而清滞肠中湿热,三药性寒能制术、附之辛燥,防温燥太过耗血动血,均为佐药;甘草调和诸药为使药。

　　［出处］　中医药学刊,2006,24(6):1119.

3. 老蛇盘合剂

　　甘肃省中医学院报道,老蛇盘合剂治疗急性普通型细菌性痢疾 68 例,疗效满意。

　　［组成］　老蛇盘 20 克～40 克,黄柏 11 克,白芍 9 克,葛根 9 克,地榆 15 克,槟榔 5 克,山楂 15 克,藿香 6 克。水煎服,每日 1 剂。

　　［方解］　老蛇盘,植物名为鬼灯檠,别名索骨丹,据记载:为

多年生草本,药用根茎,秋季采挖后,去泥及须根,洗净切片,晒干。味苦性平,具有清热凉血、解毒止痛、涩肠止痢、活血生肌、止血之功。主治湿热下痢、久泻不止、外伤出血、子宫脱垂、咽喉肿痛、痈肿疮毒等症。本合剂以老蛇盘清血分湿热、解毒为主,黄柏清热燥湿为辅,地榆、白芍凉血护阴,山楂、槟榔消积导滞,葛根解肌退热。以上诸药大多性质寒凉沉降,故少用藿香和中化湿使其不伤胃气;诸药配伍,共奏清热化湿、消积导滞之功。

[出处] 光明中医,2003,18(6):57-58.

二十三、细菌性食物中毒

细菌性食物中毒是由发病机制各异的多种细菌引起胃肠道感染及中毒。临床特点以呕吐、腹泻为主要表现,潜伏期短,发病急,病程短,恢复快;可有严重并发症和一定的病死率。

萹蓄二花汤

湖北省宜都市中医院报道,采用萹蓄二花汤治疗细菌性食物中毒引起的急性腹泻9例,效果较好。

[组成] 萹蓄、金银花、苦参、大黄、枳壳、槟榔、甘草。加减:大便以脓血便者,加地榆、牡丹皮;腹痛较甚者,加白芍;腹泻稀水便者,加车前子、木通;若泄之爽快者,去大黄;腹胀较甚者,加木香,莱菔子;恶心呕吐者,加半夏、生姜。

[方解] 萹蓄二花汤中,萹蓄清热利水,使湿热之邪从小便而去;金银花清热解毒,凉血止痢;苦参清热燥湿,厚肠止痢;大黄泻热破瘀,攻积通便,使湿热邪毒从大便而下;槟榔、枳壳行气导滞,破结消积,助大黄通下湿热邪毒;生甘草和中调脾,共奏调气和血之用。

[出处] 医药前沿,2011,2(24):138.

二十四、钩端螺旋体病

钩端螺旋体病简称钩体病,是由致病性钩端螺旋体引起的急性全身感染性疾病,为人畜共患疾病。其临床特点为高热、全身酸痛、乏力、球结膜充血、淋巴结肿大和明显的腓肠肌疼痛。重者可并发肺出血、黄疸、脑膜炎和肾衰竭等。

白虎汤··

武汉市新洲区中医医院报道,应用白虎汤加减治疗 23 例钩端螺旋体病,疗效满意。

[组成] 生石膏、知母、金银花、连翘、板蓝根、鲜荷叶、生地黄、沙参、麦冬、六一散。加减:舌苔黄腻者,加藿香、白豆蔻;口渴喜饮者,加石斛、天花粉、玄参;头痛如劈者,加羌活、川芎、白芷;壮热不退者,加服紫雪丹。

[方解] 根据病理变化及证候表现来分析,本病病在气分,然虽气分实热,但未成腑实,故治疗当以辛寒清气、涤暑泻热为主,不宜攻下。本病是由于里热而津液受伤,并非热郁化火所致,不宜滥用黄芩、黄连等苦寒直折之品,以免更加化燥伤阴。诚如柯韵伯所云:"阳明属胃,外主肌肉,虽内外大热而未实,终非苦寒之药所宜。"因此选用清热生津的白虎汤加减。该方为治暑入阳明之主方,不仅清暑泻热,且能透邪外达。吴鞠通说:"白虎本为达热出表"即为此意,加金银花、连翘、荷叶、麦冬等,意在加强清暑透泄、滋阴养津;暑多挟湿,故加藿香、白豆蔻等芳香之品,既清阳明之热,又化太阴之湿。

[出处] 湖北中医杂志,2000,22(2):28.

二十五、疟 疾

疟疾又名"打摆子",是由疟原虫经按蚊叮咬传播的传染病。临床表现为间歇性、定时性及发作性的战栗、高热、大汗及贫血和脾大为特征。疟疾有 4 种,由 4 种不同的疟原虫引起,即间日疟、三日疟、卵形疟、恶性疟。

灭疟汤

陕西省西安市中心医院报道,采用灭疟汤治疗慢性复发性疟疾 4 例,效果较好。

[组成] 柴胡、干姜、半夏、槟榔、草果各 6 克,黄芩 4.5 克,常山 9～15 克,葛根、党参各 9 克,乌梅 3 个,甘草 3 克,大枣 3 枚为引。

[方解] 方中柴胡、半夏、黄芩、党参、甘草、大枣和解少阳;干姜、槟榔、草果、常山温中祛邪;葛根解肌,乌梅敛阴。

[出处] 陕西中医,2007,28(11):1559.

二十六、阿米巴痢疾

阿米巴痢疾又称肠阿米巴病,是由致病性溶组织阿米巴原虫侵入结肠壁后所致的以痢疾症状为主的消化道传染病。寄生在肠壁的滋养体经过血流、淋巴系统迁延至远处器官,发生多种肠外并发症,以阿米巴肝脓肿最重,也最常见,也有累及肺、胸膜、心包及脑部等部位。

白头翁汤

北京市延庆区医院报道,应用白头翁汤等药治疗的 30 例阿米巴痢疾患者,疗效满意。

[组成] 病情较轻者,给予单用白头翁 15～30 克,水煎,分 3 次服,7～10 天为 1 个疗程;病重者,采取口服与灌肠并用的方法。另给予白头翁 30～60 克,煎水保留灌肠,每日 1 次,疗程 7～10 日。

[方解] 白头翁为毛茛科多年生草本植物白头翁的根,分布于我国东北、内蒙古及华北等地。春季开花前或秋末叶黄时方可

采收,除去叶及残留的花茎和须根,保留根头白绒毛,洗净泥土,晒干,生用。本药性味苦寒,归大肠经,有清热解毒、凉血止痢的功效,临床常用来治疗热毒血痢。

　　［出处］　首都医药,2013,8(16):59.

二十七、血吸虫病

　　血吸虫病是由血吸虫的成虫寄生于人体所引起的地方性疾病,血吸虫病的病变主要由虫卵引起,虫卵主要是沉着在宿主的肝及结肠肠壁等组织,所引起的肉芽肿和纤维化是血吸虫病的主要病变。

1. 大、小柴胡汤

　　湖北省仙桃市中医医院报道,用大、小柴胡汤治疗血吸虫性肝硬化腹水患者 34 例,效果较好。

　　［组成］　柴胡 10 克,黄芩 8 克,海金沙 15 克,郁金 8 克,川楝子 10 克,白芍 10 克,炒枳实 10 克,茯苓 15 克,车前子 15 克,厚朴 10 克,大腹皮 15 克,泽泻 15 克。上药加水 500 毫升,煎取汁 300 毫升,每日 1 剂,分 2～3 次温服。

　　［方解］　方中柴胡苦平,疏木解邪,黄芩苦寒,清火泻热,柴胡升达,黄芩苦降,升降协调,最能疏肝利胆,而为本方之主药。海金沙、金钱草二味寒凉,清利湿热,从而协助柴胡、黄芩发挥疏肝利胆之作用。鸡内金化石磨坚,消积导滞,使肝胆疏泄得以恢复正常。郁金理气解郁,和血散结,佐白芍以和营舒急。川楝子入肝行气,止痛散结,伴枳实以消痞除满。本方用茯苓入血分而利湿行水,泽泻、大腹皮、车前子通气道利水便,使肝胆湿热蕴结之邪,得以从小便而出,所谓"治湿不利其小便,非其治也"。

　　［出处］　湖北中医杂志,2015,37(4):38.

2. 益气化瘀汤

武汉大学基础医学院报道,采用益气化瘀汤联合参芪扶正颗粒治疗血吸虫病肝纤维化60例,效果较好。

[组成] 柴胡15克、白芍15克、丹参15克、黄芪15克、莪术15克、土鳖虫10克、木香6克、枳壳10克、泽泻20克、牵牛子、鳖甲各10克等。参芪扶正颗粒由党参10克,黄芪15克,白术10克,防风15克,桂枝15克,白芍15克,甘草5克,大枣15克等组成。

[方解] 益气化瘀汤中丹参、土鳖虫、莪术具有活血化瘀,去积通络之功;柴胡、木香、白芍、枳壳有舒肝理气镇痛之效;辅以行气利水的黄芪、泽泻和牵牛子,以及软坚散结,滋阴潜阳的鳖甲。在整个治疗过程中,都联合参芪扶正颗粒,确实有效的增加白细胞。参芪扶正颗粒可改善疲倦乏力、少气懒言、恶心食少、头晕目眩、体虚自汗及气血不调所引起的病理症状,有提高人体免疫的功能。在临床上联合应用二方,确实起到了益气化瘀,抗纤保肝之效果。

[出处] 数理医药学杂志,2013,26(5):580-583.

3. 自拟臌胀汤

湖北省公安县疾病预防控制中心血吸虫病预防所报道,采用自拟臌胀汤治疗晚期血吸虫病肝硬化腹水患者86例,效果较好。

[组成] 醋鳖甲(先煎)30克、丹参30克、黄芪30克、益母草20克、地龙10克、泽兰10克、炒山楂15克、茯苓15克、泽泻10克、大腹皮15克、水蛭2克、当归10克。加减:腹大胀甚者,口服淋滞疏通丸,腹水消退即止。大便色黑者,加三七、侧柏叶。食少腹胀甚、小便短少、舌苔腻、脉弦滑者,加白术、厚朴、苍术。神倦、便溏、舌质淡,加党参、附子、山药。腹胀、嗳气为快者,加佛手、沉香。水肿较甚、小便短少者,加肉桂、猪苓、车前子。面色苍白、怯

寒肢冷、腰膝酸冷疼痛者,加肉桂、仙茅、淫羊藿。津伤口干者,加石斛、芦根。牙龈、鼻出血者,加鲜茅根、仙鹤草。耳鸣、面赤、颧红者,加龟甲、牡蛎。烦热口苦、小便赤色者,加金钱草、栀子、茵陈。大量呕血者,停止中药治疗,西医急救。

〔方解〕 臌胀汤以醋鳖甲祛瘀软坚,丹参活血化瘀,佐以益母草、泽兰、水蛭、地龙活血、行气、通络,辅以茯苓、泽泻、大腹皮利水消肿,山楂健脾逐瘀,黄芪扶正。诸药配伍,共奏行气、活血软坚、健脾利水之功,随症施以消胀、化湿、攻逐、清利、温补、滋肾等法,达到攻补兼施的目的。全方活血而不伤正,扶正而不留邪,利水而不伤阴,适宜患者长期服用。

〔出处〕 长江大学学报(自科版),2014,24(8):25.

4. 柴鳖牡丹汤

安徽省池州市中医院报道,用自拟柴鳖牡丹汤治疗血吸虫病所致肝脾大 120 例,获得较为满意疗效。

〔组成〕 柴胡 12 克,醋炙鳖甲 15 克,生牡蛎 30 克,丹参 12克,川楝子、郁金、香附、青皮、陈皮、炒枳壳、桃仁、赤芍、焦山楂、焦神曲各 10 克,红花 5 克,炙甘草 3 克。水煎服,每日 1 剂,日服2 次。伴腹水者,同时伍用己椒苈黄丸。伴黄疸者,加用茵陈 10克,海金沙 15 克。

〔方解〕 柴鳖牡丹汤中柴胡、川楝子、郁金、香附、青陈皮、炒枳壳疏肝理气;丹参、赤芍、桃仁、红花活血化瘀;醋炙鳖甲、生牡蛎软坚散结;焦山楂、焦神曲消食健胃;炙甘草缓急止痛,调和药性。诸药合用,共奏条达肝气、消去瘀滞、恢复脾运之功,达到痛止积散之目的。

〔出处〕 中医药临床杂志,2006,18(3):220-221.

二十八、急性出血性结膜炎

急性出血性结膜炎又称流行性出血性结膜炎(俗称红眼病),

是近 30 年来世界暴发流行的一种新型急性病毒性眼病。本病传染病极强,人们普遍易感,发病率高,传播很快,发病集中。本病在夏秋季节流行,多见于成年人。自然病程短,目前尚无特殊的有效疗法,2 周左右自愈,预后良好。

祛风散热饮子

广西玉林市玉城医药报道,采用驱风散热饮子治疗 300 例急性出血性结膜炎患者,效果较好。

[组成] 柴胡 10 克,防风 15 克,羌活 10 克,牛蒡子 10 克,薄荷 8 克,连翘 15 克,栀子 10 克,赤芍 8 克,川芎 10 克,甘草 8 克。肺胃热盛者,加石膏 10 克、黄芩 10 克;体虚者,加白术 8 克、黄芪 5 克。

[方解] 方中柴胡、防风、薄荷、羌活疏肝清肺,疏风散邪;连翘、栀子清热解毒散邪;赤芍、川芎凉血活血,甘草调和诸药。诸药合用达疏风清热,解毒散邪之功。肺胃热盛者加石膏、黄芩加强清肺胃积热,泻火解毒。体虚者加白术、黄芪益气健脾,扶正气,御外邪。

[出处] 内蒙古中医药,2012,31(21):53.

二十九、手足口病

手足口病是由数种肠道病毒感染所引起的传染病,多发生于 5 岁以下的婴幼儿,可引起发热和手、足、肛周、口腔黏膜等部位的疱疹,个别患者可引起心肌炎、肺水肿、无菌性脑膜脑炎等并发症。本病经呼吸道和消化道传播,儿童感染病毒后,其临床症状表现为口腔炎(口腔黏膜出现红色溃疡性疱疹),同时手部、足部、皮肤出现斑丘疹,并很快转为疱疹。患儿多有低热,病程 7 天左右,一般症状较轻,常可自愈,偶可出现肺炎等合并症。

1. 消疹清心汤

广东省东莞市第三人民医院报道:采用消疹清心汤加减治疗100例手足口病合并心肌受损有较好疗效。

[组成] 桑叶3~10克,菊花3~10克,杏仁3~10克,枳实3~10克,灯心草3~10克,淡竹叶3~10克,茯苓3~10克,扁豆10~20克,薏苡仁10~20克,甘草3~6克。发热者,加石膏(先煎)20~30克、羚羊角(代)3~5克;有肢体抖动、惊跳、抽搐者,加柴胡、白芍各3~10克;湿热重者,加徐长卿、木棉花各3~10克;风寒重者,加藿香、紫苏叶、神曲(后下)各3~10克;脾虚明显者,加白术、茯苓、厚朴各3~10克;阴伤明显者,加玄参、生地黄各3~10克。

[方解] 桑叶、菊花清肝疏散风热,令邪热从外而解;扁豆、薏苡仁淡渗利湿,灯心草、淡竹叶清心利尿,导湿热从小便而出,从而令邪有出路。同时,杏仁止咳平喘,枳实行气导滞,茯苓、甘草可健脾益气兼安神,使脾之健运之功能不受影响。诸药合用可起疏风清热、安神、淡渗利湿、消疹之功效。发热者加石膏、羚羊角(代)清热;有肢体抖动、惊跳、抽搐加柴胡、白芍疏肝缓急;湿热重者加徐长卿、木棉花祛湿清热;风寒重者,加藿香、紫苏叶、神曲疏风散寒;脾虚明显者,加白术、茯苓、厚朴健脾化湿;阴伤明显者加玄参、生地黄养阴清热。

[出处] 中国中医急症,2015,24(8):1342-1343.

2. 银翘蒿芩汤

福建中医药大学附属厦门市中医院报道,采用银翘蒿芩汤联合中药穴位贴敷治疗小儿手足口病患者42例安全有效。

[组成] 金银花6克,连翘6克,黄芩5克,青蒿5克,生石膏6克,板蓝根6克,紫草6克,大青叶6克,藿香4克,佩兰4克,生甘草3克。

〔方解〕　方中大青叶、菊花、金银花、板蓝根清热解毒;藿香、佩兰清热化湿;紫草凉血活血,解毒透疹;大青叶、牛蒡子、甘草清热解毒,调和诸药。诸药共达清热解毒、化湿透邪功效。现代医学研究证明:金银花、连翘、黄芩有抑制病毒作用,能抑制病毒的复制、延缓病毒所致细胞病变的发生;大青叶、板蓝根、紫草均有抗病毒,促进皮疹消退,改善微循环,有利于黏膜修复;青蒿、生石膏、黄芩具有退热降温功效;甘草具有抗病毒、抗变态反应、抗炎等作用,且甘草酸抗柯萨奇病毒能力较强。

　　〔出处〕　中医药通报,2017,16(1),49-51.

3. 清胃解毒汤

　　河北省成安县人民医院报道:观察清胃解毒汤联合利巴韦林治疗手足口病普通病例 120 例,能够显著提高临床疗效,缩短病程。

　　〔组成〕　升麻 6 克,黄芩 6 克,生石膏 15 克,牡丹皮 6 克,生地黄 9 克,猪苓 6 克,茯苓 9 克,薏苡仁 9 克,藿香 6 克,佩兰 6 克,甘草 5 克。热盛者,加柴胡解肌退热;咽喉疼痛者,加马勃利咽止痛;津液耗伤者,加麦冬养阴生津;大便干结者,加大黄泻火通腑;瘙痒明显者,加地肤子祛湿止痒。

　　〔方解〕　方中升麻、黄芩清热解毒;生石膏清热泻火;牡丹皮、生地黄凉血滋阴;猪苓、茯苓、薏苡仁化湿;藿香、佩兰芳香醒脾;甘草清热解毒,调和诸药。全方共奏清热化湿,凉血解毒之功。

　　〔出处〕　中国中医急症,2013,22(11):1944-1945.

4. 清解透表汤

　　广西北流市中医药报道,采用清解透表汤治疗 50 例手足口患者,有较好的临床疗效。

　　〔组成〕　板蓝根 15 克,金银花 15 克,荆芥 10 克,薄荷 8 克,

芦根 12 克,蝉蜕 5 克,僵蚕 5 克,牛蒡子 5 克,藿香 5 克,甘草
5 克。

[方解] 板蓝根和金银花具有抗菌、抗病毒作用,对肠道柯
萨奇病毒 A16 及肠病毒 71 型有抑制的功效。荆芥能解表散风,
有镇痰、祛风、凉血的作用;薄荷可以健胃祛风、祛痰、利胆、抗痉
挛;芦根味甘、性寒,有清热生津功效;蝉蜕及僵蚕甘寒清热,长于
疏散肺经风热;牛蒡子有疏散风热、开音、利咽之功。藿香理气和
中,甘草能调和诸药。

[出处] 现代中西医结合杂志,2013,22(11),1181-1184.

5. 竹叶柳蒡汤

河北省阳原县人民医院报道,采用竹叶柳蒡汤治疗 50 例手
足口病患者,取得较好效果。

[组成] 西河柳 6 克,牛蒡子 4.5 克,淡竹叶 1.5 克,荆芥、葛
根各 4.5 克,知母 3 克,玄参 6 克,薄荷 3 克,蝉蜕 3 克,麦冬 9 克,
甘草 3 克。若里热炽甚者,可加石膏 15 克。

[方解] 竹叶柳蒡汤中西河柳善能透疹,但其性温,故又用
散风热而解毒的牛蒡子与清泻上焦烦热的竹叶共为君药。荆芥、
葛根开腠理,疏皮毛,以助透疹;知母、玄参清烦热,生津液,以助
治里,并为臣药。薄荷散风热,蝉蜕泻肺热,麦冬清热生津。甘草
和中解毒,并为佐使。如此配合,清里而不碍解表,发散而不助里
热,疹透而诸症得平。若里热炽甚加石膏合白虎汤于内,以加强
清热生津之功,可防心肌炎,脑膜炎的发生。

[出处] 中国美容医学,2010,19(9):227-228.

6. 防感汤

广东省妇幼保健院报道,采用防感汤对 105 例手足口病密切
接触者进行预防性治疗,能在一定程度上预防手足口病的感染,
减轻感染症状。

[组成]　金银花6克,大青叶6克,藿香6克,薏苡仁10克,茯苓10克,生甘草3克。

　　[方解]　金银花具有清热解毒、保肝利胆及抗菌消炎、增强免疫力的作用;大青叶具有清热解毒、利咽止痛及抗病毒和增强免疫力的作用;藿香具有健脾化湿、解表散邪、开胃止呕及抗感染、抗病毒、保护胃肠道、镇痛及解热等作用;薏苡仁具有利水渗湿、清热排脓、健脾止泻及免疫调节、抑制胰蛋白酶等作用;茯苓具有渗湿利尿、和胃健脾、宁心安神及利水消肿、保肝等作用;生甘草具有补脾益气、清热解毒、和中缓急、调和诸药及保肝、解毒解痉等作用。诸药配伍具有清热解毒、健脾化湿、理气和中、预防时疫、抗病毒、抗感染、增强机体免疫力等作用。

　　[出处]　中国感染控制杂志,2010,9(3):170-175.

7. 解毒消痘汤

　　河北省中医院皮肤科报道,采用解毒消痘汤治疗56例手足口病患者,效果较好。

　　[组成]　金银花、连翘、淡竹叶、生地黄、知母、玄参各10克,板蓝根、大青叶各10～15克,薏苡仁、焦三仙、六一散各15克。发热者,加生石膏10～20克;舌苔白、厚腻者,加厚朴、佩兰;大便干结者,加瓜蒌、大黄;鼻塞、流涕者,加荆芥、薄荷。

　　[方解]　金银花、连翘、玄参、板蓝根、大青叶清热解毒,现代药理学研究表明,这些药物有较强的抗病毒作用;竹叶清上焦热且解表清热之力强;生地黄甘寒与知母苦寒,合化阴气而治热淫所胜;薏苡仁、焦三仙清脾消导,六一散清利湿热。全方共奏清热解毒,祛湿透疹之功效。

　　[出处]　河北中医药学报,2008,23(3):21-23.

8. 羌荸蒲薄汤合柴平汤

　　松溪县医院报道,采用羌荸蒲薄汤合柴平汤加减辨证治疗手足口病 31 例,效果颇佳。

　　[组成] 羌活 6 克,牛蒡子 9 克,蒲公英 9 克,薄荷 3 克,柴胡 9 克,黄芩 6 克,半夏 9 克,陈皮 6 克,苍术 9 克,厚朴 15 克,淡竹叶 9 克,六一散 6 克。邪伤肺卫证者,加金银花 9 克、连翘 9 克、蝉蜕 6 克;卫气同病证者,加黄连 3 克、野菊花 9 克、白豆蔻 12 克;气营两燔证者,加石膏 15 克、知母 9 克、赤芍 9 克、牡丹皮 9 克;发热甚者,加重石膏用量,口渴不欲饮、苔黄腻等湿热症状明显者,加佩兰、薏苡仁;大便干结者加生大黄;咽喉痛者,加玄参、板蓝根;咳嗽者,加杏仁、炙枇杷叶。

　　[方解] 羌活祛风除湿;牛蒡子、蒲公英清热解毒;薄荷、牛蒡子透风热邪毒于外;柴胡、黄芩和解半表半里之热;半夏、厚朴理脾燥湿;淡竹叶、六一散清利湿热。初起邪伤肺卫者治疗重在疏风泻热透疹,故加金银花、连翘、蝉蜕,疹透则邪有外达之路;卫气同病者治疗以泻火清热、解毒利湿为主,兼以透疹外出,加入黄连、野菊花、白豆蔻;气营两燔者用清营凉血与清泄气热之法,加石膏、知母、赤芍、牡丹皮。如此,使湿化、热清、毒解,则脏腑安而疫疹消。

　　[出处] 福建中医药,2009,40(6):41-43.

9. 银翘散加藿朴夏苓汤

　　浙江中医药大学附属第一医院报道,采用银翘散加藿朴夏苓汤加减治疗小儿轻症手足口病患者 23 例,效果较好。

　　[组成] 金银花、连翘、薄荷、蝉蜕、藿香、佩兰、半夏、薏苡仁、甘草。用量依据患儿个体年龄、体重、体质等情况而定。

　　[方解] 金银花、连翘清热解毒,辛凉轻透以泄风热;薄荷解毒透疹;藿香、佩兰芳香化湿;半夏燥湿运脾,使脾不为湿邪所困;蝉蜕祛风止痒;甘草宣开肺气以止咳嗽;配以芦根生津止渴;荆芥、豆豉辛散透表;淡竹叶辛凉清宣,透热外达;茯苓、猪苓、薏苡仁淡渗利湿于下,使水道畅通,则湿有去路。

[出处]　浙江中医药大学学报,2008,32(4):448-450.

10. 银翘鱼蒲汤

　　酒泉市人民医院报道,采用银翘鱼蒲汤治疗手足口病110例,效果较好。

　　[组成]　金银花8克,连翘6克,鱼腥草5克,蒲公英5克,芦根5克,重楼4克,茯苓5克,菊花4克,黄芩4克,栀子4克,山豆根5克,牛蒡子5克,桔梗4克,玄参5克,大青叶5克,生甘草3克。

　　[方解]　银翘鱼蒲汤方中鱼腥草、蒲公英辛凉,透邪清热,具有辟秽解毒的作用;金银花、连翘为疮家要药,具有较广的抗菌作用和提高免疫力的功效;牛蒡子、黄芩、山豆根具有清热解毒的作用;栀子、芦根助连翘清心火、除烦、生津止渴,善治口舌溃疡;大青叶、重楼善解瘟疫时毒,助金银花、连翘清热解毒;桔梗、玄参、菊花解毒消肿,疏散风热,透疹止痒;茯苓健脾利湿,使水道通畅、湿有去路;甘草解毒,调和药性。诸药合用,外解肌表,内清湿浊,使表里之邪透泄而愈,驱邪又不伤正。

　　[出处]　中医研究,2015,28(7):9-10.

11. 三石汤

　　平凉市中医医院报道,采用三石汤治疗30例普通型手足口病患者,效果较好。

　　[组成]　石膏15克、寒水石10克、滑石10克、杏仁6克、金银花10克、竹茹10克、通草12克。发热重者,加黄芩6克、柴胡6克,咳嗽者,加前胡10克、瓜蒌10克,纳差者,加鸡内金6克、焦三仙各10克。

　　[方解]　生石膏清上焦之热,且辛寒解肌,达热出表,寒水石清中下焦之热,滑石入下焦,利湿热,三石相配,清泄三焦弥漫之湿热邪气。金银花芳香,轻清透泄,宣通气机,使邪热有外达之

路,与三石配伍,内清、外透并施,以泄湿热弥漫之邪。杏仁入上焦,降肺气,以通调水道;通草淡渗利湿,竹茹和胃止呕,兼能通络开郁,涤除湿热之邪。诸药合用,泄热利湿,是三焦同治之方,切合本病病机特点,故疗效卓著。

［出处］ 求医问药,2013,11(6):176-178.

12. 清热祛湿汤 ....

深圳市中医院报道,采用自拟清热祛湿汤治疗手足口病患者40例,效果良好。

［组成］ 金银花 10 克,薏苡仁 15 克,茯苓 15 克,蝉蜕 5 克,芦根 10 克,菊花 10 克,甘草 3 克,玄参 10 克,山药 10 克。咳嗽、流涕者,加杏仁、防风;咽痛或咽红者,加蒲公英;纳呆者,加鸡内金、麦芽。

［方解］ 本方疏风清热、祛湿透疹,佐以扶正为法。方中以金银花、芦根、玄参等甘寒之品疏风清热,避免使用苦寒药物以防损伤脾胃,且幼儿容易接受,避免幼儿拒服;薏苡仁、茯苓甘淡以健脾渗湿;蝉蜕辛凉透疹,佐山药健脾益气以扶正。诸药合用,药性平和,口感较好,可取得较好的疗效。

［出处］ 河南中医,2006,26(6):60-61.

13. 加味鸡黛玉汤 ....

上海市儿童医院报道,采用加味鸡黛玉汤治疗小儿手足口病40例,效果较为满意。

［组成］ 鸡苏散 15 克,黛蛤散 20 克,玉泉散 20 克,黄芩 9 克,连翘 9 克,金银花 9 克。伴发热、无汗者,加荆芥、淡豆豉各 9 克。食欲缺乏者,加鸡内金 6 克、白扁豆 9 克、生谷芽 12 克。大便干结者,加生大黄(后下)3 克,口渴不欲饮,舌苔黄腻等湿热症状明显者,加栀子 9 克、白豆蔻(后下)1.5 克、薏苡仁 15 克,烦躁不宁者,加淡竹叶 9 克、木通 6 克、灯心草 3 克。

[方解] 鸡苏散疏风解表、清热利湿,使热邪从小便而泄,祛邪而不伤正;黛蛤散清热解毒、生肌疗疮,且有很好的止痛作用。药理学研究显示黛蛤散有抑菌、抗炎、祛痰、提高免疫力等作用,有助于口舌溃疡修复;玉泉散由生石膏、生甘草组成,生石膏善清肺胃之火,为疮家圣药,对口疮有显著疗效;黄芩味苦、性寒,善于清热燥湿,泻火解毒,尤其以清上焦热毒为著;金银花味甘、性寒,芳香疏散,善散肺经邪热,又可清解心胃之热毒,与连翘合用,可扩大其抗菌、抗病毒的范围。现代药理学研究证明黄芩、连翘、金银花抗菌范围较广,并有明显的抗病毒作用,对流感病毒、疱疹病毒也有一定的抑制作用。此外,连翘、金银花还有提高免疫力的作用。诸药合用,共奏清热解毒利湿之功。

[出处] 上海中医药杂志,2004,38(6):37-39.

三十、婴幼儿秋季腹泻

婴幼儿秋季腹泻是指秋冬季的腹泻,有比较明显的季节性,一般发生在秋冬季比较寒冷的季节,7－9月份极少见,而1月份发病率比较高(约占67%)。发病年龄以6个月至3岁最多见。病原体有轮状病毒。ECHO病毒、柯萨奇病毒,主要祸首是轮状病毒,目前尚无针对轮状病毒的特效药。秋季腹泻在临床上有三大特征,即感冒、呕吐、腹泻。秋冬季是小儿腹泻病高发季节,多数由轮状病毒A组感染所致,因多发生在秋冬季,故通常也称为"婴幼儿秋季腹泻"。本病呈散发或小流行,经粪－口传播,也可通过气溶胶形式经呼吸道感染而致病。潜伏期1～3天。起病急,常伴发热和上呼吸道感染症状,无明显中毒症状。病初可有呕吐,常先于腹泻发生。大便次数多、量多、水分多,黄色水样或蛋花样便带少量黏液,无腥臭味。本病为自限性疾病,自然病程3～8天。

1. 加味葛根芩连汤

山西省高平市人民医院报道,采用加味葛根芩连汤治疗婴幼儿秋季腹泻 52 例,效果较好。

[组成]　葛根 6 克,黄芩 6 克,黄连 5 克,炙甘草 4.5 克。腹胀者,加厚朴 6 克、木香 6 克;呕吐者,加竹茹 6 克、陈皮 4.5 克;发热流涕者,加藿香、柴胡、生石膏;挟滞者,加山楂 9 克、神曲 9 克。

[方解]　加味葛根芩连汤中葛根解肌清热、升津止泻,黄芩泻实火、除湿热,黄连降火止泻,炙甘草甘缓和中、调和诸药。全方既能解表驱邪退热又能升脾胃清阳之气,以清里热为主兼以疏表,故能体现清热升阳止泻之功。

[出处]　实用中医药杂志,2009,25(4):215-216.

2. 胃苓汤

白水县医院报道,采用胃苓汤加减治疗婴幼儿秋季腹泻 160 例,取得了较为满意的疗效。

[组成]　陈皮、厚朴、苍术、白术、茯苓、猪苓、泽泻、桂枝、甘草各 3～6 克。随症加减:大便水量大、泻下如注者,加车前子 3～6 克,取其"利小便即所以实大便"之功;呕吐严重者,加半夏、竹茹 3～6 克以降逆止呕;伴发热者,加黄芩、黄连 3～6 克,取其苦寒泻热之功,并去桂枝以防辛温助热;食欲减退、舌苔厚腻者,为伤食泻,加鸡内金、焦山楂、炒麦芽以助消导之力;久泻不止者,加党参、山药、诃子 3～6 克以涩肠止泻;腹胀明显者,加枳壳 3～6 克,木香 1～3 克以行气消胀。

[方解]　胃苓汤是由平胃散与五苓散之合方,方中苍术、陈皮、厚朴燥湿健脾、行气化滞;茯苓、猪苓、泽泻淡渗利湿;桂枝既能温化膀胱而利小便,又能疏散表邪而治表;白术苦温健脾燥湿使脾健而湿去;甘草调和诸药,又能健脾。

[出处]　现代中医药,2007,27(5):13-14.

3. 四苓散

广州中医药大学第一附属医院报道,四苓散加减治疗婴幼儿秋季腹泻51例,疗效较好。

[组成] 白术、茯苓、猪苓、泽泻各6克。腹胀便臭者,加神曲6克,麦芽、谷芽各12克;舌淡泻下清稀者,加桂枝3克,苍术、神曲各6克,石榴皮10克,麦芽、谷芽各12克,葱3根。

[方解] 夏秋之间,寒邪渐生,暑气未消,暑多生湿,风寒暑湿交争,早晚凉热多变。小儿脾胃常不足,肌表未固,若贪凉饮冷,风寒湿邪易直犯脾胃。脾主运化水湿,喜温运而恶寒凝,风寒袭脾,气机凝滞。运化失司,水反为湿,谷反为滞,合污而下,并走大肠,则成泄泻之疾。阳旺体健者每因滞而化热,素体脾阳不足者则因寒而更弱,据此分为寒湿夹滞和湿热夹滞2型,但水湿下注则相同,故用四苓散为主方加减。

[出处] 新中医,2004,36(6):27-28.

4. 肉蔻石榴汤

中山市横栏医院报道,采用肉蔻石榴汤对25例婴幼儿秋季腹泻患者进行治疗,疗效较好。

[组成] 肉豆蔻6克,苍术6克,丁香2克,炮姜6克,扁豆10克,石榴皮6克。

[方解] 秋季腹泻症属脾阳受损,阳损及阴,治疗温运脾阳固肾止泻。虚寒选肉豆蔻、炮姜,湿盛选用苍术,护肠收敛选扁豆、石榴皮。

[出处] 赣南医学院学报,2006,26(3):374-375.

5. 红参焦术汤

河北省滦平县中医院报道,采用红参焦术汤治疗婴幼儿秋季腹泻患者92例,效果较好。

〔组成〕 人参6克,焦白术6克,茯苓6克,罂粟壳3克,诃子5克,五味子5克,肉桂6克,甘草5克。脐腹发凉者,加附子3克、干姜2克;伴恶心呕吐者,加竹茹6克;伴腹部胀满者,加厚朴6克、陈皮6克。

〔方解〕 人参焦术汤方中人参益气补中,为君药;脾喜燥恶湿,脾虚不健则易生湿邪,故辅以焦白术健脾燥湿;茯苓甘淡平,渗湿健脾;甘草益气和中。以上4药为四君子汤,益气补中,健脾养胃。加入诃子、五味子敛涩止泻;罂粟壳、肉桂温中止痛。诸药合用,起到益气补中、健脾益胃、充盛肾阳、温煦脾阳的作用。主要应用于婴幼儿平素脾胃虚弱,感受寒湿之邪所致的脘腹胀满、腹痛腹泻、泻下物如清水或蛋花汤样,遇寒加重,得热则舒,脐腹发凉,舌质淡白或水滑,手指纹青筋暴露等症。

〔出处〕 河北医药,2013,35(4):507-508.

6. 健脾止泻汤

湖北襄阳市中医医院报道,采用健脾止泻汤治疗婴幼儿秋季腹泻68例,疗效满意。

〔组成〕 党参9克,炒苍术6克,炒山楂6克,车前子9克,茯苓9克,葛根9克,诃子6克,罂粟壳(中病即止)2克,甘草6克。若表证明显者,加藿香9克;热象明显、伤阴者,以太子参6克易党参;呕吐者,加半夏6克;久泻不止、阳虚明显者,加附子3克、干姜5克。

〔方解〕 健脾止泻汤中党参、茯苓、苍术补中益气,健脾利湿,为主药;配山楂消乳食、助消化,干姜温中止呕,车前子利小便而不伤阴,葛根升举脾阳又解肌祛邪;佐以诃子、罂粟壳涩肠止泻以防伤津亡阴之弊,甘草健脾缓急,调和诸药。诸药合用健脾益中,分利固肠。药理学研究亦表明党参、茯苓、苍术、甘草可增强免疫功能,促进小肠局部血循环,促进胃肠吸收;葛根、干姜、车前子、山楂、诃子可抑制病毒对细胞的浸润、抑菌、抗病毒,保护胃肠黏膜;罂粟壳能提高胃肠肌张力,减少消化液分泌,起止泻作用。

[出处] 中国中医急症,2002,11(4):308-309.

三十一、艾 滋 病

艾滋病(AIDS),即获得性免疫缺陷综合征,是由人类免疫缺陷病毒(HIV)感染导致 CD4T 细胞破坏,细胞免疫破坏,进而发生某些以机会性感染和肿瘤为特征的疾病。这种病毒在地域内终身传染,破坏人的免疫平衡,使人体成为各种疾病的载体。HIV 本身并不会引发任何疾病,而是当免疫系统被 HIV 破坏后,人体由于抵抗能力过低,丧失复制免疫细胞的机会,从而感染其他的疾病导致各种复合感染而死亡。

1. 参苓白术散合真人养脏汤

广州市第八人民医院报道,采用参苓白术散合真人养脏汤治疗艾滋病腹泻患者 40 例,效果较好。

[组成] 莲子 20 克,薏苡仁 20 克,砂仁 15 克,桔梗 15 克,白扁豆 10 克,茯苓 20 克,党参 30 克,白术 30 克,山药 30 克,当归 8 克,肉豆蔻 8 克,肉桂 3 克,炙甘草 5 克,白芍 12 克,木香 6 克,诃子 12 克。

[方解] 参苓白术散合真人养脏汤为治脾肾虚寒之久泻久痢而设,本方中罂粟壳涩肠止泻;肉豆蔻、诃子暖脾温中,涩肠止泻;党参、白术益气健脾;当归、白芍养血和血;肉桂温补脾肾;木香理气醒脾;炙甘草调和诸药。参苓白术散是治疗脾虚湿盛泄泻的常用方,方中党参、白术、茯苓益气健脾渗湿为君;配伍山药、莲子助君药以健脾益气,兼能止泻,并用白扁豆、薏苡仁助白术、茯苓以健脾渗湿,均为臣药;更用砂仁醒脾和胃,行气化滞,是为佐药;桔梗宣肺利气,通调水道,又能载药上行,培土生金,炙甘草健脾和中,调和诸药,共为佐使。

[出处] 甘肃中医,2008,21(11):23-24.

2. 小半夏加茯苓汤

河南省中医药研究院附属医院报道,采用小半夏加茯苓汤治疗艾滋病 HAART 疗法致消化道反应患者 24 例,疗效确切,减轻了艾滋病患者采用化学药物治疗的毒副作用,提高了患者的生活质量。

[组成] 净半夏、生姜、茯苓。

[方解] 小半夏加茯苓汤源于《金匮要略·痰饮咳嗽病脉证并治》。仲景关于小半夏加茯苓汤证"卒呕吐,心下痞,膈间有水眩悸"的描述,与艾滋病患者在 HAART 疗法治疗后出现的消化道反应十分相似。本方中半夏、生姜温化寒凝,行水散饮,降逆止呕;茯苓健脾开胃,渗利水湿,导水下行,降浊升清;全方药仅 3 味,却丝丝入扣,配伍精妙,共奏健脾益气、降逆止呕之效。值得注意的是现代药理也证明,半夏有抑制呕吐中枢和胃液分泌的作用;生姜的挥发油能促进血循环而发汗,反射性地增加胃液分泌,增加胃蠕动,驱除秽气,并能调整胃肠功能而止吐,为止吐要药,并可制半夏之毒;现代研究认为,茯苓中的茯苓多糖还能增强吞噬细胞功能,提高人体免疫力。

[出处] 中医研究,2006,19(3)L48-49.

3. 抗艾汤

河南南阳市宛城区中医院报道,运用抗艾汤治疗艾滋病合并肺部感染 82 例,疗效较好。

[组成] 当归 15 克,黄芪 60 克,炒白术 20 克,防风 10 克,黄芩 15 克,板蓝根 15 克,杏仁 12 克,沙参 15 克,款冬花 15 克。辨证加减:咳痰带血、痰质较黏稠、咳声不扬、口干欲饮者,加知母、天花粉、川贝母清热化痰;午后潮热者,加银柴胡、地骨皮清虚热、退骨蒸;痰热壅肺致咳喘者,加炙麻黄、紫苏子、白芥子;脾虚致腹胀者,加砂仁、莱菔子;血虚风燥致皮肤瘙痒出现荨麻疹、湿疹样

皮炎者,加荆芥、地肤子、苦参等。

[方解] 抗艾汤中大剂量黄芪大补肺经之气,益卫固表,增强免疫力,加炒白术、防风更加强了肺气的卫外功能,实验证明具有延缓生命期、提高生命力的作用;当归补血通络,平喘,抗炎,增强免疫功能,延年益寿;黄芩、板蓝根清热解毒利咽,现代药理学研究有杀菌、抗炎、增强白细胞吞噬力,临床对病毒性感染性疾病有一定效果;杏仁、款冬花宣降肺气,润肺化痰止咳,实验表明对中枢神经有抑制作用,使咳嗽中枢处于安静状态而有利于镇咳和平喘,并减少组织氧耗量,反射性地加深呼吸,使痰液易于排出。全方具有清热解毒、健脾益气、养血安神、润肺止咳的作用,能够对艾滋病病毒感染和肺部感染发挥一定的控制作用,从而提高机体免疫功能。

[出处] 中国社区医师,2014,30(26):89-90.

4. 益肾健脾生血汤

临汾市传染病医院报道,运用益肾健脾生血汤治疗艾滋病合并贫血的患者 35 例,收到满意效果。

[组成] 紫河车(研末冲服)6 克,当归 20 克,川芎、熟地黄、炙甘草、阿胶(烊化)、砂仁、木香、黄芩各 10 克,白芍 12 克,党参、白术、茯苓、补骨脂、菟丝子各 15 克,黄芪、鸡血藤各 30 克。纳差者,加焦三仙各 15 克;恶心,呕吐者,加半夏 9 克,竹茹 10 克。

[方解] 方中紫河车为血肉有情之品,有很好的补益强壮作用,能补气、养血、益精;黄芪有补中益气、治虚弱病症的作用。现代药理学研究显示,黄芪、白术、茯苓和当归等可增强巨噬细胞吞噬能力,提高机体免疫功能及对 HIV 感染的抵抗能力。阿胶有补血、滋阴的作用,现代研究表明能促进红细胞与血红蛋白的增加。八珍汤有气血双补之功,现代药理学研究证明当归、熟地黄对骨髓红系造血祖细胞生成有刺激作用。鸡血藤性温,归肝肾二经。《本草纲目拾遗》载其"大补气血,与老年妇女更为得益,统治

百病;能生血、和血、补血、破血;又能通七孔,走五脏,宣经络。"补骨脂则有主"五劳七伤""骨髓伤败"之功;菟丝子,味甘,性平,为补肝、脾、肾三经要药;木香、砂仁有醒脾助运之效,杜滋腻碍胃之弊;黄芩清热解毒有抑制 HIV 逆转录酶活性的作用。

〔出处〕　山西中医,2011,27(2):14-15.

5. 莲花清瘟汤

河南中医学院第一附属医院报道,采用莲花清瘟汤加减治疗艾滋病外感发热 60 例,效果较好。

〔组成〕　连翘,金银花,石膏,板蓝根,贯众,鱼腥草,大黄,麻黄,杏仁,薄荷,藿香,红景天,甘草。

〔方解〕　方中连翘苦寒、清热解毒散结,金银花甘寒、清热解毒凉血,二者相合共奏清热解毒之效,更配以辛甘大寒之石膏,苦寒之大黄、板蓝根、贯众,辛寒之鱼腥草清热解毒,凉血生津;麻黄、杏仁相合能开宣肺气,发散表邪;薄荷疏散风热;藿香芳香化湿;红景天益气养阴,扶正祛邪;甘草调和诸药。全方共奏清热解毒、凉血养阴,止咳化痰之功效,从而使风热之邪得解。现代药理学研究证实,莲花清瘟汤中的多味中药均具有抗病毒、解热镇痛、化痰止咳之功效,且红景天能提高人体免疫力。

〔出处〕　中医研究,2013,26(12):20-21.

6. 藿朴夏苓汤

新蔡县中医院报道,采用藿朴夏苓汤联合水针穴位注射治疗艾滋病相关性腹泻 41 例,疗效确切。

〔组成〕　藿香 12 克,厚朴 12 克,白豆蔻 6 克,半夏 12 克,茯苓 20 克,白术(麸炒)15 克,杏仁 10 克,薏苡仁 30 克,猪苓 6 克,泽泻 15 克,党参 15 克,黄连 10 克,干姜 6 克,赤石脂 30 克,升麻 6 克,甘草 6 克。

〔方解〕　本方以藿香、白豆蔻芳香化浊;半夏、厚朴行气化湿,散结除痞;薏苡仁甘淡渗利湿热而健脾;杏仁宣利上焦肺气,盖肺主一身之气,气化则湿亦化;四君子汤益气健脾,培固正气而利湿止泻;泽泻、猪苓甘淡渗湿,有"利小便以实大便"之意,赤石脂涩肠止泻,升麻升清降浊;黄连清湿郁之热而燥湿止泻;干姜温中化湿;木香行气止痛。诸药合用,共奏健脾利湿止泻之效。

[出处] 中医研究,2013,26(5):41-44.

7. 清金化痰汤等方加减

首都医科大学附属北京地坛医院报道,将痰热壅盛、肺肾两亏、痰湿阻肺型艾滋病肺部感染患者分为治疗组及对照组,治疗组为西医加中医辨证治疗,即对痰热壅盛、肺肾两亏、痰湿阻肺证分别给予清金化痰汤、补肺汤合七味都气丸、小青龙汤合二陈汤加减治疗;对照组予西医治疗。2组疗程均为4周,比较2组临床总疗效及2组3种证型各自中医证候积分减少率。结果:治疗组中医证候总有效率为81.82%,对照组78%,2组比较,差异有统计学意义;治疗组痰湿阻肺型中医证候积分减少率为(69.8±23.6)%,对照组为(50.0±36.6)%,2组比较,差异有统计学意义。

[组成]

(1)痰热壅盛组予清金化痰汤:瓜蒌20克,橘红12克,桔梗10克,麦冬10克,茯苓10克,黄芩10克,浙贝母10克,栀子10克,桑白皮20克,甘草3克。

(2)肺肾两亏予补肺汤合七味都气丸:黄芪30克,党参15克,白术15克,茯苓15克,山药15克,山茱萸15克,熟地黄15克,五味子10克,牛膝15克,桑寄生15克。

(3)痰湿阻肺予小青龙汤合二陈汤加减:陈皮15克,半夏10克,茯苓15克,白术10克,桂枝6克,干姜6克,细辛3克,五味子10克,麻黄3克,葶苈子20克,炙甘草6克。

[方解] 七味都气丸出自清代杨乘六《医宗己任编》,用于肾

阳不足所致的虚咳、气喘、遗精等。方中熟地黄滋阴补肾,泽泻补肾利水渗湿,山茱萸温补肝肾,牡丹皮性寒清热,山药健脾益肾,茯苓淡渗利湿,五味子补益固涩。补肺汤源于《云岐子保命集》,治以补肺益肾,清火化痰,以补阴益气为主。方中党参、黄芪补脾益肺,扶正固本,可提高机体免疫力,增强抗病能力;熟地黄滋补肝肾之阴;紫菀温化痰饮,降气止咳;桑白皮泻肺平喘,利水消肿;五味子敛肺止咳,现代多用于肺纤维化疾病及慢性阻塞性肺疾病治疗,取得良好疗效。上述两方合用,诸药均有补益作用,共助补肺健脾益肾之功,能够很好地改善胸闷、气短、咳声低微、身体困重、腰膝酸软等虚证表现,同时能针对艾滋病免疫力低下的病理机制,可提高机体免疫力,从而加快疾病好转。现代药理学研究发现小青龙汤有平喘、抗过敏作用。能缓解支气管痉挛,减少支气管内膜渗出,加快肺部血管内血流速度。二陈汤方中半夏豁痰燥湿,橘红消痰利气,茯苓降气渗湿,甘草补脾和中。盖补脾则不生湿,燥湿渗湿则不生痰,利气降气则痰消解,可谓体用兼顾,标本两尽之药。小青龙合二陈汤增强标本兼顾作用。清金化痰汤治疗艾滋病肺部感染药多以祛邪为主,注重清肺止咳化痰等治疗,然而艾滋病肺部感染患者因免疫力低下,出现机会性感染时多为疾病后期,多脏腑气血阴阳亏虚,同时大量应用抗生素将加重正气损害,病机多虚实夹杂,常兼有虚证表现,单纯从实证方面着手不能完全覆盖疾病,应该在扶正的基础上予以祛邪治疗,兼顾肺、脾、肾虚,攻补兼施,从而达到"正足邪自去,邪去正自安"的目的。

〔出处〕 北京中医药,2011,9(30):646-648.

三十二、巨细胞病毒感染

人巨细胞病毒(HCMV)感染指从患者血液、体液或其他组织中检出巨细胞病毒。巨细胞病毒感染者大多数无临床症状,表现为隐性或亚临床感染,但免疫低下或免疫缺陷者感染巨细胞病毒后则根据累及部位不同而出现相应症状,称为巨细胞病毒病。巨细胞病毒感染在免疫缺陷者如器官移植受者、艾滋病患者中可引起严重的感染,甚至可致死。

1. 抗毒保胎汤

河南医学院第一附属医院报道,采用抗毒保胎汤治疗巨细胞病毒感染先兆流产 32 例,疗效满意。

[组成] 黄芪、炒白术、大青叶、鱼腥草、蒲公英、黄芩、茵陈、菟丝子、续断、当归、丹参、甘草。恶心者,加竹茹、姜半夏;腹痛者,加艾叶、乌药等。

[方解] 抗毒保胎汤中黄芪、炒白术益气健脾;大青叶、鱼腥草、蒲公英、黄芩、茵陈清热解毒;菟丝子、续断固肾安胎;当归、丹参养血活血;甘草调和诸药。全方共奏清热解毒,益气健脾,固肾安胎之效。

[出处] 辽宁中医杂志,2001,28(9):544.

2. 黄龙汤

浙江省嘉兴市妇幼保健院报道,采用自拟黄龙汤治疗孕期及自然流产后巨细胞病毒感染者 37 例,疗效确切。

[组成] 黄芪 30 克、太子参 20 克、生地黄 15 克、瓜蒌皮 20 克、虎杖 20 克、黄芩 20 克、龙胆 10 克。

[方解] 黄龙汤中黄芪、龙胆草、瓜蒌皮均有诱发干扰素的药理功能,其中黄芪为本方主药,虎杖、黄芩清利湿热,且虎杖根、黄芩二味均具有抗病毒之功。因巨细胞病毒感染属中医学湿热下注之范畴,用黄芩而不用黄柏,意在二黄清热利湿之功近,但黄芩又具有安胎功效,对妊娠早期感染者应用更为适宜。方中生地黄清热养阴,减少方中苦寒伤阴之弊,太子参补气协助黄芪以提高疗效。

[出处] 中国中医药科技,2002,9(3):178-179.

3. 利胆合剂

湖北省武汉市儿童医院报道,采用利胆合剂治疗婴儿巨细胞病毒感染胆汁淤积性肝病患者 120 例,效果较好。

[组成] 茵陈 30 克,连翘 30 克,何首乌 10 克,熟大黄 5 克,赤芍 30 克,桂枝 5 克,枳壳 10 克,白术 10 克,五味子 10 克,穿山甲(代)3 克,甘草 5 克。湿热熏蒸型去桂枝加栀子;寒湿阻滞型去熟大黄;瘀积发黄型重用赤芍、加用虎杖。

[方解] 利胆合剂方以清热解毒为主,方中茵陈清泄肝胆郁热为君药;连翘解毒散痈,清心利尿,与茵陈合用,使病邪由小便而去;何首乌滋补肝肾,解毒通便,可使郁热从大便出而不伤肝肾;甘草清热解毒。茵陈、连翘、何首乌三药合用,能散上焦热毒,利中焦湿热,解下焦瘀毒,达到解毒利胆之功效。现代药理学研究也证实,茵陈具有促进胆汁排泄,保护肝细胞膜的作用;连翘具有明显的抑菌作用;何首乌中的蒽醌类成分能够抗菌和提高免疫功能;甘草能促进有害物质的排泄,减少药物的不良反应。

[出处] 中国中西医结合杂志,2012,12(32):1632-1638.

三十三、念珠菌病

在已知的 190 多种念珠菌属的菌种中,白色念珠菌为人类最常被检出的致病菌。临床表现如下。

(1)黏膜皮肤念珠菌病。①鹅口疮或口咽念珠菌病的表现为舌部、颊黏膜、腭部或其他口腔黏膜表面,呈现奶油白色的凝乳状渗出性斑片。②念珠菌食管炎可因鹅口疮的扩延而引起,但约有 1/3 的食管炎患者可无鹅口疮,其典型表现为吞咽疼痛,咽下困难,或胸骨后疼痛,而出血者则罕见。③累及胃、大小肠黏膜的胃肠道念珠菌病,以癌肿患者为最常见,并为播散性感染的主要来源。④甲沟炎。⑤外阴阴道炎等。

(2)深部器官念珠菌病。严重或深部念珠菌属感染,存在多种诊断分类或命名,诸如念珠菌血症、播散性念珠菌病、全身性念珠菌病、侵袭性念珠菌病、内脏念珠菌病,以及指明特殊器官受累的命名,如肝脾念珠菌病和眼念珠菌病等。

1. 龙胆泻肝汤加减

浙江省三门县中医院报道,使用龙胆泻肝汤加减治疗湿热型室女外阴阴道念珠菌病患者78例,同时煎汁熏洗,比较治疗前后患者中医主症和体征的变化,并统计临床总疗效。结果所有患者治疗后症状、体征均有不同程度的改善,临床总有效率93.59%。

[组成] 龙胆6克,栀子10克,生地黄15克,当归10克,黄芩9克,柴胡6克,泽泻10克,车前子(包煎)20克,通草6克,生甘草5克,牛膝15克,苦参10克,鸡冠花15克,白芷10克。经期者,加益母草15克、丹参15克;白带多者,加薏苡仁30克、茯苓30克;局部灼热较甚者,加忍冬藤15克、黄柏10克、萆薢10克;痒甚者,加白鲜皮15克、地肤子15克;脾虚偏重者,加白术15克、茯苓15克、补骨脂15克。水煎服,每日1剂,分2次服。月经前1周连服5剂,3个月经周期为1个疗程。外治法:上方第3煎药汁分早、晚2次熏洗。

[方解] 治以清肝利湿、杀虫止痒之龙胆泻肝汤加减,方中龙胆泻肝胆之火,以柴胡为肝使,以甘草缓肝急,佐以芩、栀、通、泽、车前辈大利前阴,使诸湿有所从也。

[出处] 北京中医药,2014;33(8):621-622.

2. 自拟中药洗剂

河北省平泉县中医院报道,采用自拟中药洗剂熏洗坐浴治疗阴道念珠菌病85例,取得了满意疗效。

[组成] 苦参20克,黄柏20克,赤芍20克,蛇床子20克,地肤子20克,白鲜皮30克,淫羊藿20克,蒲公英15克。上药加水2000毫升浸泡15分钟后,头煎20分钟,二煎15分钟。隔渣倒出

药液。两煎混合,乘热熏蒸外阴部,待水变温后坐浴 15～20 分钟,每日 2 次,每日 1 剂。连续两周。严重者前 3 日来医院行碘仿阴道擦洗。

[方解] 本方针对病机,给予清热利湿、解毒杀虫、除风止痒治疗。方中苦参、黄柏清热利湿,赤芍清热凉血,行瘀止痛,蒲公英清热解毒、消肿散结,淫羊藿补阳祛湿,白鲜皮、地肤子、蛇床子燥湿祛风,杀虫止痒,诸药协同作用,达到清热燥湿、杀虫止痒之目的。根据现代药理学研究,本方药物对皮肤真菌均有不同程度的抑制作用。

[出处] 中国中医药现代远程医学教育,2011,9(13):133.

3. 自拟辨证方 ....

首都医科大学附属北京中医医院报道,将 108 例口腔念珠菌病患者随机分为 2 组,治疗组(58 例)按中医辨证分两型施治,同时口服氟康唑;对照组(50 例)仅口服氟康唑,疗程 2 周。结果:治疗组改善口干、口黏和心烦的疗效优于对照组。治疗组有效率、复发率分别为 94.8％和 7.3％,对照组为 78.0％和 25.7％,治疗组疗效优于对照组。

[组成]

(1)心脾积热,夹湿型治法:清心脾积热兼去湿。药用:生地黄 12 克,淡竹叶 10 克,黄芩 10 克,黄连 10 克,茯苓 15 克,车前子 15 克,甘草 10 克。

(2)阴虚夹湿,虚火上浮型治法:养阴清热,淡渗利湿。药用:生地黄 15 克,熟地黄 15 克,山茱萸 12 克,山药 12 克,泽泻 15 克,茯苓 15 克,牡丹皮 10 克,黄连 6 克,玄参 10 克,甘草 6 克。以上中药水煎服,每剂煎 2 遍,混匀分早、晚 2 次服,每次 200 毫升。

[方解] 心脾积热夹湿型,方中生地黄、黄芩、黄连、竹叶、车前子清利湿热,茯苓有补益脾胃,渗湿宁心之功,甘草解毒,调和诸药;黄连清心脾之火,并能燥湿,配甘草,味甘入脾,一是加强清

火,二是缓和黄连苦寒之药性,以防苦寒败胃,共奏清心脾积热除湿之效。阴虚夹湿虚火上浮型,以六味地黄汤为主方重用茯苓、泽泻以增强淡渗利湿之功;玄参滋阴降火,配黄连、甘草清热解毒。现代医学研究证明,黄芩、黄连具有一定的抗真菌活性,与抗真菌药物联用可以提高疗效,降低真菌的耐药性;茯苓具有免疫调节作用和保肝功能,其药性缓和,益心脾,利水湿,能扶正又能祛邪,降低抗真菌药物的不良反应。

[出处] 辽宁中医杂志,2011,38(1):114-115.

4. 完带汤加味

北京市原宣武区中医医院报道,使用中药汤剂配合西药规范治疗脾虚肝郁型复发性外阴阴道念珠菌病,将130例患者随机分为A组(中药完带汤加味+西药治疗组)、B组(中药完带汤加味治疗组)、C组(西药治疗组),在西医规范治疗基础上,分别给予3组患者巩固治疗6个月,观察治疗1、3、6个月后的复发率及中医证候和临床症状积分的变化。结果:治疗6个月后A组的复发率(14.58%)明显低于B组(42.86%)、C组(55%),差异有统计学意义;在改善患者全身症状方面,A组、B组优于C组。

[组成] 苍术、白术各10克,陈皮10克,太子参15克,车前子(包)10克,薏苡仁10克,柴胡6克,白芍10克,山药10克,荆芥10克,牡丹皮10克,栀子6克,地肤子10克,白鲜皮10克,炙甘草6克。于每次月经净后水煎服7天,每日1剂,早、晚分服。

[方解] 方中白术、山药、人参、甘草健脾益气;柴胡、白芍、陈皮舒肝理气、升阳除湿;苍术健脾燥湿,车前子淡渗利湿,荆芥入血分,祛风胜湿止带;牡丹皮、栀子疏肝解郁而化热;地肤子、白鲜皮清热除湿以止痒,诸药合用,寓补于散,寄消于升,肝脾同治,共奏健脾益气、舒肝理气、升阳除湿之功。

[出处] 北京中医药,2009,28(3):216-218.

5. 自拟中药癣洗剂

广西中医学院附属瑞康医院报道,将 166 例皮肤念珠菌病患者随机分为 2 组,治疗组 106 例采用癣洗剂浸洗患处;对照组 60 例采用施比灵浸洗患处。结果:治疗组治愈 89 例,显效 9 例,好转 5 例,无效 3 例,总有效率 97.17％,复发 7 例;对照组治愈 39 例,显效 5 例,好转 3 例,无效 13 例,总有效率 78.33％,复发 9 例。2 组复发率比较统计学差异有意义。

〔组成〕 黄柏 30 克,黄芩 30 克,藿香 10 克,紫荆皮 30 克,花椒 30 克,石榴皮 30 克,蛇床子 10 克,苦参 30 克,白鲜皮 30 克,地肤子 10 克,千里光 15 克,羌活 10 克。小儿用量酌减。每日 1 剂,加水 1500～2500 毫升,沸后煎煮 15～20 分钟。用法:取药液,待水温降至 15～20℃时浸洗患处,药渣复煎,每日 2 次,每次 20～30 分钟,浸洗擦干后局部扑粉。随症加减:热盛者,加地榆、紫草、大青叶;有脓疱者,加野菊花、蒲公英、紫花地丁、鱼腥草;糜烂渗液较甚者,加苍术、土茯苓、白矾。

〔方解〕 方中黄柏、黄芩、藿香、紫荆皮清热燥湿为主药;辅以花椒、石榴皮、蛇床子杀虫止痒,合主药加强其燥湿解毒之力;佐以苦参、白鲜皮、地肤子使其清热燥湿、杀虫止痒之功更强;千里光、羌活具有清热解毒,除湿之功,可加强其清热之力。诸药合用,共奏清热燥湿、杀虫止痒之功效。现代药理学研究表明以上诸药有较强的广谱抗真菌作用,并有消炎、敛湿、保护表皮、防止渗出或减少渗出、促进皮损治愈等作用。尤以黄柏、黄芩、藿香、紫荆皮、花椒、苦参、白鲜皮、石榴皮等药有较强抑制和杀灭白色念珠菌的作用。

〔出处〕 中医外治杂志,2006,15(6):21-22.

6. 清化肃肺汤

广东省第二中医院报道,将 37 例肺念珠菌病患者按辨证分为痰热郁肺、痰湿蕴肺、肺阴亏虚三型,采用清热解毒、化湿祛痰、肃肺止咳为治则的清化肃肺汤加减治疗。结果:治愈 9 例,有效 23 例,无效 5 例,总有效率 86.5%。

[组成] 鱼腥草、土茯苓各 15 克,川贝母、桔梗、瓜蒌皮、杏仁、半夏、地龙各 10 克,甘草 6 克。加减:痰热郁肺型加桑白皮、苇茎、天竺黄、黄芩;痰湿蕴肺型加党参、白术、陈皮;肺阴亏虚型加沙参、麦冬、地骨皮。

[方解] 鱼腥草清热解毒化痰,土茯苓祛湿化浊解毒,两药相辅相成,共奏清热解毒、祛湿化痰之功;半夏燥湿化痰止咳,地龙清肺平喘化痰,一温一寒,相反相成,共成燥湿化痰、清肺平喘之用;杏仁、桔梗相伍,宣降肺气,化痰止咳,瓜蒌皮、川贝母清解肺热,宽胸豁痰,共达化痰止咳之效;甘草清热解毒,祛痰止咳,调和诸药。全方有清热解毒、化湿祛痰、肃肺止咳之功效。

[出处] 新中医,2001,33(6):29-30.

三十四、曲霉菌病

曲霉菌属丝状真菌,是一种常见的条件致病性真菌,引起人类疾病常见的有烟曲霉菌和黄曲霉菌。曲霉菌病是由致病曲霉菌所引起的疾病。致病菌主要经呼吸道侵犯肺部,也可侵犯皮肤、黏膜。严重者可发生败血症,使其他组织和系统受累。近年来证明一些曲霉菌可致癌。

参苓白术散等加减

河南中医学院第三附属医院报道,中药配合伊曲康唑胶囊治疗侵袭性肺曲霉菌病,在中医辨证施治的基础上,使用黄芩、黄连、黄柏、大蒜、白花蛇舌草、苦参等中药,发挥抗菌、抗毒、抑制炎症细胞和介质、增强免疫功能的作用,对球菌、杆菌、真菌等均具有较强的杀菌作用。2 位患者在使用伊曲康唑胶囊同时配合中药治疗,发热及咳嗽、咳痰、喘息等症状很快缓解,病情迅速恢复,住院时间明显缩短,临床疗效好。第1例治疗第3天,患者体温恢复正常,咳嗽减少,未再咯血,双肺干湿啰音均明显减少;治疗第5天病情稳定,饮食、睡眠、大小便均正常,办理出院。嘱继续服用中药2周及伊曲康唑胶囊5个月,每月复查肺部CT。患者服药3个月,病情完全恢复而停药。

第2例治疗第3天,体温降至37.9℃;治疗第4天,体温恢复正常,咳嗽、喘息减轻,痰由黄转白,双肺哮鸣音减少;治疗第7天,病情稳定出院,嘱继续服用中药2周及伊曲康唑胶囊5个月。服药2个月后,患者自觉症状消失而停药,电话随访病情稳定,因经济情况未复查肺部CT。

[组成] 1例采用参苓白术散加减,方药组成:党参、白术、茯苓、甘草、山药、砂仁、白扁豆、莲子、薏苡仁、侧柏叶、白茅根、仙鹤草、黄芩、黄连、黄柏、大蒜、白花蛇舌草、苦参。另1例给予桑白皮汤加减,方药组成:桑白皮、半夏、紫苏子、杏仁、贝母、栀子、生姜、黄芩、黄连、黄柏、大蒜、白花蛇舌草、苦参。

[方解] 黄芩、黄连、黄柏、大蒜、白花蛇舌草、苦参,现代药理学研究认为上述药物的有效成分分别为黄芩苷、黄连素、黄柏碱、大蒜素、白花蛇舌草素、苦参碱,具有抗菌、抗毒、抑制炎症细胞和介质、增强免疫功能的作用,尤其是大蒜素,被称为天然广谱抗生素,对球菌、杆菌、真菌等均具有较强的杀菌作用。

[出处] 中华中医药杂志,2013,28(9):2566-2568.

三十五、弓形虫病

弓形虫病又称弓形体病,是由刚地弓形虫所引起的人畜共患病。在人体多为隐性感染,因弓形虫可以侵犯多个器官,临床表现复杂,其症状和体征又缺乏特异性,易造成误诊。轻者无症状,重者可引起高热、皮疹、肌肉关节痛等,并常侵及眼、脑、心、肝、淋巴结等。孕妇受染后,病原可通过胎盘感染胎儿,直接影响胎儿发育,致畸严重,其危险性较未感染孕妇大10倍、影响优生,成为人类先天性感染中最严重的疾病之一，已引起广泛重视。本病与艾滋病（AIDS）的关系亦密切。

1. 自拟弓形虫汤

江西省中医医院报道，自 1984 年运用自拟弓形虫汤治疗小儿弓形虫病 50 例，疗效满意；治愈 6 例（12%），显效 19 例（38%），好转 21 例（42%），无效 4 例（8%），总有效率 92%。

〔组成〕　黄芪、白术、青蒿、草果、槟榔组成基本方，随病症适当加用相应药物。

〔方解〕　针对弓形虫病的发病特点以"抗虫""增免"为组方原则，其中青蒿、草果、槟榔等抗弓形虫祛邪以治标，黄芪、白术等提高人体免疫力扶正以固本。

〔出处〕　国际传统医药大会论文摘要汇编，2000：259.

2. 扶正消原丸

河南省开封市医学科学研究所报道，采用扶正消原丸治疗弓形虫病，取得了较好的疗效。将符合纳入标准的患者分为治疗组 60 例和对照组 60 例。治疗组口服扶正消原丸，对照组口服乙酰螺旋霉素。结果治疗组有效率为 95%，对照组有效率为 88%；治疗组复发率为 6.67%，对照组复发率为 23.33%；治疗组治疗平均天数为（33.51±16.39）日，对照组为（46.2±21.79）日，2 组比较，差异有统计学意义。

〔组成〕　黄芪 15 克，青蒿 20 克，茯苓 10 克，厚朴 10 克，补骨脂 15 克等。服法：每次 3～6 克，12 岁以下儿童每次 3 克，每日 3～4 次。

方解：黄芪、青蒿、茯苓、厚朴、白术、补骨脂等具有扶正固本、益气健脾、燥湿杀虫、调节免疫功能、使邪气去、正气复而病愈。

〔出处〕　山东中医杂志，2004，23（9）：528-529.

3. 扶正消毒丸

威海市中医院作为成果第一完成单位,对育龄期妇女弓形虫抗体阳性者采用中医辨病与辨证相结合,针对病机,以中医扶正祛邪、清热利湿为治疗基础,组成扶正消毒丸。经过对临床上 60 例育龄期妇女的中医中药治疗观察,其治愈率 93.3%,而对照组治愈率为 84%。认为该方法避免了化学药物的不良反应,并收到了满意的效果。

[组成] 采用扶正祛邪,扶正即健脾益气的四君子汤,祛邪即清热利湿解毒的五味消毒饮,两方结合加减组成扶正消毒丸。

[方解] 本方旨在祛邪而不伤正,扶正而不恋邪,使邪祛而正安,标本兼顾可增加机体免疫功能,清热利湿解毒,使弓形虫无法生长,达到有效杀灭弓形虫的目的。

[出处] 应用技术成果,2002,360.10:R531.8.

三十六、蛔 虫 病

蛔虫是人体内最常见的寄生虫之一。成虫寄生于小肠,可引起蛔虫病。此外,犬弓首线虫(简称犬蛔虫)是犬类常见的肠道寄生虫,其幼虫能在人体内移行,引起内脏幼虫移行症。人群感染蛔虫的季节与当地的气候、生产和生活活动有密切关系,一般认为感染期虫卵出现率以 7、8 月份为最高。因此,夏秋季节就成了蛔虫感染的高峰季节。

1. 养阴安蛔汤

邻水县中等卫生职业学校报道,对经用一般疗法,治疗数天无效,又不愿手术,且有化热伤阴的胆道蛔虫病患者,投自拟"养阴安蛔汤"治疗,效果较佳,结果 15 例全部治愈。

[组成] 乌梅 18 克,沙参、丹参各 12 克,白芍、麦冬、百合、生地黄、川楝子各 15 克,甘草 10 克。小儿用量酌减。伴胆囊炎

者,加蒲公英、金银花、虎杖、板蓝根;若肝胆肠胃郁热不泻、便秘、舌红苔黄厚者,加芦荟、栀子;伴黄疸者,加茵陈、郁金。

〔方解〕 本方属酸甘养阴、柔肝解痉之剂,具有养阴和胃生津、舒张胆管的作用,对蛔虫病久治不愈、化热耗阴者,用本方有效。方中乌梅极酸,具有安蛔止痛、和胃止呕、生津止渴之功,属治蛔厥之常用药,现代药理学研究表明,能促进胆汁分泌和对蛔虫有抑制作用;白芍甘酸,养血敛阴,缓急止痛,为肝家之要药,阴血亏虚之良品,现代药理学研究表明,有解痉镇痛、抗炎抗菌、解热等作用,与丹参、甘草合用,增强缓急止痛、酸甘化阴之功;沙参、麦冬、百合、生地黄、枸杞子滋养肺胃肝肾之阴,为养阴之常用药,且有止胃脘痛之功;川楝子、芦荟苦寒清热杀虫,为杀虫之良药,特别是对蛔虫作用更好;生麦芽消食健胃,防养阴之品滋腻而伤胃气。诸药同用,体现了蛔得酸则静,得甘则动,得苦则下。

〔出处〕 四川中医,2002,20(5):45-46.

2. 乌椒汤

湖南省安化县羊角镇医院报道,采用自拟乌椒汤治疗胆道蛔虫病 60 例,上述病例均以 B 超确诊。结果均收到满意疗效,50 例服中药 3 剂后症状消失,8 例服中药 6 剂后症状消失,2 例合并胆石症服用 10 剂后症状缓解,总有效率达 100%,治愈率达 98%;经随访仅 2 例合并胆石症者复发。

〔组成〕 乌梅 30 克,花椒 20 克,黄柏 20 克,槟榔 10 克,枳壳 10 克,川楝子 15 克,川芎 15 克,郁金 10 克,细辛 3 克,桂枝 6 克,半夏 10 克。水煎服,每日 1 剂,早、晚各服 1 次,严重者可每日服 2 剂,空腹服用。

〔方解〕 方中乌梅味酸安蛔为主药,辅以花椒、细辛止痛祛蛔,温中散寒;黄柏清热燥湿;川芎具有祛瘀行气止痛之功,槟榔具有杀虫、消积且有泻下之功,有利于虫体排出;枳壳、川楝子、郁金具有行气止痛杀虫利胆除胀之功效,呕吐者配以半夏止呕;诸药合用组成寒热并用杀虫排虫之剂。

　　[出处] 中国乡村医药,1999,6(4):11.

3. 茵梅大黄汤

　　新余市中医院报道,口服茵梅大黄汤治疗胆道蛔虫病 42 例,最短 2 小时,最长 5 天,治愈 35 例,占 83.3%;好转 5 例,占 11.9%;无效 2 例,占 4.8%;总有效率 95.2%。

　　[组成] 茵陈 30 克,乌梅 30 克,熟大黄 10 克。每日 1 剂,水煎服,取汁 200 毫升,分早、晚 2 次温服,儿童药量减半,疗程最长 7 天,得大便通并见蛔虫则停用。

　　[方解] 茵陈苦寒,乌梅酸涩,为驱蛔安蛔之良药。现代药理学研究证明,茵陈能加速胆汁排泄,改善胆汁淤积,在增加胆汁分泌的同时,也能增加胆汁中的固体物、胆酸和胆红素的排出量;实验研究亦证实,其挥发油能增加大鼠的胆汁分泌,茵陈煎剂和挥发油对猪和人蛔虫有麻醉作用,茵陈中的主要成分 6、7-二甲氧基香豆素有解热、镇痛、消炎作用。乌梅丸能麻醉蛔虫,降低胆汁的酸碱度,不利于蛔虫的生存,也可使胆道括约肌暂时扩张,增加胆汁分泌,对胆道蛔虫具有机械性的冲刷作用,推入十二指肠。大黄味苦性寒,通腑导滞,具有促进肠道蠕动、利胆、泻下、抗菌的作用,有利于将蛔虫排出体外,三者各司其职,相辅相成,故三药合用简而效宏。

　　[出处] 江西中医药,2015,46(391):50-51.

4. 乌梅丸合化虫丸

　　江苏省滨海县中医院报道,运用乌梅丸合化虫丸化裁,制订专方治疗胆道蛔虫病 28 例,均以一方出入,服药后 3～4 小时疼痛即可缓解,绝大多数病例大便排出死虫,收效颇为满意。

　　[组成] 乌梅 18 克,木香 1.5 克,花椒 3 克,川楝子 9 克,黄连 3 克(或代以胡黄连 1.5 克),芜荑、鹤虱、雷丸、贯众各 9 克,槟

榔15克,甘草3克。口干作热有热象者,去花椒加黄柏;热甚苔黄质绛、脉洪数者,加生地黄、连翘、金银花等;便秘者,加炒牵牛子;孕妇可去槟榔加枳壳,共他药量酌减。水煎2次,头2煎混合,分2次服。若病情严重者,须昼夜连进2剂;若疼痛停止,即须停药。以上为成年人用量,体弱者及儿童酌减。

[方解] 以乌梅丸合化虫丸二方化裁,取乌梅酸涩以伏虫;木香、花椒之辛温以疏气止痛;川楝子、芜荑、雷丸、鹤虱以杀虫镇痛;黄连、贯众清热解毒,并协同杀虫;槟榔散积消痞;甘草则调味解毒并缓其迫急。但须指出,本方集许多制伏杀虫之品,鲜少补益,故须中病即止。

[出处] 中医杂志,1965,8:35.

5. 胆道祛蛔定痛汤

河北省保专雄县西柳医院报道,采用胆道祛蛔定痛汤治疗胆道蛔虫病100例,服药1剂治愈者80人,2剂治愈者12人,3剂治愈者8人。疗程最短者1天,最长者5天。

[组成] 使君子、乌梅、花椒、雷丸、槟榔、川楝子、白芍、枳壳、青皮、延胡索、生甘草。便干体实者,川大黄;体虚者,加火麻仁;偏寒者,加干姜;偏热者(胆系感染),加金银花、连翘、苦参、天花粉、黄芩、茵陈、栀子;呕吐者,加代赭石、半夏、生姜等。

[方解] 方中甘草之甘能诱蛔喜而使其食(动),用酸涩之乌梅令蛔由动变静,用花椒、槟榔、延胡索之辛,使其伏于下,而潜于中,更用苦味之雷丸、枳实、青皮、白芍、川楝子,令蛔麻痹安宁而被驱除。枳实、使君子有缓泻之功,自能导蛔下行。总之,使君子、乌梅、槟榔三味,有安蛔祛蛔之功,称为主药,花椒、雷丸,协同为辅。枳壳行气开胸,宽畅肠胃,延胡索、川楝子疏肝利胆、理气止痛。芍、草补虚、缓挛止痛。青皮行气散结、疏畅肝胆,合协成功。

[出处] 江西中医学院学报,1985,3:22.

6. 承气止痛驱蛔汤 ....

安徽中医学院附属医院报道,针药并用治疗胆道蛔虫病105例,疗效满意,无1例发生严重的并发症。

〔组成〕 大黄(后下)10～20克,芒硝(分冲)、厚朴、枳实、柴胡、川楝子、黄连各10克,木香、槟榔各30克,乌药20克。水煎服,每日1剂,分2次服。待腹痛完全消失后加使君子、苦楝皮各30克,雷丸(研末分冲)、鹤虱各10克,以巩固疗效。蛔滞型服基本方;蛔热型及蛔火型加黄芩10～20克,黄柏、栀子各10克,茵陈30克。

〔方解〕 承气止痛驱蛔汤为苦寒通下驱蛔之剂,有别于温脏安蛔收敛之乌梅丸。缘由起病急骤,邪实而正不虚,故以驱邪为要,无须温补,免犯"实实"之戒。蛔虫上扰胆管为致病之因,治以安蛔只是偏安之计,驱蛔才是釜底抽薪。收敛易恋邪壅气,使邪滞留胆管、肠腑,缠绵日久,泻下则驱邪,不使寇留。故苦寒攻下驱蛔法比温脏安蛔更切中病因病机。根据现代药理学研究所知,承气止痛驱蛔汤中的柴胡、黄连、大黄、槟榔等促进胆囊的分泌和排泄,有独特的利胆消炎作用;槟榔可使虫体神经系统麻痹,失掉附着能力;川楝子能使虫体自发活动加强,出现间歇性剧烈收缩,造成能量供不应求;木香、乌药有较强的胆管解痉和镇痛作用;大黄、芒硝、厚朴、枳实能使胆管括约肌松弛、增加肠内容物的推进作用及推进速度。诸药合用有解痉止痛、利胆消炎,使蛔虫退出胆管,并经肠管排出体外的作用。

〔出处〕 安徽中医学院学报,1991,10(2):49-50.

7. 自拟方 ....

甘肃省中医院报道,通过多年临床实践,观察到应用中医药治疗胆道蛔虫病,具有服药方便,见效快的优点。

〔组成〕 柴胡10～30克,黄芩5～15克,大黄5～12克,苦楝皮 10～30 克,牵牛子 5～18 克,槟榔 10～19 克。症见目黄、口苦、便秘、尿赤、身热,舌苔黄腻,脉滑数者为湿热壅滞,上方中加用金钱草、郁金、枳实以清热利胆,排虫导滞。症见口苦、便结、肢厥、脉迟等寒热错杂证者,可于上方中加干姜、花椒、附子等温中散寒,调和寒热;气滞甚,见上腹部及右胁下胀满作痛、时痛时止、脉沉弦,可于上方中酌加厚朴、木香、青陈皮等理气止痛之品。采用多次服药法,1 剂煎成 500～600 毫升,每 3～4 小时服药 1 次,以使药力持恒。

〔方解〕 本方以苦楝皮、槟榔功专杀虫为君;柴胡疏肝为臣;黄芩、大黄清肝胆之热为佐;以牵牛子导滞杀虫为使。取清肝胆之热,导滞杀虫之意。中药采用多次服法,以使药力持恒,达到杀虫驱蛔之目的。

〔出处〕 甘肃中医,1993,6(3):33.

8. 温胆汤等方加减

武汉市第三医院小儿科报道,应用中医辨证论治的方法治疗小儿胆道蛔虫病 112 例,效果满意。

〔组成〕 选用了温胆汤、左金汤及芍药甘草汤,为本组病例之主要方剂,再随临症之变异,而药味有所加减。温胆汤药味组成:竹茹、半夏、陈皮、枳实、茯苓、甘草。芍药甘草汤药味组成:白芍、甘草。左金汤药味组成:黄连、吴茱萸。如遇上腹部剧痛,辗转难忍,脉实证实者,加失笑散(蒲黄、五灵脂);有宿食不化,胃实而虫不安者,加麦芽、鸡内金、山楂,并酌情使用乌梅、石榴皮以安蛔止痛。

〔方解〕 温胆汤方中竹茹清胃止渴以为君,陈皮、枳壳降逆理气以为臣,茯苓利湿导水以为佐,甘草和中缓急以为使。此方有温和脾胃,通利胆道、降逆止呕的作用。芍药甘草汤有解痉、止痛、和肝脾、通调血脉,治腹中营卫不和而痛之作用。左金汤为肝火之正剂,肝火之为患,逆于上则为吞酸呕吐,结于中则为胸脘痞满,壅于本经则为胁痛,故凡属肝经火旺左胁作痛、脘痞吞酸,口苦舌红、苔白厚、脉弦数者,均可采用本方治疗。方中大苦大寒,能入心泻火,心为肝之子,心火清则肝火自平,此为实则泻其子的方法。吴茱萸苦辛而温,能散郁开结,引热下行,佐用黄连又可防寒凉直折而火盛格拒之反应。

[出处]　小儿外科附刊,1965,2(6):313-316.

三十七、姜片虫病

姜片虫又叫布氏姜片吸虫,是布氏姜片虫感染所引起的肠道寄生虫病。人因生食附有姜片虫囊蚴的菱、茭白等水生食物而感染。患者常有腹痛、腹泻、消化不良、肠功能紊乱及吸收不良等症状。猪是本虫的保虫寄主,也是主要传染源。该病流行决定于流行区存在传染源、中间宿主与媒介,尤其是居民有生食水生植物的习惯者。

1. 中药槟榔合剂

广州市西区卫生防疫站报道,在进行防治姜片虫工作时,除使用国产四氯乙烯治疗外,并试用了中药槟榔、乌梅、甘草合剂治疗了 124 例,获得了良好效果,服药一次治愈率高达 60.71%,且无不良反应。

[组成]　槟榔、乌梅、甘草。一般成年人用槟榔 30 克、乌梅 10 克、甘草 3 克,治疗时可按体质,年龄加减应用。一般采用早晨空腹时服,服药期间少吃油腻的东西。

[方解]　本方以槟榔为君,乌梅为臣,甘草为使。因乌梅在杀虫药中有护肠之功,亦有柔肝息风之效,与槟榔并用有防止槟榔的不良反应(如胸闷及过度麻醉的现象),而对杀虫方面有增进槟榔之力,起协同作用,但槟榔、乌梅二药均为峻烈之剂,故宜少佐微甘以缓和,使增强驱虫效果,减少不良反应。

[出处]　中医杂志,1959,4:52.

2. 槟榧汤

张德超报道,使用中药"槟榧汤"治疗姜片虫病5例,皆获痊愈。且无严重的不良反应。

〔组成〕 槟榔(杵碎)65克,榧子(杵碎)65克,大黄6克,木香6克(以上是成年人一日剂量)。前2味,以水400毫升,煎至200毫升,再入后2味,煎至150毫升,滤过后,是为头煎。再加水200毫升,煎至100毫升,是为二煎。将一、二煎合并得药液250毫升。于清晨空腹时,分2次温服(2次间隔时间约1时许);或清晨、下午(饭后3小时后)空腹时各服一次。服时加入适量白糖以调味。

〔方解〕 槟榔为棕榈科植物槟榔的果实,性温,味苦辛涩;《别录》载其功效"杀三虫",《本草求真》谓其能"杀诸虫";对姜片虫等肠寄生虫有显著效果,并有泻下作用,是为本方的主药。榧子为紫杉科植物香榧的果仁,性平,味甘涩;《别录》载其功效"去三虫",《本草图解》谓其能"杀虫化积";辅助槟榔驱除姜片虫和蛔虫,是为本方的辅药。大黄为植物性泻药,服后刺激肠壁,增强肠蠕动,以使虫体迅速排出体外。木香为芳香性健胃药,有理气止痛、降逆止呕等作用,为本方的佐引药。是方有明显的驱虫、攻下作用,故宜于症实体实者。

〔出处〕 新医药学杂志,1974,2:25.

三十八、钩 虫 病

钩虫病是由十二指肠钩口线虫或美洲钩口线虫(一并简称钩虫)寄生于小肠内所引起的疾病。当人体接触钩虫的传染期幼虫时,幼虫即钻入皮肤而引起感染发病。临床上以贫血、营养不良、胃肠功能失调为主要表现,重者可致发育障碍及心功能不全。一般在夏秋季节,温度20～30℃,相对湿度大于70%,最有益于钩虫的发育,也是钩虫感染的高发季节。

1. 驱虫合剂

东台县富安乡民办医院报道,用驱虫合剂和复方绛矾丸治愈钩虫病 11 例,用百部合剂治愈 5 例。

[组成]

(1)驱虫合剂:榧子 15 克,使君子 12 克,苦楝皮 18 克,槟榔 12 克。主治:粪常规检验找到寄生虫卵而无其他症状之患者。水煎至 1 碗(约 300 毫升)分 2 次服,晚上临睡前,及翌晨空腹时,各服 1 次。成年人量,每日 1 剂,连服 3 剂,为 1 个疗程(视症情轻重参酌)。儿童剂量递减。禁忌:服药期间,忌食油腻腥辣等物。孕妇忌服。

(2)百部合剂:百部 9 克,甘草 3 克。主治:内服治钩虫幼虫经过肺而引起的支气管炎等。外用并治幼虫侵入皮肤而引起的皮疹。用法:水煎至 1 杯(约 150 毫升),每日 3 次,食后分服。外用煎水 1 大碗(约 500 毫升)洗感染部位,功能杀虫止痒。用量:成年人量每日 1 剂,连服 3～5 剂,症状即消失,儿童递减,外用不受限制。禁忌:内服忌食辛辣刺激之品。

(3)复方绛矾丸:煅绿矾 6 克,炒苍术 100 克,陈皮 50 克,厚朴 50 克,木香 15 克,当归 100 克。主治:寄生虫性贫血、消化不良、妇女月经不调等。用法:将上药研细末,水泛为丸,如绿豆大,晒干后,装入瓷瓶盖好,宜放置阴暗干燥之处,防止回潮,生霉失效(此丸一料为成人内服 10 天)。用量:成年人量,每日 3 次,每次 6 克,食后服,红糖温水送下。儿童剂量递减。禁忌:服此丸时,禁食生冷、油腻、浓茶之类。凡有发热及阴虚口干而大便干结、舌红、脉弦数者,不宜用。每服 10 天,为 1 个疗程。

[方解]　榧子、使君子、苦楝皮、槟榔、百部等皆有杀虫的功效。

[出处]　中医杂志,1959,5:12.

2. 榧子杀虫丸

石门县防治钩虫病试点组报道,中药榧子杀虫丸治疗钩虫病1669例,服药14天后,采用直接涂片追踪复查305例,阴性263例,阳性42例,阴转率为86%;又用饱和盐水漂浮法丸剂追踪218例,阴性94例,阳性124例,阴转率为43%;煎剂追踪521例,阴性108例,阳性413例,阴转率为20%;漂浮追踪丸剂煎剂合计739例,阴性202例,阳性537例,平均阴转率为27.3%。

〔组成〕 榧子、槟榔、大血藤、百部、苦楝皮各21克,雄黄3克,大蒜9克取汁,共研末为丸(散剂亦可)。

〔方解〕 方中大血藤具有清热解毒、活血通络,祛风杀虫的功效,榧子、槟榔、百部、苦楝皮、雄黄、大蒜均是中药中常用的杀虫药。

〔出处〕 中医杂志,1959,3:6-8.

3. 生贯众粉

辽宁省人民政府门诊部报道,辽宁已故名老中医王钟贤,学识渊博,经验丰富。在他的指导下,应用贯众粉治疗钩虫病30例,获得满意疗效。

〔组成〕 取贯众研细面,每次服8~15克。10—16岁8克,青壮年15克,50岁以上10克。饭前服,每日2次,白开水送下。忌食油腻。5~7天为1个疗程。

〔方解〕 《本草纲目》载有“贯众杀三虫”。

〔出处〕 中医函授通讯。1959,3:38.

4. 绿矾丸

永修人民医学院中医科报道,用绿矾丸治疗钩虫患者83例,疗效满意。

〔组成〕 煅白矾24克,苍术24克,厚朴24克,陈皮24克,甘草 12 克,槟榔 12 克,榧子 12 克。将上药烤干研成极细末,炼蜜为丸,如梧子大,暴晒收贮备用。每日服 3 次,每次服 3 克,一料药品可服 20 天,如一料好转而未痊愈时,即可再服第二料,但服药期间禁止饮茶。

[方解]　方中白矾经煅制后即成绛矾,煅烧成绛矾则主要为氧化铁,尚可出现含水不同的硫酸铁组成,有燥湿杀虫、补血消积、解毒敛疮作用;槟榔、榧子杀虫;苍术、厚朴、陈皮、甘草为平胃散,具有燥湿运脾、行气和胃之功效,有防治因服用绿矾引起呕吐腹痛的作用。

[出处]　江西中医药,1959,4:26-27.

5. 苦楝汤

易明医学院河口、思茅钩虫病调查小组报道,先后采用了数十种不同的中医中药方剂进行了 20 000 多人的治疗。经系统观察疗效后初步认为下述几种治疗方案效果显著。

[组成]

(1)苦楝汤配方:苦楝皮 50 克,荆芥 50 克,紫苏子 50 克。将苦楝皮切碎后放入锅中,加水至浸没药物,煮 3 小时,倾出药汁。再在药渣中加入半量水,煮半小时,倾出药汁。将先后两次药汁混合浓缩至 50 克药(相当于 25 毫升)。将荆芥切碎放入锅中加水至药浸没。煮两小时,倾出药汁。再在药渣中加半量水,煮半小时,将两次药汁混合,浓缩为 25 毫升(荆芥制备最好采用蒸馏法抹用,因为荆芥中有效成分,主要为其中的挥发性油)。紫苏子制法与荆芥相同。上方(75 毫升)为成年人一次量。1—15 岁者服量 2/3(50 毫升),5—10 岁者服半量(38 毫升),1—5 岁者服 1/3 量(25 毫升)。每日 1 次,连服 2 日为 1 个疗程。间隔 1～2 周进行第二个疗程。

(2)紫苏汤配方:紫苏子 50 克,苦楝皮 50 克。药物制备同前。服法:上方(50 毫升)为成人一次量,每日 1 次,连服 2 日。间隔 2 周后,再服药两天。

(3)贯众汤:贯众 150 克,苦楝皮、荆芥、紫苏子各 15 克。上述配方制备成 100 毫升,二日内分 2 次口服。

(4)野棉花根汤:配方为野棉花根 150 克,蕨根 150 克,苦楝皮 50 克。制法:野棉花根切成碎片,加水熬煎 2 小时。倾出药汁。再加水 1/2 煎半小时。将先后 2 次药汁混合浓缩为 30 毫升。蕨根的制法与野棉花根相同。以上配方剂量为成年人一次量。5—10 岁服 2/3 量,1—5 岁服 1/2 量。睡前空腹一次口服。可加入糖水以调味。

(5)雷丸粉:将雷丸研细成粉,每人每日 60 克,分 3~4 次服用,连服三日。

(6)雷丸合剂:配方为槟榔、雷丸、榧子各 7.5 克,苦楝皮 15 克。槟榔先打碎,浸泡 1~2 天。将浸泡液及药渣熬煎 4~6 小时。倾出药汁。加入等量水再熬煎 4 小时。雷丸、榧子捣碎加水熬煎 3~4 小时,倾出药汁,再加水熬煎 3 小时。苦楝皮制备与前同。服法:上述配方为成年人一次量,每日服一次,连服 2~3 日。

(7)雷丸汤:配方为雷丸一两,荆芥、紫苏子各 15 克。雷丸先捣成碎块,放入锅中加水至药浸没熬煎 3~4 小时。倾出药汁,然后再加半量水煮一小时。将先后两次药汁混合浓缩,荆芥紫苏子制法与前同。上述配方为成年人一次量,8—15 岁服量 2/3,5—8 岁服半量,1—5 岁服量 1/3。每日 1 次,连服 2 日。间隔二周后,再服二日。

(8)槟榔汤:配方为槟榔 100 克,苦楝子、紫苏子、荆芥各 15 克。制法与前同。服法:以上配方为成年人一次量,空腹时服,10—15 岁服 2/3 量,5—10 岁服 1/2 量,1—5 岁服 1/3 量。

(9)百部煎剂:配方为百部 100 克。制法:加水至药物浸没,熬煎 3 小时,过滤后浓缩。以上为成年人一日量,每日服 2 次,空腹时口服。

[方解] 略。

［出处］　云南医学杂志,1959,1:80-82.

三十九、蛲 虫 病

蛲虫病是以引起肛门、会阴部瘙痒为特点的一种肠道寄生虫病。人体感染蛲虫有异体感染和自身感染 2 种方式。异体感染是通过被蛲虫卵污染的食品、玩具和异物等,最后经口感染,也可由鼻吸入空气中飞扬的蛲虫卵再吞入消化道而感染。自身感染是患儿用手在肛门附近搔痒,手被蛲虫卵污染,而后再经口感染。此外,幼虫还可在肛门周围自虫卵内排出,经肛门进入肠道寄生,这称为逆行感染。

1. 槟榔地黄复方煎剂

河北省卫生防疫站检验科寄生虫组报道,用中医疗法治疗幼儿蛲虫病 64 例,用单味槟榔子煎剂(一方)试治的 20 例,阴转 13 例,阴转率为 65%;用槟榔地黄复方煎剂(二方)实治的 13 例,阴转率为 100%;用 10% 硫黄软膏(三方)试治的 13 例,仅有 3 例阴转,阴转率为 23.1%。

［组成］

(1)单味槟榔子煎剂(一方):槟榔 60 克,加水煎 3 小时左右,成 40~50 毫升药液,饭前 1 小时顿服。

(2)槟榔地黄复方煎剂(二方):杭菊花 9 克,蒺藜 9 克,穿山甲(代)3 克,蝉蜕 6 克,槟榔 6 克,生地黄 6 克,大黄 9 克,甘草 9 克,地龙 6 克,灯心草为引。水煎服,每日 1 剂,早、晚各服一次。

(3)用 10% 硫黄软膏(三方):每晚睡前涂于肛门深处,敷以纱布,用胶布贴好。连续 2 周。

［方解］　方中槟榔杀虫,菊花、蒺藜疏风止痒,生地黄滋阴息风止痒,穿山甲(代)、蝉蜕、地龙通络息风止痒,川大黄泻下虫积,甘草解毒,灯心草为引。

［出处］　中级医刊,1960,7:35.

2. 雷丸散

唐山市滦县医院报道,188例患者经投用雷丸散后全部治愈。

[组成] 雷丸3.2克(1钱),大黄11.2克(3钱),牵牛子11.2克(3钱),上三药共为细面混匀即成。服法及用量:上方剂量(三药共重25.6克)为成年人一次量,晨起空腹冷开水送服,小儿可按年龄递减,如:5—8岁,服成年人量1/4;9—12岁,服成年人量1/3;13—16岁,服成年人量1/2;17岁以上者,服成年人量。

[方解] 该方以雷丸为主药,但此药遇热即可失效,在使用时应特别注意要用冷开水送服;大黄、牵牛子攻虫积泻下。

[出处] 中级医刊,1960,7:35.

3. 追虫丸等方加减

陕西省中医药研究院附属医院报道,中医药对蛲虫病的治疗有丰富的成功经验。

[组成]

(1)分型论治①蛲袭肛肠主症:肛门瘙痒,夜间尤甚,睡眠不宁,睡后肛门周围可见细小蠕动的白色小虫,粪便中有时也可见到,有时腹痛腹泻。舌质红,苔白,脉弦。治法:驱蛲邪。方药:追虫丸加减:槟榔10克,木香3克,苦楝皮9克,皂角6克,牵牛子10克,炒酸枣仁12克(以上为成年人量,小儿酌减,下同)。水煎服。②脾胃虚弱主症:面黄肌瘦,身困肢倦,纳呆腹胀,舌淡红,苔白略腻,脉细弱。治法:健脾逐虫。方药:六君子汤加减:党参12克,白术10克,茯苓12克,炙甘草6克,砂仁6克,使君子6克,川楝子9克。水煎服。③气血亏虚主症:面㿠无华,神疲懒言,舌淡红,苔薄白,脉细弱无力。治法:补益气血。方药:归脾汤加减:黄芪15克,党参12克,白术12克,茯苓12克,远志10克,龙眼肉12克,当归12克,鸡血藤12克,炙甘草6克,陈皮10克。水煎服。

（2）驱蛲验方：百部、苦楝皮、使君子、贯众、鹤虱、大蒜、榧子、石榴皮、吴茱萸、鸦胆子等具有明显的驱蛲虫作用，可以单用、联用或辨证论治之汤药伍用。1）内服方①使君大黄粉：使君子每岁（年龄）用 0.3 克，按岁（年龄）增加，最多不超过 4 克，大黄用量为使君子的 1/8，连服 6 天为 1 个疗程。②榧子炒焦，每次 5 克，饭前服，每日 3 次，连服 3～5 天。③苦楝皮 20～50 克。水煎服，连服 3 天。④雷丸 3 克，牵牛子、大黄各 9 克，共研细末，一次服 6 克。⑤大蒜 4 瓣，使君子 12 克，榧子 6 克，焦白术 3 克，葫芦茶 15 克，水煎顿服。⑥鲜胡芦茶 30～60 克，煎汤代茶饮。⑦雷丸粉：每日 10 克，连服 3 天。⑧槟榔 30 克，水煎服，每日 1 剂。2）灌肠方①百部 100 克，苦楝皮 30 克，乌梅 9 克，水煎至 500 毫升，每晚 50～100 毫升保留灌肠 1 次，连用 2～4 次。②食醋加水 3 倍，每次 50～60 毫升保留灌肠，连用 3～5 日。③鲜大蒜头 30 克，冷开水浸泡 24 小时，过滤取汁，每 10～15 毫升灌肠，7 日为 1 个疗程。④酸石榴皮 30 克，五倍子 12 克，水煎外洗肛门，每晚 1 次，连用 3～5 日。⑤旱烟袋油 2 滴，滴入 10～20 毫升温开水，于临睡时，按一般灌肠方法将药液注入肛门内（约 5 厘米深处），保留 10 分钟左右，连用两晚。⑥槟榔 60 克，浓煎后灌肠，连用 3 日。⑦百部 30 克，浓煎至 30 毫升，于夜间 11 时左右保留灌肠，10～12 日为 1 个疗程。3）外用方①雄黄 3 克，苦参 3 克，樟脑少许，共研细粉，用布包成一小团，蘸香油或香蜡、煤油，于晚间塞肛门口处，连用 2～3 次。②雄黄 0.9 克，花椒 15 克，共为细末，涂肛门，每晚睡前 1 次，连用 3 天。③红皮蒜油煎后塞入肛门，每晚 1 次。④百部流浸膏 3 克，龙胆紫 0.2 克，涂肛门。⑤明矾磨成花生米大小的圆形栓块填塞肛门，每日 1 次，7 天为 1 个疗程。

[方解]　据研究槟榔驱虫的有效成分为槟榔碱，能麻痹虫体，使之失去对肠壁的吸附力，而随粪便排出；使君子作为驱虫药，亦能麻痹虫体；百部有杀灭蛲虫作用；雷丸则含有一种蛋白酶，能分解蛋白质，因而破坏虫体；苦楝皮的驱虫有效成分为苦楝

素及中性树脂;而一些驱虫剂如槟榔等尚有轻泻作用,有益于驱虫外出。

［出处］ 陕西中医函授,1990,3:10-11.

4. 使君子、苦楝皮合剂

张德超报道,中医对于蛲虫病的治疗,原则上是以驱虫为主,一般有内服和灌肠2种方法。

［药物组成］

(1)使君子、苦楝皮合剂。组成为鲜苦楝皮(切)60克,榧子(切细)30克,鹤虱10克,锦纹大黄(后下)8克,木香(后下)6克,使君子(生,切细)12克。服法:每剂煎2次(每煎以水400毫升,浸数小时,煎至200毫升,去渣,加入适量的糖于煎液中以调味。),早晨、下午空腹时各服1煎,每次送下生使君子6克,可速服2剂。说明:①本方药味用量是成年人量,儿童酌减。②孕妇忌服。③无严重不良反应,少数可能有呃逆、头晕等。

(2)蛲虫病灌肠方二则①百部、苦楝皮煎液灌肠。组成:百部30克,鲜苦楝皮60克(均切细)。用法:以水400毫升,煎至100毫升,于23时,保留灌肠。须连续治疗数日。治疗蛲虫病者著效。②大蒜、韭菜汁合剂灌肠。组成:生大蒜10克,韭菜汁10毫升。将大蒜捣碎后,浸于100毫升沸水中1小时,取出,滤过后,再加入韭菜汁于浸液中,于23时后则保留灌肠。须连续治疗数日。说明:以上二方灌肠剂,其药味用量是成年人量,儿童酌减。

［方解］ 方中使君子、苦楝皮、鹤虱、使君子等杀虫,木香行气导滞,大黄泻下虫积。

［出处］ 广东医学(祖国医学版),1966,4:26-27.

5. 六神丸

乌鲁木齐市中医医院报道,治疗组20例,每晚入眠时用六神丸纳肛,另用六神丸6至8粒用少许温水化开后涂于肛周,用药5

至 7 天。对照组 16 例,用驱蛔灵片连用 5 至 7 天,另用 10% 硫黄软膏涂在肛周。结果:治疗组 20 例中治愈 13 例,有效 6 例,无效 1 例;对照组治愈 4 例,有效 4 例,无效 8 例。治疗组治愈率 60%,有效率 35%;对照组治愈率 25%;有效率 25%,2 组总有效率比较,差异有统计学意义,比较有非常显著的差异。

〔组成〕　珍珠、牛黄、麝香、雄黄、蟾酥、冰片。治疗组每晚入眠时用六神丸(2—5 岁用 2～5 粒;5—7 岁用 5～8 粒)纳肛,另用六神丸 6～8 粒用少许温水化开后涂于肛周,用药 5～7 天。注意六神丸的应用方面应按年龄予以区别,尤其是肛纳量、用量同服量,不宜超过 10 粒,以免引起中毒反应。

〔方解〕　方中以牛黄、麝香为主药,清热解毒,消肿散结,辅以冰片加强清热解毒、化腐消肿之功,同时配以蟾酥加强解毒消肿止痛之力,佐以珍珠解毒化腐生肌,雄黄解毒散结。

〔出处〕　云南中医中药杂志,1996,17(6):18.

四十、囊 虫 病

由猪带绦虫的幼虫(囊尾蚴)寄生人体所致的疾病,为人畜共患的寄生虫病。人因吞食猪带绦虫卵而感染。囊尾蚴可侵入人体各种组织和器官,如皮下组织、肌肉及中枢神经系统引起病变,其中以脑囊虫病最为严重,甚至危及生命,危害性极大。

1. 干漆方

太原市迎泽区中医医院报道,自拟配方采用纯中药治疗脑囊虫病 56 例,疗效满意。

〔组成〕　以干漆炭、雷丸、王不留行、穿山甲(代)等为主要成分,混合粉碎共研过筛为极细粉末,制成散剂服用。每次服 3 克,每日 2 次,早晚饭后温开水送服。

〔方解〕　方用干漆炭破瘀,通经杀虫,《本经》有"主绝伤,续筋骨,填髓脑"记载及"生漆去长虫"之说;雷丸杀虫,《药性论》有

"主癫痫,杀蛲虫"之论,二药合用,杀虫之力更强;王不留行活血通经,善于通利血脉,行而不住,走而不守,助干漆炭、雷丸通透血脉,穿透血-脑屏障,引药入经;炮穿山甲(代)既具活血通经之功,又有软坚消肿之效,与王不留行合用共助通透血脉之力,又有软化坚肿作用,用之可促进死囊尾蚴及钙化灶的吸收。上述诸药合用药效直达病灶,杀虫之力更强,并具吸收消散作用,故获满意疗效。

[出处] 中国药物与临床,2007,2:118.

2. 化痰软坚驱虫方

云南洱源县人民医院报道,采用中医中药治疗 106 例脑囊虫病,取得良好的效果。经过 3 个疗程治疗及 0.5～2 年随访观察,显效 50 例,约占 46%,有效 38 例,约占 35%,无效 18 例,约占 19%,总有效率 81%。临床症状消失,IHA 试验为阴性,半年后头颅 CT 复查表现为钙化或消退,为显效;发作频率减少 50%～75%,IHA 试验反应倍数降低,半年后头颅 CT 复查部分钙化,为有效;发作频率减少 25% 以下,IHA 试验倍数及头颅 CT 扫描无明显变化为无效。

[组成] 半夏 9 克,白芥子 10 克,皂角 10 克,代赭石 40 克,细辛 3 克,胆南星 6 克,昆布 10 克,海藻 10 克,牡蛎 30 克,穿山甲(代)10 克,蜈蚣 2 条,百部 10 克,贯众 10 克,雷丸 10 克,槟榔 30克,甘草 6 克等 16 味中草药。每日 1 剂,20 天为 1 个疗程,隔 1个月后再服第 2 个疗程,连续治疗 3 个疗程。

[方解] 方中百部、贯众、雷丸、槟榔杀虫;半夏、白芥子、胆南星、昆布、海藻、代赭石、牡蛎化痰软坚;皂角、细辛、穿山甲(代)、蜈蚣通络。

[出处] 云南中医中药杂志,1997,18(2):13.

3. 千金丸加味

辽宁省台安县中医院报道,使用自拟方千金丸加味治疗人体囊虫病 50 例,经治疗后皮下结节最短在 1～2 个疗程消失,最长在 4 个疗程消失。癫痫发作在 1～2 个疗程间歇期明显延长或减少,4 个疗程癫痫停止发作。2 例脑囊虫病患者经治疗后脑 CT 检查示 1 例消失,1 例钙化和减少。

[组成] 陈皮、半夏、枳实、茯苓、槟榔、榧子、雷丸、穿山甲(代)、芒硝、水蛭。上药共为细末,炼蜜为丸 10 克重,每日 2 次口服,每次 1 丸。20 天为 1 个疗程。

[方解] 药用陈皮、半夏、茯苓、槟榔、芒硝化痰软坚,消积散结;榧子、槟榔、雷丸、水蛭、穿山甲杀虫通瘀;陈皮、半夏、枳实理气健脾,燥湿化斑。上药合用,具有杀灭囊尾蚴,化瘀祛痰散结之功效,达到治愈囊虫病的目的。

[出处] 光明中医,1995,3:34-35.

4. 自拟熏洗及内服药

北安县中医院报道,自拟熏洗药和内服药治疗囊虫病患者 4 例,疗效较好。

[组成] 熏洗药:硫黄 50 克、白鲜皮 500 克、花椒 250 克。用法:混合于 10 千克水内,煎沸 20 分钟,滤过,先用热气熏周身,至水不烫时洗浴,洗至水凉为度,每日熏洗一次,每剂药可连用三次。

内服剂:鹤虱 100 克,雷丸 65 克,槟榔片 50 克,使君子 65 克,黄芪 100 克,党参 100 克。共研细末一料。每日三次,每次 6 克,饭前 30 分钟白开水送下。

[方解] 第二方采用温燥健脾胃,兼以杀虫,使脾胃健运、气血充实、运行有力、药力透达表里,促进其杀虫作用。与第一方大剂熏洗药,外治杀虫,相互配合,故能获效。

[出处] 江苏中医,1965,2:15-17.

5. 囊虫丸

黑龙江省中医研究院报道,于泗海老中医经过多年的临证探索,运用自制"囊虫酊""囊虫丸"治疗囊虫病,取得了较为满意的疗效。

〔组成〕 煅海螺100克、使君子50克、雷丸100克、槟榔100克、白矾100克、石榴皮100克、大黄15克。以上诸药研成粗末,用白酒7500克,浸泡7日备用。另将上药研成极细末,枣泥为丸10克重,备用。服法:患者早服酒剂10毫升,中午服丸药一粒,晚间服酒剂10毫升。

〔方解〕 方中煅海螺味咸,性寒,《东北常用中草药手册》记载有化痰消积、止痉作用。使君子、雷丸、槟榔、白矾均有杀虫作用。大黄在方中作用是清热泻下。

〔出处〕 黑龙江中医药,1994,4:27.

6. 镇痉灭虫丸

湖南中医学院第二附属医院内科报道,将主要方药制成"镇痉灭虫丸",治疗符合标准的23例患者,痊愈5例,近愈4例,有效14例。

〔组成〕 半夏9克,陈皮6克,茯苓12克,枳实9克,竹茹9克,雷丸12克,槟榔12克,甘草3克,磁珠丸6克。共研极细粉末,以水泛丸,如绿豆样大小,阴干收贮备用。成年人每日2~3次,每次15克,饭前1小时温开水吞服。

〔方解〕 方中半夏、陈皮、茯苓、枳实、竹茹、甘草为温胆汤理气化痰,和胃安神;磁珠丸重镇安神,聪耳明目;雷丸杀虫消积,用于绦虫、钩虫、蛔虫病,虫积腹痛,小儿疳积,主要成分是一种蛋白酶称雷丸素,含量约3%,为驱绦虫有效成分;槟榔有杀虫、破积、下气、行水的功效,槟榔碱是有效的驱虫成分,对猪肉绦虫有较强的瘫痪作用,使全虫各部都瘫痪。

［出处］ 新中医,1982,2:24-25.

7. 排囊汤

庄河县建筑公司职工医院报道,观察中医治疗囊虫病48例,治愈40例,占83.3%;显效5例,占10.4%;有效2例,占4.2%;无效1例。总有效率为97.9%。

［组成］ 桃仁、红花各15克,党参30克,乌梅20克,南瓜仁100克,黄连12克,雄黄15克,红大戟0.15克,槟榔100克,木瓜30克,钩藤20克,竹茹、花椒、蛇床子、干姜、地肤子各15克,商陆、附子各12克,半夏15克。水煎,第一次加水2000毫升,第二次加水1700毫升,分别以文火60分钟煎取各200毫升,混匀分2次服。有化瘀杀虫、健脾祛湿、温经化痰功效。按部位加减:在大脑运动中枢者,倍增木瓜,并加益智仁、桔梗;小脑者,加益智仁、藁本;眼底者,加赤芍、菊花、荆芥、桔梗、苍术、藁本;第四脑室加倍钩藤,加砂仁、藁本;头部结节多加桔梗、大黄;全身、四肢结节多者,倍牛膝加桂枝、蚂蚁;咳嗽在肺者,加百合、大黄。甲粉(自拟验方):雷丸150克,鹤虱140克,红花、仙鹤草各20克。共合研成细末每次7克,以化瘀杀虫。乙粉(自拟验方):红花10克,炙蛇蜕100克,炙红大戟0.15克,槟榔100克,木瓜30克,钩藤20克。共研细末,每次12克。以化瘀杀虫,祛瘀通络。早饭前40分钟服汤液200毫升冲服甲粉;晚饭后40分钟服汤药200毫升冲服乙粉。90天为1个疗程,每个疗程间隔停药4天。服用最长为3个疗程。

［方解］ 方中红大戟苦寒,有毒,能通利二便而泻水逐饮,为近代治水肿痰饮者所常用,《浙江民间常用草药》记载有杀虫作用。商陆苦,寒,有毒,《医林纂要》记载有杀虫作用。雄黄辛,温,有毒,有解毒杀虫,燥湿祛痰作用,内服宜慎,不可久用,孕妇禁用。南瓜子的功效是杀虫,下乳,利水消肿,南瓜子甘平无毒,但过多食用南瓜子会导致头晕,另外胃热患者要少吃南瓜子,否则会感到脘腹胀闷。

［出处］ 辽宁中医杂志,1991,9:23-24.

8. 杀虫消囊方

林猗县王见公社医院报道,治疗囊虫病应以杀虫、消囊为主,消囊须祛痰散结,前人杀虫有"见辛则伏,遇苦则下,以甘诱之,以寒制之,以温杀之,以涩收之"之说,配丸药即本此义,兼用辛、苦、甘、涩、寒、温等药。

［组成］ 煅海蛤壳、煅牡蛎各 130 克,竹黄、石菖蒲、炒远志、使君子、槟榔、红花椒各 65 克,为一料。共研细末,水泛为丸,如绿豆大。日服 3 次,每次服 3 克,空心开水下。头痛加煅瓦楞子 30～50 克。囊虫结节在 50 粒以上,去使君子加雷丸。脑囊虫病发病,多体虚邪实,故应消(清心祛痰通络)补(养肝肾健脾)并治,加用丹参 20 克、竹黄 4 克、胆南星 3 克、石菖蒲 5 克、僵蚕 13 克、木瓜 18 克、鸡血藤 24 克、琥珀 5 克、白芍 20 克、枸杞子 40 克、扁豆 18 克(竹、胆、琥研末分冲)。

［方解］ 猪囊虫病顽固难治,故采用丸剂以缓治之法;选海蛤清热痰、化顽痰、散结利湿,牡蛎软坚散结、潜阳燥湿,两药倍量煅用,为祛痰散结消囊之主药;配远志消痰湿壅肿,石菖蒲开窍,竹黄凉心制痫,三药祛痰可助痫散结,入心经对脑囊虫病有良效。选使君、花椒、槟榔三药杀虫,并能健脾、温里、消积、除湿,符合前人消积、祛湿、杀虫的实践经验。总此八药,消补兼施,寒温并用,患者服后,无不良反应,且精神转好。

［出处］ 山西医药杂志,1979,4:59-60.

四十一、埃博拉病毒病

埃博拉病毒病是由纤丝病毒科的埃博拉病毒所引起的一种急性出血性传染病。1976 年在苏丹南部和刚果(金)(旧称扎伊尔)的埃博拉河地区发现它的存在后,引起医学界的广泛关注和重视,"埃博拉"由此而得名。主要通过患者的血液和排泄物传播,临床主要表现为急性起病,发热,肌痛,出血,皮疹和肝肾功能损害。感染后诱发的埃博拉病毒病病死率高达 50%～90%,致死原因主要为卒中、心肌梗死、低血容量休克或多发性器官衰竭。自 1976 至今,埃博拉病毒已经引起人类大小二十余次的传染病暴发流行。

1.《中医药治疗埃博拉出血热专家指导意见》辨证方 ··················

2014 年 8 月国家中医药管理局所颁发《中医药治疗埃博拉出血热专家指导意见》,国家中医药管理局组织专家对中医药防治埃博拉出血热进行了专题研讨,根据中医疫病理论,结合埃博拉出血热的发病情况和文献报道的临床特征,专家组认为本病属中医学"瘟疫"范畴。可分为二期,初期起病急,高热、乏力、头痛、咽痛,多伴发恶心、呕吐、腹痛、腹泻等;第 3～4 天后进入极期,瘟毒迫血妄行,高热持续,出现皮疹和瘀斑及鼻出血、呕血、咯血、便血、血尿等多部位出血;逐渐出现意识障碍、少尿和厥脱等征象;大部分患者在发病 2 周内死于出血、多脏器功能衰竭。在广泛征求专家意见并参照既往发热伴出血类疾病的中医药证治经验基础上,国家中医药管理局专家组制定了本病的中医药治疗指导性意见,供临床参考。

(1)初期

①卫气同病

[临床表现] 起病急,高热、畏寒、极度乏力、头痛、肌痛、咽痛、目赤;或伴恶心、呕吐、腹泻等。

[治法] 清热、透邪、解毒

[参考方药] 银翘散合升降散、葛根芩连汤加减

金银花、连翘、牛蒡子、荆芥、僵蚕、姜黄、蝉蜕、黄连、葛根、黄芩、生甘草。

[加减] 恶心、呕吐、腹痛、腹泻者,加用半夏、藿香、白头翁、炒槐花等;肝功能损害者,加用茵陈、败酱草、垂盆草、鸡骨草等。

[中成药] 疏风解毒胶囊、银翘解毒系列制剂、双黄连口服液、连花清瘟胶囊、抗病毒口服液等。

[注射剂] 喜炎平、热毒宁、痰热清、清开灵等注射液。

②气营两燔

[临床表现] 高热不退,皮肤黏膜出现皮疹或瘀斑,腹痛、腹泻或伴血便,可伴少尿、谵妄等。

[治法] 清气凉营,透热转气

[参考方药] 清瘟败毒饮、升降散加减

生石膏、生地黄、水牛角、牡丹皮、板蓝根、赤芍、炒栀子、白茅根、白头翁、玄参、黄芩、黄连、僵蚕、蝉蜕、生甘草。

[加减] 尿少者,加用麦冬、桃仁、牛膝、猪苓、大黄等,谵妄、神志模糊者,可加用安宫牛黄丸。

[中成药] 片仔癀、清开灵口服液等。

[注射剂] 血必净、喜炎平、热毒宁、痰热清、醒脑静、清开灵等注射液。

(2)极期

①热入血分

[临床表现] 热势不退,皮肤瘀斑加重,多出现鼻出血、呕血、咯血、血尿、便血等多部位出血。

[治法] 清热解毒,凉血止血

[参考方药] 凉血地黄汤加减

水牛角、牡丹皮、赤芍、生地黄、三七、白茅根、槐花、地榆、仙鹤草、小蓟、炒栀子、郁金。

[中成药] 片仔癀、清开灵口服液等。

[注射剂] 血必净、喜炎平、热毒宁、痰热清等注射液。

②内闭外脱

[临床表现] 出血持续不止,并出现谵妄、昏迷、四肢厥冷、面部水肿、尿少等。

[治法] 清热解毒,开窍固脱

［参考方药］ 生脉饮加减,冲服安宫牛黄丸

西洋参、麦冬、五味子、青皮、黄芪、炮附子、黄连、山茱萸、石菖蒲、郁金、玉竹等随症加减。

［注射剂］ 生脉、参附、醒脑静注射液等

2. 克毒方

中国人民解放军第 302 医院中西医结合诊疗与研究中心报道,经过对埃博拉病毒病患者中医四诊信息的采集,提取其基本证候特征,初步认为埃博拉病毒病符合中医诊断学"暑瘟""湿毒"的范畴。外因为暑热邪毒内侵,内因是素体虚弱,正气不足,不耐时邪,导致暑瘟、湿毒从肌肤腠理侵入,郁而化火,进而伤津劫液,甚则动风窍闭、谵语神昏。危重者可并发厥证、脱证导致死亡。病程初期可见卫气同病,极期迅速出现气血两燔。其疾病进展特点可参考卫气营血理论的传变规律,只是伤津劫液症状尤为明显。前方治疗组在 2014 年 12 月—2015 年 1 月共采集埃博拉病毒病确诊患者 102 例,同时采集阴性对照观察 84 例,采集舌象 60 例,中医脉诊 10 例(受传染病感染控制要求限制)。自 2014 年 12 月 1 日开始使用中药汤剂以来,共治疗观察阳性患者 45 例。本着"安全、易行、可操作"的原则,按照出发前制订的中医药防治埃博拉病毒病的治疗方案,使用"克毒方"对埃博拉病毒病进行干预治疗。初步观察,接受中药治疗的患者病程相对延长,出血程度减轻,为下一步的支持对症治疗争取了时间和机会,直接或间接地降低了病死率。

［组成］ 金银花、生石膏、栀子、黄连、苦参、生地黄、藿香制成颗粒剂。

［方解］ 方中金银花、生石膏清热透邪,栀子、黄连、苦参清热燥湿,生地黄滋阴清热,藿香芳香化湿,并可防止寒凉药物败胃。

［出处］ 传染病信息,2017,30(4):246-248.